XIANDAI HULI JISHU YU SHIZHAN YANLIAN

现代护理技术与实战演练

何雪红 等 主编

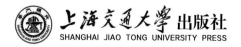

上海交通大学出版社
SHANGHAI JIAO TONG UNIVERSITY PRESS

内容提要

本书立足于临床实际需求，先对临床各种常用技术和手术室护理进行了详细叙述；然后紧密结合临床实践，围绕临床常见症状和各科室临床常见疾病的护理展开重点阐述。在对疾病护理的叙述过程中，本书着重介绍护理评估与护理措施，以便于读者理解。本书适合各级医院护士和各医学院校护理专业学生参考。

图书在版编目（CIP）数据

现代护理技术与实战演练 / 何雪红等主编. --上海 ：
上海交通大学出版社，2022

ISBN 978-7-313-27510-3

Ⅰ．①现… Ⅱ．①何… Ⅲ．①护理学 Ⅳ．①R47

中国版本图书馆CIP数据核字（2022）第180864号

现代护理技术与实战演练
XIANDAI HULI JISHU YU SHIZHAN YANLIAN

主　　编：何雪红 等
出版发行：上海交通大学出版社
邮政编码：200030
印　　制：广东虎彩云印刷有限公司
开　　本：710mm×1000mm 1/16
字　　数：413千字
版　　次：2023年1月第1版
书　　号：ISBN 978-7-313-27510-3
定　　价：128.00元

地　　址：上海市番禺路951号
电　　话：021-64071208

经　　销：全国新华书店
印　　张：23.75
插　　页：2
印　　次：2023年1月第1次印刷

编委会

Foreword
前言

　　护理学是一门多学科相互渗透的综合性应用学科,通过不断充实和完善,逐渐形成了特有的理论和实践体系,成为一门独立的学科。在临床科室中,护理的主要工作内容是协助医师对患者进行诊疗,挽救患者生命,共同促进患者康复。当代护理人员不仅需要具备扎实的基础知识储备,还要不断积累临床实践经验,积极学习护理学新知识、了解医学新进展,以便在划分精细的临床工作中游刃有余。长期以来,有关临床护理的出版物在市场上层出不穷,但大多只是简单讲述了各科室护理常规,并未做到紧密结合各种技术与方法。为了帮助护理人员提高临床护理专业技能,我们组织各科室具有丰富临床护理经验的医护人员,他们在结合自身数十年护理经验的基础上,参考国内外最新的文献,共同编写了这本《现代护理技术与实战演练》。

　　本书立足于临床实际需求,先对临床各种常用技术进行了介绍,包括给药技术、静脉滴注技术、输血技术等;随即对手术室护理进行了详细叙述,涉及手术室人员和物品的准备,以及手术室内的各种原则和方法;然后紧密结合临床实践,围绕临床常见症状和内科、外科、妇产科、儿科临床常见疾病的护理展开重点阐述。在对疾病护理的叙述过程中,本书着重介绍护理评估和护理措施,集科学的临床思维、丰富的临床实践经验、具体的临床技术操作于一体,内容丰富、层次分明、详略得当。本书在贴近临床护理工作实际的同时,又紧密结合了国家医疗卫生事业的最新进展,不仅有利于拓宽临床护理工作者的知识面,也有助于提高其临床护理水平。本书适合各级医院护士、实习护士及各医学院校护理专业学生参考和学习。

由于编者知识水平和工作经验有限,加之医疗技术的飞速发展,编写时间较为仓促,书中难免存在疏漏和错误,希望广大读者提出宝贵意见和建议,以便日臻完善。

《现代护理技术与实战演练》编委会

2022 年 4 月

Contents
目录

第一章

给 药 技 术

第一节 口 服 给 药

药物在疾病的预防、诊断和治疗中发挥重要作用。护士是给药的直接执行者,为防止药物的某些不良反应,应熟悉药物的性能、作用及不良反应,要掌握正确的给药技术,注意患者的精神状态、个体差异,使药物发挥应有的作用。药物经口服后,经胃肠道吸收后,可发挥局部或全身治疗的作用。

一、摆药

(一)药物准备类型

1.中心药房摆药

目前国内不少医院均设有中心药站,一般设在医院内距离各病区适中的地方,负责全院各病区患者的日间用药。

病区护士每天上午在医师查房后把药盘、长期医嘱单送至中心药站,由药站专人处理医嘱,并进行摆药、核对。口服药摆3次/天量,注射药物按每天总量备齐。然后由病区护士当面核对无误后,取回病区,按规定时间发药。发药前须经另一人核对。

各病区另设一药柜,备有少量常用药、贵重药、针剂等,作为临时应急用。所备的药物须有固定基数,用后及时补充,交接班时按数点清。

2.病区摆药

由病区护士在病区负责准备自己病区患者的所需药品。

(二)用物

药柜(内有各种药品)、药盘(发药车)、小药卡、药杯、量杯(10～20 mL)、滴管、药匙、纱布或小毛巾、小水壶(内盛温开水)、服药单。

(三)操作方法

1.准备

洗净双手,戴口罩,备齐用物,依床号顺序将小药卡(床号、姓名)插于药盘上,并放好药杯。

2.按服药单摆药

一个患者的药摆好后,再摆第2个患者的药,先摆固体药再摆水剂药。

(1)固体药(片、丸、胶囊):左手持药瓶(标签在外),右手掌心及小指夹住瓶盖,拇指、示指和中指持药匙取药,不可用手取药。

(2)水剂:先将药水摇匀,左手持量杯,拇指指在所需刻度,使与视线处于同一水平,右手持药瓶,标签向上,然后缓缓倒出所需药液。应以药液低面的刻度为准。同时有几种水剂时,应分别倒入不同药杯内。更换药液时,应用温开水冲洗量杯。倒毕,瓶口用湿纱布或小毛巾擦净,然后放回原处。

3.其他

(1)药液不足1 mL须用滴管吸取剂量,1 mL=15滴。为使药量准确,应滴入已盛好少许冷开水药杯内,或直接滴于面包、饼干上服用。

(2)患者的个人专用药,应注明床号、姓名、药名、剂量、时间,以防差错。专用药不可借给他人用。

(3)摆完药后,应根据服药单查对1次,再由第2人核对无误后,方可发药。如需磨碎的药,可用乳钵研碎。用清洁巾盖好药盘待发。清洗滴管、乳钵等,清理药柜。

二、发药

(一)用物

温开水、服药单、发药车。

(二)操作方法

1.准备

发药前先了解患者情况,暂不能服药者,应作交班。

2.发药

查对、督促服药按规定时间,携服药单送药到患者处,核对服药单及床头牌的床号、姓名,并询问患者姓名,回答与服药本一致后再发药,待患者服下后方可离开。

3.根据不同药物的特性正确给药

(1)抗生素、磺胺类药物应准时给药,以保持药物在血液中的有效浓度。

(2)健胃、助消化药物宜在饭前或饭间服。对胃黏膜有刺激的药宜在饭后服。

(3)对呼吸道黏膜有安抚作用的保护性镇咳药,服后不宜立即饮水,以免稀释药液降低药效。

(4)某些由肾排出的药物,如磺胺类,尿少时可析出结晶,引起肾小管堵塞,故应鼓励患者多饮水。

(5)对牙齿有腐蚀作用和使牙齿染色的药物,如铁剂,可用饮水管吸取,服后漱口。

(6)服用强心苷类药物应先测脉率、心率及节律,若脉率低于 60 次/分或节律不齐时不可服用。

(7)有配伍禁忌的药物,不宜在短时间内先后服用,如呋喃妥因与碳酸氢钠溶液等碱性药液。

(8)催眠药应就寝前服用。

发药完毕,再次与服药单核对一遍,看有无遗漏或差错。药杯集中处理。清洁药盘放回原处。需要时做好记录。

(三)注意事项

(1)严格遵守三查七对制度(操作前、中、后查,核对床号、姓名、药名、浓度、剂量、方法、时间),防止发生差错。

(2)老、弱、小儿及危重患者应协助服药:鼻饲者应先注入少量温开水,后将药物研碎、溶解后由胃管注入,再注入少量温开水冲洗胃管。更换或停止药物,应及时告诉患者。若患者提出疑问,应重新核对清楚后再给患者服下。

(3)发药后,要密切观察服药后效果及有无不良反应,若有反应,应及时与医师联系,给予必要的处理。

第二节 吸 入 给 药

一、雾化吸入

雾化吸入法是利用氧气或压缩空气的压力,使药液形成雾状,使患者吸入呼吸道,以达到治疗目的。

(一)目的

(1)治疗呼吸道感染,消除炎症和水肿。

(2)解除支气管痉挛。

(3)稀释痰液,帮助祛痰。

(二)作用原理

雾化吸入器是借助高速气流通过毛细管并在管口产生负压,将药液由邻近的小管吸出;所吸出的药液又被毛细管口高速的气流撞击成细小的雾滴,形成气雾喷出。

(三)用物

(1)雾化吸入器。

(2)氧气吸入装置一套(不用湿化瓶)或压缩空气机一套。

(3)药物根据医嘱准备。

(四)操作方法

(1)评估患者的病情、自理能力、相关知识,向患者解释操作的目的、过程,取得患者配合。

(2)准备用物,将药液按医嘱备好后注入雾化器,并根据病情需要选择口含嘴或面罩。

(3)携用物至床边,再次核对,教会患者使用雾化吸入器。

(4)协助患者取舒适体位并漱口,将雾化器的进气口接在氧气装置的输出管(不用湿化瓶),调节氧流量分钟6~8 L。

(5)有药液雾滴形成后,将口含嘴放入口中并紧闭口唇或将面罩罩于口鼻上并妥善固定。

(6)指导患者用嘴深而慢地吸气,用鼻呼气。持续雾化吸入直至药物吸入完毕,取下雾化器,关闭氧气。

(7)协助患者清洁口腔,取舒适卧位。

(8)清理用物,将雾化器消毒、清洁、晾干,备用。

二、超声波雾化吸入

超声波雾化吸入是应用超声波声能,将药液变成细微的气雾,随患者的吸气而进入呼吸道及肺泡。超声波雾化的特点是雾量大小可以调节、雾滴小而均匀,直径在 5 μm 以下。药液随患者深而慢的呼吸可达到终末支气管及肺泡。

(一)目的

(1)消炎、镇咳、祛痰。

(2)解除支气管痉挛,使气道通畅,从而改善通气功能。

(3)呼吸道烧伤或胸部手术者,可预防呼吸道感染。

(4)配合人工呼吸器,湿化呼吸道或间歇雾化吸入药液。

(5)应用抗癌药物治疗肺癌。

(二)用物

超声雾化器一套,药液按医嘱准备,蒸馏水。

(三)原理

超声波雾化器通电后超声波发生器输出高频电能,使水槽底部晶体换能器发生超声波声能,声能振动雾化罐底部的透声膜,作用于雾化罐内的液体,破坏了药液表面的张力和惯性,成为微细的雾滴,随患者吸气进入呼吸道,吸入肺泡。

(四)操作方法

(1)评估患者的病情、自理能力、相关知识,向患者解释操作的目的、过程,取得患者配合。

(2)水槽内放冷蒸馏水 250 mL,水要浸没雾化罐底部的透声膜。按医嘱将药液放入雾化罐内,检查无漏水后放入水槽内,将水槽盖紧。根据病情需要选择口含嘴或面罩。

(3)携用物至患者处,再次核对。

(4)接通电源,开电源开关 3 分钟后,再开雾化开关,根据需要调节雾量。将口含嘴放入口中并紧闭口唇,或将面罩罩于口鼻上并妥善固定,让患者深呼吸。

(5)治疗毕,先关雾化开关,再关电源开关,否则易损坏电子管。若有定时装置则到"OFF"位雾化自动停止,这时要关上电源开关。助患者取舒适卧位。

(6)整理用物,放掉水槽内水,按要求清洗雾化罐、送风管等部件,并晾干备用。

(五)注意事项

(1)水槽内无水时切勿开机,否则会烧毁机心。

（2）连续使用时，须间歇 30 分钟，并更换水槽内蒸馏水，保证水温不超过 60 ℃。

（3）水槽底部的压电晶体片和雾化罐的透声膜，质脆且薄易破损，操作中不可用力按压，操作结束只能用纱布轻轻吸水。

第三节 滴 入 给 药

将药液滴入眼、耳、鼻等处，以达到局部或全身的治疗作用，或做某些诊断检查的目的。

一、目的

（1）防治眼、鼻、耳部疾病。

（2）有关检查或术前用药，如查眼底、鼻部手术前用药等。

二、用物

治疗盘内按医嘱备眼药水或眼药膏、滴鼻液或药膏、滴耳药，消毒干棉球罐，弯盘，治疗碗内置浸有消毒液的小毛巾。

三、操作方法

（一）评估

评估患者用药部位情况、是否存在药物使用禁忌证等。解释操作目的、过程，取得患者配合。

（二）核对

洗净双手，备齐用物携至患者处，再次核对

1.眼药术

（1）助患者取仰卧位或坐位，头略后仰，用干棉球拭去眼分泌物、眼泪。

（2）嘱患者眼向上看，左手取一只干棉球置于下眼睑处，并轻轻拉下，以露出下穹隆部，右手滴一滴眼药于下穹隆部结膜囊内；涂眼药膏者，则将眼药膏挤入下穹隆部约 1 cm 左右长度，然后以旋转方式将药膏膏体离断。轻提上眼睑覆盖眼球，并嘱患者闭眼、转动眼球，使药物充满整个结膜囊内。

（3）用于棉球拭去溢出的眼药水，嘱患者闭眼 1～2 分钟。

2.滴鼻药术

（1）嘱患者先排出鼻腔内分泌物，清洁鼻腔。

（2）仰头位适用于后组鼻窦炎或鼻炎患者，助患者仰卧，肩下垫枕头垂直后仰或将头垂直后仰悬于床沿，前鼻孔向上，手持一棉球以手指轻轻拉开鼻尖，使鼻孔扩张，一手持药液向鼻孔滴入每侧2～3滴，棉球轻轻塞于前鼻孔。

（3）侧头位适用于前组鼻炎患者。卧向患侧，肩下垫枕，使头偏患侧并下垂，将药液滴入下方鼻孔2～3滴，棉球轻轻塞入前鼻孔。

（4）为使药液分布均匀并到达鼻窦口，滴药后轻捏鼻翼或头部向两侧轻轻转动，保持仰卧或侧卧3～5分钟。然后捏鼻起立。

3.滴耳药术

（1）协助患者侧卧，患耳向上；或坐位，头偏向一侧肩部，使患耳向上，用小棉签清洁外耳道。

（2）手持干棉球，轻提患者耳郭（成人向后上，3岁以下小儿向后下）以拉直外耳道。

（3）顺外耳道后壁滴入3～5滴药液，并轻提耳郭或在耳屏上加压，使气体排出，药液易流入。然后用棉球塞入外耳道口。

（4）嘱患者保持原位3～5分钟。

（三）观察

观察用药后患者的情况，整理床单位，助患者取舒适卧位。

（四）清理

清理用物，洗手，必要时记录。

四、注意事项

（1）用药前严格遵守查对制度。

（2）滴药时距离应适中，太远药液滴下时压力过大，太近容易触碰污染药液；药液不可直接滴于角膜、鼓膜上。

（3）滴眼药时，易沉淀的混悬液应充分摇匀后再用；一般先右眼后左眼，以免错滴，若左眼病较轻，则先左后右，以免交叉感染；一次用量不易太多，1滴即可，滴药后勿用力闭眼，以免药液外溢；若滴入药液有一定毒性，滴药后应用棉球压迫泪囊区2～3分钟，以免药液流入泪囊和鼻腔，吸收后引起中毒反应；角膜有溃疡、眼部有外伤或眼球手术后，滴药后不可压迫眼球，也不可拉高上眼睑。

（4）滴耳药若为软化耵聍，滴药前不必清洁外耳道，每次滴药量可稍多，以不溢出外耳道为度;滴药后会出现耳部发胀不适,应向患者做好解释;两侧均有耵聍者不易同时进行。

(5)若是昆虫类异物进入外耳道,可选用乙醚、乙醇或油类药液,目的在于使之麻醉或窒息死亡便于取出。滴后2～3分钟即可取出。

第四节 注 射 给 药

注射给药是将无菌药液或生物制品用无菌注射器注入体内,达到预防、诊断、治疗目的的方法。

一、药液吸取法

(一)从安瓿内吸取药液

将药液集中到安瓿体部,用消毒液消毒安瓿颈部及砂轮,在安瓿颈部划一锯痕,重新消毒安瓿颈部,拭去碎屑,掰断安瓿。将针尖斜面向下放入安瓿内的液面下,手持活塞柄抽动活塞吸取所需药量。抽吸完毕将针头套上空安瓿或针帽备用。

(二)从密封瓶内吸取药液

除去铝盖的中央部分并消毒密封瓶的瓶塞,待干。往瓶内注入与所需药液等量空气(以增加瓶内压力,避免瓶内负压,无法吸取),倒转密封瓶及注射器,使针尖斜面在液面下,轻拉活塞柄吸取药液至所需量,再以示指固定针栓,拔出针头,套上针帽备用。若密闭瓶或安瓿内系粉剂或结晶时,应先注入所需量的溶剂,使药物溶化,然后吸取药液。黏稠药液如油剂可先加温(遇热变质的药物除外),或将药瓶用双手搓后再抽吸;混悬液应摇匀后再抽吸。

(三)注射器内空气驱出术

一手指固定于针栓上,拇指、中指扶持注射器,针头垂直向上,一手抽动活塞柄吸入少量空气,然后摆动针筒,并使气泡聚集于针头口,稍推动活塞将气泡驱出。若针头偏于一侧,则驱气时应使针头朝上倾斜,使气泡集中于针头根部,如上法驱出气泡。

二、皮内注射法

皮内注射法是将少量药液注入表皮与真皮之间的方法。

(一)目的

(1)各种药物过敏试验。

(2)预防接种。

(3)局部麻醉。

(二)用物

(1)注射盘或治疗盘内盛 2% 碘酊、75% 酒精、无菌镊、砂轮、无菌棉签、开瓶器、弯盘。

(2)1 mL 注射器、4 号针头，药液按医嘱。药物过敏试验还需备急救药盒。

(三)注射部位

(1)药物过敏试验在前臂掌侧中、下段。

(2)预防接种常选三角肌下缘。

(四)操作方法

(1)评估：了解患者的病情、合作程度、对皮内注射的认识水平和心理反应，过敏试验还需了解患者的"三史"（过敏史、用药史、家族史）；介绍皮内注射的目的、过程，取得患者配合；评估注射部位组织状态（皮肤颜色、有无皮疹、感染及皮肤划痕阳性）。

(2)准备用物，并按医嘱查对后抽好药液，放入铺有无菌巾的治疗盘内，携物品至患者处，再次核对。

(3)助患者取坐位或卧位，选择注射部位，以体积分数 75% 酒精消毒皮肤、待干。酒精过敏者用生理盐水清洁皮肤。

(4)排尽注射器内空气，示指和拇指绷紧注射部位皮肤，右手持注射器，针尖斜面向上，与皮肤呈 5° 刺入皮内，放平注射器，平行将针尖斜面全部进入皮内，左手拇指固定针栓，右手快速推注药液 0.1 mL。也可右手持注射器左手推注药液，使局部可见半球形隆起的皮丘，皮肤变白，毛孔变大。

(5)注射毕，快速拔出针头，核对后交代患者注意事项。

(6)清理用物，按时观察结果并正确记录。

(五)注意事项

(1)忌用碘酒消毒皮肤，并避免用力反复涂擦。

(2)注射后不可用力按揉,以免影响结果观察。

三、皮下注射法

皮下注射法是将少量药液注入皮下组织的方法。

(一)目的

(1)需迅速达到药效和不能或不宜口服时采用。

(2)局部供药,如局部麻醉用药。

(3)预防接种,如各种疫苗的预防接种。

(二)用物

注射盘,1～2 mL 注射器,5～6 号针头,药液按医嘱准备。

(三)注射部位

上臂三角肌下缘、上臂外侧、股外侧、腹部、后背、前臂内侧中段。

(四)操作方法

(1)评估患者的病情、合作程度、对皮下注射的认识水平和心理反应;介绍皮下注射的目的、过程,取得患者配合;评估注射部位组织状态。

(2)准备用物,并按医嘱查对后抽好药液,放入铺有无菌巾的治疗盘内,携物品至患者处,再次核对。

(3)助患者取坐位或卧位,选择注射部位,皮肤做常规消毒(体积分数 2% 碘酊以注射点为中心,呈螺旋形向外涂擦,直径在 5 cm 以上,待干,然后用 75% 酒精以同法脱碘 2 次,待干)或安尔碘消毒。

(4)持注射器排尽空气。

(5)左手示指与拇指绷紧皮肤,右手持注射器、示指固定针栓,针尖斜面向上,与皮肤呈 30°～40°,过瘦者可捏起注射部位皮肤,快速刺入针头 2/3,左手抽动活塞观察无回血后缓缓推注药液。

(6)推完药液,用干棉签放于针刺处,快速拔出针后,轻轻按压。

(7)核对后助患者取舒适卧位,整理床单位,清理用物,必要时记录。

(五)注意事项

(1)持针时,右手示指固定针栓,切勿触及针梗,以免污染。

(2)针头刺入角度不宜超过 45°,以免刺入肌层。

(3)对皮肤有刺激作用的药物,一般不作皮下注射。

(4)少于 1 mL 药液时,必须用 1 mL 注射器,以保证注入药量准确无误。

(5)需经常做皮下注射者,应建立轮流交替注射部位的计划,以达到在有限的注射部位吸收最大药量的效果。

四、肌内注射法

肌内注射法是将少量药液注入肌肉组织的方法。

(一)目的

(1)给予需在一定时间内产生药效,而不能或不宜口服的药物。

(2)药物不宜或不能静脉注射,要求比皮下注射更迅速发生疗效时采用。

(3)注射刺激性较强或药量较大的药物。

(二)用物

注射盘、2～5 mL 注射器,6～7 号针头,药液按医嘱准备。

(三)注射部位

一般选择肌肉较丰厚、离大神经和血管较远的部位,其中以臀大肌、臀中肌、臀小肌最为常用,其次为股外侧肌及上臂三角肌。

1.臀大肌内注射区定位法

(1)十字法:从臀裂顶点向左或向右侧画一水平线,然后从该侧髂嵴最高点做一垂直线,将臀部分为 4 个象限,选其外上象限并避开内角(内角定位:髂后上棘至大转子连线)即为注射区。

(2)连线法:取髂前上棘和尾骨连线的外上 1/3 处为注射部位。

2.臀中肌、臀小肌内注射区定位法

(1)构角法:以示指尖与中指尖分别置于髂前上棘和髂嵴下缘处,由髂嵴、示指、中指所构成的三角区内为注射部位。

(2)三指法:髂前上棘外侧三横指处(以患者的手指宽度为标准)。

3.股外侧肌内注射区定位法

在大腿中段外侧,膝上 10 cm,髋关节下 10 cm 处,宽约 7.5 cm。此处大血管、神经干很少通过,范围较大,适用于多次注射或 2 岁以下婴幼儿注射。

4.上臂三角肌内注射区定位法

上臂外侧、肩峰下 2～3 横指处。此处肌肉不如臀部丰厚,只能做小剂量注射。

(四)患者体位

为使患者的注射部位肌肉松弛,应尽量使患者体位舒适。

1.侧卧位

下腿稍屈膝,上腿伸直。

2.俯卧位

足尖相对,足跟分开。

3.仰卧位

适用于病情危重不能翻身的患者。

4.坐位

座位稍高,便于操作。非注射侧臀部坐于座位上,注射侧腿伸直。一般多为门诊患者所取。

(五)操作方法

(1)评估患者的病情、合作程度、对肌内注射的认识水平和心理反应;介绍肌内注射的目的、过程,取得患者配合;评估注射部位组织状态。

(2)准备用物,并按医嘱查对后抽好药液,放入铺有无菌巾的治疗盘内,携物品至患者处,再次核对。

(3)协助患者取合适卧位,选择注射部位,常规消毒或安尔碘消毒注射部位皮肤。

(4)排气,左手拇指、示指分开并绷紧皮肤,右手执笔式持注射器,中指固定针栓,用前臂带动腕部的力量,将针头迅速垂直刺入肌内,一般刺入 2.5～3.0 cm,过瘦者或小儿酌减,固定针头。

(5)松左手,抽动活塞,观察无回血后,缓慢推药液。如有回血,酌情处理,可拔出或进针少许再试抽,无回血方可推药。推药同时注意观察患者的表情及反应。

(6)注射毕,用干棉签放于针刺处,快速拔针并按压。

(7)核对后协助患者穿好衣裤,安置舒适卧位,整理床单位。清理用物,必要时做记录。

(六)Z径路注射法和留置气泡技术

1.Z 径路注射法(Z-track method)

注射前以左手示指、中指和环指使待注射部位皮肤及皮下组织朝同一方向侧移(皮肤侧移 1～2 cm),绷紧固定局部皮肤,维持到拔针后,迅速松开左手,此时位移的皮肤和皮下组织位置复原,原先垂直的针刺通道随即变成 Z 形。该方法可将药液封闭在肌肉组织内而不易回渗,利于吸收,减少硬结的发生,尤其适用于老年人等特殊人群,以及刺激性大、难吸收药物的肌内注射。

2.留置气泡技术(air-lock technique)

方法为用注射器抽吸适量药液后,再吸入 0.2～0.3 mL 的空气。注射时,气泡在上,当全部药液注入后,再注入空气。其方法优点:将药物全部注入肌肉组织而不留在注射器无效腔中(每种注射器的无效腔量不一,范围为 0.07～0.3 mL),以保证药量的准确;同时可防止拔针时,药液渗入皮下组织引起刺激,产生疼痛,并可将药液限制在注射肌肉局部而利于组织的吸收。

(七)注意事项

(1)切勿将针梗全部刺入,以防从根部衔接处折断。万一折断,应保持局部与肢体不动,速用止血钳夹住断端取出。若全部埋入肌肉内,即请外科医师诊治。

(2)臀部注射,部位要选择正确,偏内下方易伤及神经、血管,偏外上方易刺及髋骨,引起剧痛及断针。

(3)推药液时必须固定针栓,推速要慢,同时注意患者的表情及反应。如系油剂药液更应持牢针栓,以防用力过大针栓与乳头脱开,药液外溢;若为混悬剂,进针前要摇匀药液,进针后持牢针栓,快速推药,以免药液沉淀造成堵塞或因用力过猛使药液外溢。

(4)需长期注射者,应经常更换注射部位,并用细长针头,以避免或减少硬结的发生。若一旦发生硬结,可采用理疗、热敷或外敷活血化瘀的中药如蒲公英、金黄散等。

(5)2 岁以下婴幼儿不宜在臀大肌处注射,因幼儿尚未能独立行走,其臀部肌肉一般发育不好,有可能伤及坐骨神经,应选臀中肌、臀小肌或股外侧肌内注射射。

(6)两种药液同时注射又无配伍禁忌时,常采用分层注射法。当第 1 针药液注射完,随即拧下针筒,接上第 2 副注射器,并将针头拔出少许后向另一方向刺入,试抽无回血后,即可缓慢推药。

五、静脉注射法

(一)目的

(1)药物不宜口服、皮下或肌内注射时,需要迅速发生疗效者。

(2)做诊断性检查,由静脉注入药物,如肝、肾、胆囊等检查需注射造影剂或染料等。

(二)用物

注射盘、注射器(根据药量准备)、7~9号针头或头皮针头、止血带、胶布,药液按医嘱准备。

(三)注射部位

1.四肢浅静脉

肘部的贵要静脉、正中静脉、头静脉;腕部、手背及踝部或足背浅静脉等。

2.小儿头皮静脉

额静脉、颞静脉等。

3.股静脉

位于股三角区股鞘内,股神经和股动脉内侧。

(四)操作方法

1.四肢浅表静脉注射术

(1)评估患者的病情、合作程度、对静脉注射的认识水平和心理反应;介绍静脉注射的目的、过程,取得患者配合;评估注射部位组织状态。

(2)准备用物,并按医嘱查对后抽好药液,放入铺有无菌巾的治疗盘内,携物品至患者处,再次核对。

(3)选静脉,在注射部位上方6 cm处扎止血带,止血带末端向上。皮肤常规消毒或安尔碘消毒,同时嘱患者握拳,使静脉显露。备胶布2~3条。

(4)注射器接上头皮针头,排尽空气,在注射部位下方,绷紧静脉下端皮肤并使其固定。右手持针头使其针尖斜面向上,与皮肤呈15°~30°角,由静脉上方或侧方刺入皮下,再沿静脉走向刺入静脉,见回血后将针头与静脉的角度调整好,顺静脉走向推进0.5~1.0 cm后固定。

(5)松止血带,嘱患者松拳,用胶布固定针头。若采血标本者,则止血带不放松,直接抽取血标本所需量,也不必胶布固定。

(6)推完药液,以干棉签放于穿刺点上方,快速拔出针头后按压片刻,无出血为止。

(7)核对后安置舒适卧位,整理床单位置。清理用物,必要时做记录。

2.股静脉注射术

常用于急救时加压输液、输血或采集血标本。

(1)评估、查对、备药同四肢静脉注射。

(2)患者仰卧,下肢伸直略外展(小儿应有人协助固定),局部常规消毒或安尔碘消毒皮肤,同时消毒术者左手示指和中指。

(3)于股三角区扪股动脉搏动最明显处,予以固定。

(4)右手持注射器,排尽空气,在腹股沟韧带下一横指、股动脉搏动内侧 0.5 cm垂直或呈45°刺入,抽动活塞见暗红色回血,提示已进入股静脉,固定针头,根据需要推注药液或采集血标本。

(5)注射或采血完毕,拔出针头,用无菌纱布加压止血3~5分钟,以防出血或形成血肿。

(6)核对后安置舒适卧位,整理床单位。清理用物,必要时做记录,血标本则及时送检。

(五)注意事项

(1)严格执行无菌操作原则,防止感染。

(2)穿刺时务必沉着,切勿乱刺。一旦出现血肿,应立即拔出,按压局部,另选它处注射。

(3)注射时应选粗直、弹性好、不易滑动而易固定的静脉,并避开关节及静脉瓣。

(4)需长期静脉给药者,为保护静脉,应有计划地由小到大,由远心端到近心端选血管进行注射。

(5)对组织有强烈刺激的药物,最好用一副等渗生理盐水注射器先行试穿,证实针头确在血管内再换注射器推药。在推注过程中,应试抽有无回血,检查针梗是否仍在血管内,经常听取患者的主观察局部体征,如局部疼痛、肿胀或无回血时,表示针梗脱出静脉,应立即拔出,更换部位重新注以免药液外溢而致组织坏死。

(6)药液推注的速度,根据患者的年龄、病情及药物的性质而定,并随时听取患者的主诉和观察病情变化,以便调节。

(7)股静脉穿刺时,若抽出鲜红色血,提示穿入股动脉,应立即拔出针头,压迫穿刺点5~10分钟,直至无出血为止。一旦穿刺失败,切勿再穿刺,以免引起血肿,有出血倾向的患者,忌用此法。

(六)特殊患者静脉穿刺法

1.肥胖患者

静脉较深,不明显,但较固定不滑动,可摸准后再行穿刺。

2.消瘦患者

皮下脂肪少,静脉较滑动,穿刺时须固定静脉上下端。

3.水肿患者

可按静脉走向的解剖位置,用手指压迫局部,以暂时驱散皮下水分,显露静脉后再穿刺。

4.脱水患者

静脉塌陷,可局部热敷、按摩,待血管扩张显露后再穿刺。

六、动脉注射法

(一)目的

(1)采集动脉血标本。

(2)施行某些特殊检查,注入造影剂如脑血管检查。

(3)施行某些治疗,如注射抗癌药物作区域性化疗。

(4)抢救重度休克,经动脉加压输液,以迅速增加有效血容量。

(二)用物

(1)注射盘、注射器(按需准备)7～9号针头、无菌纱布、无菌手套、药液按医嘱准备。

(2)若采集血标本需另备标本容器、无菌软塞,必要时还需备酒精灯和火柴。一些检查或造影根据需要准备用物和药液。

(三)注射部位

选择动脉搏动最明显处穿刺。采集血标本常用桡动脉、股动脉。区域性化疗时,应根据患者治疗需要选择,一般头面部疾病选用颈总动脉,上肢疾病选用锁骨下动脉或肱动脉,下肢疾病选用股动脉。

(四)操作方法

(1)评估患者的病情、合作程度、对动脉注射的认识水平和心理反应;介绍动脉注射的目的、过程,取得患者配合;评估注射部位组织状态。

(2)准备用物,并按医嘱查对后抽好药液,放入铺有无菌巾的治疗盘内,携物品至患者处,再次核对。

(3)选择注射部位,协助患者取适当卧位,消毒局部皮肤,待干。

(4)戴手套或消毒左手示指和中指,在已消毒范围内摸到欲穿刺动脉的搏动最明显处,固定于两指之间。

(5)右手持注射器,在两指间垂直或与动脉走向呈40°刺入动脉,见有鲜红色回血,右手固定穿刺针的方向及深度,左手以最快的速度注入药液或采血。

（6）操作完毕，迅速拔出针头，局部加压止血5～10分钟。

（7）核对后安置患者舒适卧位，整理床单位。清理用物，必要时做记录，如有血标本则及时送检。

（五）注意事项

（1）采血标本时，需先用1：500的肝素稀释液湿润注射器管腔。

（2）采血进行血气分析时，针头拔出后立即刺入软塞以隔绝空气，并用手搓动注射器使血液与抗凝剂混匀，避免凝血。

第二章

鼻饲和洗胃技术

第一节 鼻饲技术

经口腔进食是正常人获取营养物质的途径,但有些患者因疾病的原因,如昏迷、口腔疾病等,无法正常进食或摄入减少,而引起各种营养物质缺乏,影响机体的正常代谢和生理功能时,鼻饲就成为很重要的营养和治疗途径。

一、目的

鼻饲技术为不能从口腔进食的患者提供营养,通过胃管灌注食物、药物及水分,维持机体代谢平衡。

二、用物

治疗盘内盛有治疗碗、压舌板、镊子、胃管、30～50 mL 注射器、纱布、治疗巾、液状石蜡、酒精、松节油、棉签、胶布、夹子、别针、听诊器、适量温开水(38～40 ℃),鼻饲饮食 200 mL(38～40 ℃)。

三、操作步骤

(一)插胃管法

(1)备齐用物携至患者处,对神志清醒者应解释说明插管的目的及方法、插管时的感受等,并向患者示范如何配合插管,以取得配合。

(2)患者取坐位或平卧位,颌下铺治疗巾,清洁鼻腔。

(3)用液状石蜡纱布润滑胃管前端,左手持纱布托住胃管,右手持镊子夹住胃管,沿一侧鼻孔轻缓插入,插入胃管 15 cm 时(至会厌部,环状软骨水平处)时,指导患者做吞咽动作,插管动作应更轻柔,将胃管随吞咽动作插入,以免损伤食管黏膜及引起逆蠕动。胃管插入长度是额头发际至剑突或鼻尖至耳垂再至剑突下的距离,为45~55 cm。

(4)昏迷患者,因吞咽及咳嗽反射消失,反复插管可致声带损伤及声门水肿,为提高插管的成功率,在插管前应将患者头向后仰,去枕,当胃管插至15 cm时,左手将患者头部托起,使下颌靠近胸骨柄,增大咽喉部通道的弧度,便于管端沿后壁滑行,然后徐徐插入至预定长度。

(5)检查胃管是否在胃内,可用3种方法来证实:①接注射器抽吸,有胃液被抽出。②将胃管末端放入盛水的碗内,无气体逸出;如有大量气体逸出,表明误入气管。③置听诊器于胃部,用注射器从胃管注入10 mL空气,能听到气过水声。

(6)用胶布固定胃管于鼻翼和颊部。

(7)开口端接注射器,先回抽,见有胃液抽出,再缓慢注入少量温开水,饭后灌注鼻饲流质或药液(药片需研碎溶解后注入)。饲毕,再注入少量温开水,清洁管腔,避免鼻饲液存积在管腔中变质,造成胃肠炎或堵塞管腔。

(8)将胃管开口端反折,用纱布包好,夹子夹紧,置于患者枕下,用别针固定。必要时记录鼻饲量。

(9)整理床单位,清理用物,并酌情记录。将注射器洗净,放入治疗盘内,盖好纱布备用,所有用物每天消毒1次。

(二)拔管法

(1)用于患者停止鼻饲或长期鼻饲需要更换胃管时。

(2)备齐用物携至患者处,向患者解释说明,以取得配合。

(3)在患者颌下铺治疗巾,置弯盘于颌下,轻轻揭去固定的胶布。

(4)用纱布包裹近鼻孔处的胃管,边拔边用纱布擦胃管,拔至咽喉处时快速拔出。拔管时用手紧捏胃管,以免管内溶液滴入气管。将拔出的胃管盘于弯盘内。

(5)清洁患者口鼻面部,可用松节油棉签擦去胶布痕迹,协助患者漱口,并给予舒适卧位。

(6)清理用物,并酌情记录。

四、注意事项

(1)插管前应先检查鼻腔、口腔、食管有无阻塞,有活动义齿者应先取出。

（2）在插管过程中若患者出现恶心，应暂停片刻，嘱患者做深呼吸或酌情饮少量温开水，随吞咽动作迅速插入，以减轻不适。插入不畅时，应检查胃管是否盘曲在口腔内或咽部。插管过程中如发现呛咳、呼吸困难、发绀等情况，表示误入气管，应立即拔出，休息片刻后重插。

（3）严重呕吐或进要素饮食者，可将鼻饲饮食装入输液瓶内，将胃管于输液导管相连后，调节滴速至 40～60 滴/分，缓缓滴入，以免引起呕吐或吸收不良等，并保持液温。

（4）灌食后，不要立即翻动患者，以免引起呕吐及呕吐物反流入气管，每次鼻饲量不超过 200 mL，间隔时间不少于 2 小时。

（5）胃管保留时间可根据病情而定，一般每 3～4 天更换 1 次（硅胶管可适当延长）。拔管应在晚间最后一次灌食后施行，第 2 天插管时最好经另一侧鼻孔插入。拔管动作应轻快，以免引起恶心，同时注意夹闭胃管末端，避免管内溶液滴入气管。

（6）长期鼻饲者，须每天进行口腔护理，需要时可给予蒸汽吸入。

第二节　洗　胃　技　术

一、目的

（1）除去吞服毒物者的胃内毒物，减轻吸收中毒。

（2）洗去胃扩张、幽门梗阻者的胃内潴留物，减轻症状，解除患者痛苦。

（3）为手术、X 线钡剂造影或胃镜检查做准备。

二、用物

（1）治疗盘内备漏斗洗胃管、纱布、镊子（以上各物用无菌巾包裹）、棉签、液状石蜡、量杯、弯盘、橡皮围裙（或橡胶单、治疗巾）。

（2）水壶内盛洗胃液（表 2-1），洗胃溶液 10 000～20 000 mL，温度 25～38 ℃，水桶，必要时备压舌板、开口器、舌钳、清洁试管。

表 2-1 常用洗胃溶液选择

中毒药物	洗胃溶液	禁忌药物
酸性物	镁乳、蛋清水、牛奶	强碱药物
碱性物	5%醋酸、白醋、蛋清水、牛奶	强酸药物
敌敌畏	2%～4%碳酸氢钠溶液、1%盐水、1：15 000～1：20 000 高锰酸钾溶液	
1605、1059、4049（乐果）	2%～4%碳酸氢钠	高锰酸钾
美曲膦酯（敌百虫）	1%盐水或清水、1：15 000～1：20 000 高锰酸钾溶液	碱性药物
DDT	温开水或生理盐水洗胃	油性泻药溶液
六六六	50%硫酸镁溶液导泻	
巴比妥类（安眠药）	1：15 000～1：20 000 高锰酸钾溶液洗胃，硫酸钠导泻	
灭鼠药（磷化锌）	1：15 000～1：20 000 高锰酸钾溶液、0.1%硫酸铜溶液洗胃；0.5%～1%硫酸铜溶液每次 10 mL，每 5～10 分钟口服 1 次，配合用压舌板等刺激舌根引吐	鸡蛋、牛奶、脂肪及其他油类食物
氰化物	饮 3%过氧化氢溶液后引吐；1：15 000～1：20 000 高锰酸钾溶液洗胃	

三、操作步骤

(一)口服催吐法

适用于清醒而能合作的患者,操作如下所述。

(1)患者坐位,自饮大量灌洗液后引吐,不易吐出时,用压舌板压其舌根引起呕吐,如此反复,直至吐出的灌洗液澄清无味。

(2)协助患者漱口,整理床单位置,清理用物。

(3)记录灌洗液名称、液量,以及呕吐物的性状、颜色、气味、量和患者的一般情况等。必要时留取标本送验。

(二)漏斗胃管洗胃法

利用虹吸原理,将洗胃溶液灌入胃内后,再引流出来的方法。适用于幽门梗阻、食物中毒或药物中毒者。

(1)体位:坐位或半坐位,中毒较重者取左侧卧位,有活动义齿应先取下。

(2)插胃管：长度为额头发际至剑突或鼻尖至耳垂再至剑突下的距离,45～55 cm,证实胃管在胃内后,即可洗胃。

(3)洗胃：先将漏斗放置低于胃部的位置,挤压橡胶球,抽尽胃内容物,必要时留取标本送验。举漏斗高过头部 30～50 cm,将洗胃液缓慢倒入漏斗 300～500 mL,当漏斗内尚余少量溶液时,迅速将漏斗降至低于胃部的位置,倒置于盛水桶内,利用虹吸作用引出胃内灌洗液。若引流不畅时,可挤压橡胶球,再高举漏斗注入溶液。如此反复灌洗,直至流出液澄清无味为止。

(4)拔管：洗胃完毕,反折胃管,迅速拔出。

(三)注洗器洗胃法

将胃管由鼻腔插入胃内,用注洗器冲洗的方法。适用于幽门梗阻和胃手术前准备。

(1)洗胃时每次注入约 200 mL,再抽出弃去。

(2)反复冲洗至清洁为止。

(四)自动洗胃机洗胃法

自动洗胃机洗胃法利用电磁泵作为动力源,通过自控电路的控制,使电磁阀自动转换动作,分别完成向胃内冲洗药液和吸出胃内容物的过程。能自动、迅速、彻底地清除胃内毒物。适用于食物或药物中毒患者。

(1)解释、接电源,插胃管。

(2)将配好的胃灌洗液倒入塑料桶内,将 3 根橡胶管分别和机器的药管、胃管和污水管口连接,将药管的另一端放入灌洗液筒内,污水管的另一端放入空塑料桶内,将胃管的一端与患者洗胃管相接。调节洗胃液量大小。

(3)接通电源后,依次按各机键,先吸出胃内容物,再对胃进行冲洗;待冲洗干净后,按"停机"键,机器停止工作。

(4)洗胃过程中,注意保持管道通畅。

(5)洗毕,拔出胃管,整理用物。

四、注意事项

(1)急性中毒患者应迅速采用口服催吐法,必要时进行洗胃,以减少毒物的吸收。插管时动作要轻快,切勿损伤食管黏膜或误入气管。

(2)中毒患者在洗胃前须留取毒物标本进行检验。当毒物性质不明时,洗胃溶液可选用温开水或生理盐水,待毒物性质明确后,再采用对抗剂洗胃。

(3)吞服强酸或强碱等腐蚀性药物禁忌洗胃。可给予药物或物理性对抗剂,如牛奶、豆浆、蛋清、米汤等,保护胃黏膜。

(4)消化道溃疡、食管阻塞、食管静脉曲张、胃癌等一般不洗胃。昏迷者须谨慎,必要时去枕平卧,头偏向一侧。

(5)电动洗胃机洗胃时,压力须保持在13.3 kPa(100 mmHg)。

(6)每次灌入量以300～500 mL为宜。灌入量与引出量应平衡。

(7)为幽门梗阻患者洗胃时,需记录胃内潴留量,以了解梗阻情况。洗胃宜在饭后4～6小时或空腹时进行。

(8)洗胃中监测面色、呼吸、脉搏、血压、抽出液的性质及有无腹痛等。如患者感到腹痛,灌洗出的液体呈血性或出现休克现象,应立即停止洗胃,并与医师联系,采取相应急救措施。

第三章

静脉滴注技术

第一节　药物配伍禁忌

一、静脉药物配制的要求

输液是特殊的注射剂,其特点是使用量大且直接进入血液循环,因此,对浓度、澄明度、pH 等要求均很严格。一般单糖、盐、高分子化合物溶液输液都比较稳定。静脉配制药物的相容性和稳定性的影响就更为复杂,不仅要考虑药物本身的性质,添加药物的配伍禁忌,还要考虑制剂中的附加剂,它们之间或它们与配伍药物之间可能出现的配伍变化。静脉配制药物稳定性的影响因素如下。

(一)溶媒组成的改变

当某些含非水溶剂的制剂与输液配伍时,由于溶剂的改变会使药物析出。具有关资料显示,现临床上应用注射用头孢哌酮舒巴坦钠过程中的会出现双硫仑样反应,对 12 小时内有饮酒史者或使用含乙醇成分的药物或食物者,宜暂缓使用。举例如下。

1.地西泮(安定)注射液

含 40％丙二醇、10％乙醇,当与 5％葡萄糖或 0.9％氯化钠或乳酸钠注射液配伍时容易析出沉淀。

2.间羟胺(阿拉明)

加至葡萄糖生理盐水中,一般情况下无变化,但当间羟胺浓度加至 200 mg/L 时,可产生沉淀。

3.青霉素类

用酸性输液葡萄糖注射液稀释,易导致药物稳定性下降。

4.克林霉素

1.2～2.4 g仅用100 mL输液稀释,浓度超过规定的1～3倍,不但容易发生静脉炎,而且给药速度过快易致心律失常甚至心搏骤停。

(二)pH的改变

pH对药物稳定性影响极大,是注射的一个重要质控指标,不适当的pH会加速药物分解或产生沉淀。两药配制,一般两者pH差距越大,发生配伍变化的可能性也就越大。pH变化也可以引起颜色的改变。输液本身的pH范围也是配伍变化的重要因素。各种输液都规定不同的pH范围,且范围较大。如乳酸环丙沙星pH在3.5～4.5,在碱性条件下会析出环丙沙星结晶,而头孢拉定溶液pH为8.0～9.6,两者混合会因pH产生变化而析出环丙沙星结晶。临床中已知氟喹诺酮类药物与多种碱性药物配伍后,均产生沉淀。因此,建议临床需要先后接瓶滴注时,应更换输液管或在两种药物之间用输液间瓶冲管,以免药物在墨菲滴管内混合而产生沉淀,举例如下。

(1)25%葡萄糖液(pH为3.2～5.5)与硫喷妥钠(pH为10.0～11.0)配伍时可产生浑浊。

(2)红霉素在pH为4以下时效价迅速降低,故与pH偏低的药液配伍时,其效力则呈逐步下降的趋势。当红霉素与生理盐水或林格液配合时,放置3.5小时效价不变。当与pH为4.5的葡萄糖液配伍时,放置3.5小时则减效15%。

(三)缓冲剂

有些药物会在含有缓冲剂的注射液中或具有缓冲能力的弱酸溶液中析出沉淀。如注射用头孢哌酮钠舒巴坦钠与酸制剂、含胺、胺碱制剂配伍会发生沉淀。

(四)离子作用

离子能加速药物的水解反应。通常阳离子药物和阴离子药物配伍时较易发生变化,如氨茶碱、氯丙嗪、四环素等阳离子型药物与碱性较强或具有较大缓冲容量的弱碱性溶液配伍时,可发生沉淀或结晶。而阴、阳离子型药物与非离子型药物(葡萄糖液、右旋糖酐等)配伍时,很少发生变化。

(五)直接反应

药物可直接与输液中的一种成分反应。一般在2种药物混合时产生新的化学物,如氯化钙注射液与碳酸氢钠注射液混合后,可生成难溶性碳酸钙沉淀。

(六)盐析作用

主要指胶体溶液的药物(两性霉素B)中不宜加入盐类药物,否则会发生沉淀。通常可用葡萄糖溶液稀释后静脉滴注。

(七)配制量

配制量的多少影响到浓度,药物在一定的浓度下才出现沉淀。

(八)混合顺序

药物制剂配伍时的混合次序极为重要,可用改变混合顺序的方法来克服有些药物配伍时产生沉淀的现象。输液中同时加入两种药物如氨茶碱与四环素,采取先加入氨茶碱,经摇匀后再加入四环素时,可避免因 pH 大幅度改变所发生的沉淀。

(九)反应时间

许多的药物在溶液中反应很慢,个别注射液混合几小时才出现沉淀,故在短时间内使用是完全可以的。注射用头孢哌酮钠、舒巴坦钠、安太乐、普鲁卡因胺、氨茶碱、丙氯拉嗪、细胞色素 C、喷他佐辛(镇痛新)、抑肽酶混合后 6 小时发生外观变化。但也有例外的,已知临床在使用的奥美拉唑钠在室温下必须现配现用,否则溶解后药物会出现红色的改变。

(十)O_2的影响

药物制备输液时,需排除 O_2,防止药物被氧化。

(十一)光敏感性

药物对光敏感,如注射用水溶性维生素(Ⅴ佳林、水乐维他)、依诺沙星注射液(诺佳、依诺沙星)、硫辛酸注射液、注射用顺铂、盐酸吡柔比星、两性霉素 B 等药物。如硫辛酸不能与葡萄糖溶液、林格溶液及所有可能与硫基或二硫键起反应的溶液配伍使用。由于其活性成分对光敏感,应在使用前才将安瓿从盒内取出,配好的输液需要避光,6 小时内可保持稳定。

(十二)成分的纯度

制剂在配伍时发生的异常现象,并不是由于成分本身而是由于成分的纯度不够而引起的。

二、产生配伍禁忌的一般规律

药物相互配伍应用,因受许多因素的影响,会产生物理或化学的配伍禁忌,情况是复杂多样的,但一般说来也有其大体的规律。

(1)静脉注射的非解离性药物:常见的是一些糖类,主要是单糖,如葡萄糖等,这些药物很少产生配伍禁忌,但应注意其溶液的 pH。

(2)无机离子中的 Ca^{2+} 和 Mg^{2+},常常会形成难溶性物质而沉淀。阴离子不能与生物碱配伍。已知临床中使用的头孢曲松钠与含钙盐会生成颗粒状的沉淀物。

(3)阴离子型的有机化合物:如芳香有机酸、巴比妥酸类、青霉素类的盐等,这些有机化合物的游离酸溶解度均比较小,与 pH 较低的溶液或具有较大缓冲容量的弱酸性溶液配合时会产生沉淀。

(4)阳离子型的有机化合物:如生物碱类、拟肾上腺素类、盐基性抗组胺药类、盐基性抗生素类、局部麻醉药等,其游离盐基大都溶解度较小,如与高 pH 溶液或具有大缓冲容量的弱碱性溶液配伍时可能产生沉淀。

(5)阴离子型有机化合物与阳离子型有机化合物的溶液配合时,也可能出现沉淀。

(6)两种高分子化合物可能形成不溶性化合物:常见的如两种电荷相反的大分子物质相遇时会产生沉淀。高分子化合物如抗生素类、水解蛋白、胰岛素、肝素等。

(7)使用某些抗生素时要注意溶液的 pH:如青霉素类、红霉素等,溶液 pH 应与这些抗生素的稳定 pH 相近,差距越大,分解失效越快。

(8)不要忽略换药时输液管中的配伍禁忌,已知临床使用中奥硝唑注射剂与头孢菌素类注射液前后接瓶滴注,发生颜色变化。如临床中序贯配伍用时须在两种药物溶液转接过程中,接用一定量的隔离液或生理盐水,将输液器中原药液冲洗干净后,才进行更换。

三、避免配伍禁忌发生的方法

药物配伍是在药剂制造或临床用药的过程中,将 2 种或 2 种以上药物混合在一起,在配伍时发生不利于质量或治疗的变化则称配伍禁忌。

(一)避免药理性配伍禁忌

除药理作用互相对抗的药物,如:中枢兴奋药与中枢抑制药、升压药与降压药、泻药与止泻药、止血药与抗凝血药、扩瞳药与缩瞳药等一般不宜配伍外,还需要注意遇到的一些药理性配伍禁忌。例如:吗啡与阿托品联合使用时会消除吗啡对呼吸中枢的抑制作用,使药效降低。

(二)避免理化性配伍禁忌

须注意酸碱性药物的配伍问题。已知临床中使用依诺沙星(诺佳)后接瓶滴注丹参酮Ⅱ、磺酸钠(诺新康),输液器的墨菲滴管有较多的砖红色沉淀析出,患者前臂注射部位周围出现皮疹,停止输液约 15 分钟,皮疹渐消退。丹参酮与不少的氟喹诺酮类的药物存在有配伍禁忌,提示在临床用药过程中,当需要丹参针剂与喹诺酮类药物治疗时,应使用不同输液器,避免直接配伍使用。阿司匹林与碱类药物配成散剂,在潮湿时易引起分解;生物碱盐(如盐酸吗啡)溶液,遇碱性药物可使生物碱析出;维生素 C 溶液与苯巴比妥钠配伍,能使苯巴比妥析出,同时维生素 C 部分分解;在混合静脉滴注的配伍禁忌上,主要也是酸碱的配伍问题,四环素族(盐酸盐)与青霉素钠(钾)配伍,可使后者分解,生成青霉素酸析出;青霉素与普鲁卡因、异丙嗪、氯丙嗪等配伍,可产生沉淀等。

第二节 质量控制

一、环境的质量控制

PIVAS 的空气净化采用层流净化,各区域分别达到十万级、万级、百级。配置中心的核心部分是洁净度达万级的配置室,每个配置室放置超净台,每个超净台开启后,操作区域的洁净度达百级。其中,放置带有活性炭过滤的生物安全柜的配置室用于配制抗生素和抗肿瘤药物;配置室为水平层流操作台,用于配制营养药物。

为了保证静脉药物配制质量,静脉药物配置中心要远离各种污染源。周围的地面、路面、植物等不应对配制过程造成污染。洁净区采风口设在无污染的相对高处。有防止昆虫和其他动物进入的有效设施。PIVAS 的环境管理要求如下。

(1)私人衣物和物品不得带入洁净室。

(2)食物与饮料不得带入洁净区或存放在洁净区的冰箱。

(3)药品和配好的输液需及时转移至指定的储存区。

(4)工作人员工作前和每天工作结束后,清洁和整理工作台及工作架,保持工作台整洁。

(5)在工作区域内应严禁存放可能导致溢漏或破碎的危险物,对于有毒废物或被污染的设备在收集时要同一般废弃物严格地区分开来。

（6）输液注射剂及其他药品的外包装必须在无菌配置区外的缓冲间拆开，以免微粒散落造成污染。

二、配制过程的质量控制

不正确地配制无菌制剂会对患者造成伤害，因此无菌和配制准确是配制质量控制的关键因素，要求做到以下几点。

（1）制订质量管理制度及配制操作规程。

（2）操作人员应及时填写操作规程所规定的各项记录，填写字迹清晰、内容真实、数据完整。更改时，更改人要在更改处签字，并使被更改部分可清晰辨认。

（3）洁净区的质量管理：①定期检查设施与设备是否处于正常状态，温度湿度等是否符合要求，并有检查记录。②定期检测洁净区内空气中的尘粒数、菌落数并有记录。③严格控制进入洁净区操作人员的数目，以保证洁净区内的清洁度。

（4）药品和器具的管理：①药品应分类按批号、有效期摆放；需冷藏的药品按要求冷藏放置；药品按有效期采取近期先用原则。②配制过程使用的注射器等器具要符合静脉用药要求。③静脉药物配制所用的药品应符合静脉注射要求，不符合静脉注射规格的药品不得参与配制。④注射剂液体出现沉淀、浑浊、变色、分层、有异物的不得使用。⑤药品有破损、泄漏、无标签或标签不清的不得使用。⑥定期检查药品有效期，有效期前使用不完的药品要及时退库；超过有效期的药品不得使用，应退库销毁并记录。

（5）配制过程的质量管理：①临床药师应仔细审查处方，对有疑问的处方，应进行查核确定；有配伍禁忌的、超剂量的处方，应与处方医师联系，更正后方可进行配制。②静脉药物的配制应严格遵守相应的操作规程。③在配制过程中，应防止药液喷溅、渗漏而引发交叉污染。④对操作台面摆放的多份药品要有有效的阻隔措施，防止药品混淆。⑤严格按照药品说明书进行配制，如有疑问，报主管领导或上级技术人员协助解决。⑥配制过程中出现异常的应立即停止配制，待查明原因后再配制。如不能马上查明原因的，应及时建议医师修改处方，改为各药分别配制。⑦肠外营养液等多种药物混合的静脉药物要严格按规定的加药顺序进行配制，不得随意改变。⑧需避光的药品必须加避光罩。⑨发生配制错误的输液不得使用，必须纠正或重新配制。⑩配制好的输液成品经质量检查人员检查合格并签字后方可放行。配制好的输液成品如有异物、出现沉淀、变色等异常现象者不得使用。⑪配制好的输液成品应立即进行包装，并用经消毒的专用封闭式输送车,专人运送到护士站,由主班护士签字验收。⑫各种原因退回的未使用的已配制好的药品,应销毁,不得再使用。⑬静脉药物配置中心所配制药物出现热原反应者经查明原因,若属于该批药品的问题,应停止使用该批药品并上报主管部门。⑭定期抽检,进行热原检查、药物含量测定等,确保所配制药品的质量。⑮经常与临床联系,改进不合理处方,不断提高用药质量,并有记录。

第三节　无菌配制技术

一、无菌技术的概念及其意义

无菌技术是指根据生产或操作要求所采取的一系列控制微生物污染的方法或措施,如空气的生物净化技术、灭菌技术等。无菌技术是一个完整的、系统的操作体系,包括无菌环境设施,无菌设备器材及人员的无菌操作等。值得强调的是,整个操作体系的任何一个环节都不能受到微生物的污染。

静脉药物配制的药品将通过静脉给药的方式进入人体内,因此,必须保证药品配制过程中的每一个环节都不会受到微生物的污染,为配制药品的安全应用提供保证。

二、无菌配制技术要求

(一)环境要求

静脉药物配制房间的装修材料应具有表面光洁、不反光、易清洁、易消毒、不起尘、经久耐用等特点。房间要求密封性良好,无卫生死角,空气要进行生物净化,较大面积无菌操作区域内空气的洁净度应为万级,在静脉药物配制的核心区域(如无菌操作区内的超静工作台)的空气洁净度应达到百级。需建立两套独立的给排风系统,排风口要远离其他采风口,捧风口应经处理达标后方可排入大气。

配制中心内需将抗生素类药物、细胞毒性药物(包括抗肿瘤药物等)和肠外营养液药物及普通药物的配制分开。抗生素类药物和细胞毒性药物(包括抗肿瘤药物等)的配制需要在生物安全柜中进行。肠外营养药物和其他药物的配制需要在层流净化台中进行。

(二)配制器械的无菌要求

静脉药物配制器械要能够耐受高温蒸汽灭菌或化学气体的灭菌,达到无菌程度。

(三)操作人员的要求

操作人员要经过无菌技术培训,并要求工作期间做到以下几点。

(1)身体健康且不得佩戴任何饰物。

(2)保持双手卫生,并进行消毒洗手。

(3)更换无菌服、无菌袜套及工作帽,戴无菌口罩及无菌乳胶手套。

三、无菌技术操作流程

(一)药物配置场地的消毒

药物配制场地一般可分为两部分:非无菌操作区(控制区)和无菌操作区(洁净区)。应有两套清洁用具分别用于清洗控制区和洁净区,这两套清洁用具使用后应分别用2%消佳净(现配现用)进行消毒。

1.控制区的要求

根据药品自身堆放的要求置于相应的药架上,并定期清洗药架,注意控制区房间的温度、相对湿度、光线和卫生状况等,防止药品发生霉变、氧化。

2.洁净区的要求

洁净区的清洁消毒分每天清洗、每周清洗和每月清洗。

(1)每天清洗:①整理超净工作台台面。②用75%乙醇擦洗超净台风机,照明灯开关的按键,超净台工作区的顶部,然后从上到下清洁台面的两壁,最后清洁工作台面。③用75%乙醇擦洗和消毒所有不锈钢设备及货架、对讲机、座椅和门等。④用75%乙醇擦洗和消毒垃圾桶,包括里面和外面,然后套上垃圾袋。⑤用75%乙醇擦洗和消毒传递窗的顶部,两把手,台面。⑥用2%消佳净(现配现用)擦洗地面,不留死角。⑦用2%消佳净(现配现用)清洁消毒一更、二更的橱柜。

(2)每周清洗:①完成日清洗的内容。②检查所有设备的不锈钢表面是否有锈迹,如有则用百洁布擦去。③每周总消毒一次,添加一次性医用耗材等。④每周清洗室内出风口滤网。

(3)每月清洗:①各仪器设备的高处除尘。②用2%消佳净(现配现用)擦洗墙面、天花板和玻璃等。

(二)空气生物净化过滤网的更换

根据空气检测的结果定期专人更换。

(三)人员的无菌操作

1.进入控制区

配制中心工作人员首先在更衣室内换上工作衣和工作鞋、戴上工作帽后方可进入控制区。工作帽必须盖住所有头发。来访者和维修人员进入控制区前,需得到配制中心负责人的同意并按要求更换衣、帽、鞋方可进入。

2.进入洁净区

进入洁净区的任何人,都应遵从相关的更衣程序进入。来访者或维修人员进入前,必须得到配制中心负责人的同意。用于维修的工具在带入之前先用乙醇消毒。非授权人员不得进入洁净区域。

(1)进入洁净区规程。①一更:首先在更衣室内换上工作衣和工作鞋;去除手及手腕上的所有饰物;使用消毒肥皂对双手和手臂进行消毒,搓揉30秒,用水冲洗90秒后将手吹干。②二更:穿好经灭菌的洁净鞋套;穿上选好的连体无尘无菌服,保证衣服不要接触地板,工作帽必须整齐,尽量减少毛发、裸露皮肤的暴露。戴上一次性口罩;跨过长凳,选择一次性手套并戴上,并用乙醇消毒手套。在配药过程中应经常用乙醇消毒并保持手套湿润,以减少微粒的产生。

(2)出洁净区规程。①临时外出:脱下洁净鞋套,脱下连体服,并挂在挂钩上,出洁净区;将一次性手套、工作帽和口罩丢入更衣室外的污物桶内;重新进入洁净区必须按照相关的更衣程序进入洁净区域。②工作结束:将脱下的连体服放入更衣室内指定的运送箱里送去清洗;将一次性手套、工作帽和口罩丢入更衣室外的污物桶内;洁净鞋应每天在指定的水槽内清洗、消毒。

(四)药品的无菌配制

操作人员在控制区将要进行配制的药品放进经过75%乙醇擦洗过的药篮中,从控制区放入传递窗内,经过紫外线消毒30分钟后,由在洁净区内的操作人员取出,进行配制。配制完毕后,操作人员将已完成的配制药物和包装放入药篮,从洁净区放入传递窗内,由控制区的操作人员取出。

四、静脉药物的无菌配制操作规程

(1)从排药者处接收已排好的静脉输液药品。

(2)核对标签内容与篮子内的药品是否相符。

（3）用70％乙醇消毒输液袋的加药口后放置在层流工作台的中央区域。

（4）撕开一次性注射器的外包装，旋紧针头连接注射器，确保针尖斜面与注射器刻度处于同一方向。将注射器垂直放在层流工作台的内侧。

（5）从安瓿中抽吸药液，加入输液袋中。①用70％乙醇消毒安瓿瓶颈，对着层流台侧壁打开安瓿，不要对着高效过滤器打开，以防药液溅到过滤器上，将打开后的安瓿放在注射器的同一区域，距离5 cm。②注射器针尖斜面朝上，靠在安瓿颈口，拉动针栓，抽吸药液。将药液通过加药口注入输液袋中，摇匀；整个过程应注意保持处于"开放窗口"（指操作用的洁净操作台处于工作状态，并符合洁净度要求）。注意：如只抽吸部分药液，则必须有标识注明。

（6）溶解西林瓶中的药物，加入输液袋中。①用70％乙醇消毒西林瓶口，放在注射器的同一区域，距离5 cm。②注射器抽吸适量相应溶解注射液，针尖斜面朝上，挤压西林瓶口的胶塞，再将针筒竖直，穿刺胶塞，注入药液，振荡直至溶解完全。③抽吸药液，将药液通过加药口注入输液袋中，摇匀。整个过程应注意保持处于"开放窗口"。

（7）将配制好的输液袋，空西林瓶、安瓿放入篮子内（注意避免扎破输液袋），在输液袋签字确认。

（8）所有细胞毒性药物配制操作均应在生物安全柜中进行，非细胞毒药物一般在水平层流工作台上进行，并严格按照无菌操作技术操作，保持处于"开放窗口"。

（9）通过传递窗将已配制好的输液袋送出，经核对药师核对。

第四节　全肠外营养液的配制

全肠外营养制剂（TPN）是将机体所需的营养素按一定的比例和速度以静脉滴注方式直接输入体内的注射剂，它能供给患者足够的能量，合成人体或修复组织所必需的氨基酸、脂肪酸、维生素、电解质和微量元素，使患者在不能进食或高代谢的情况下，仍可维持良好的营养状况，增进自身免疫能力，促进伤口愈合，帮助机体度过危险的病程。同时它又是微生物的良好营养剂，其混合配制需按一定的规程，并严格遵循无菌操作的要求。如在一般环境中配制全静脉营养液则极易遭到污染，输入人体后将引起感染，后果严重。因此，TPN的配制要遵守以下的操作规程。

（1）配制全营养液必须在合格的层流工作台进行。

（2）从排药者处接收已排好的静脉输液药品，核对标签内容与篮子内的药品是否相符。

（3）检查一次性静脉营养输液袋包装是否密封完整和有效期，合格才能使用。

（4）首先将不含磷酸盐的电解质和微量元素加到复方氨基酸中，充分混匀，以避免局部浓度过高。

（5）将磷酸盐加到葡萄糖溶液中，并充分振荡混匀。

（6）关闭静脉营养输液袋的所有输液管夹，然后分别将输液管连接到葡萄糖溶液和氨基酸溶液中，倒转这两种输液容器，悬挂在水平层流工作台的挂杆上，打开两根输液管夹，待葡萄糖和氨基酸溶液全部流入到静脉营养输液袋后，关闭输液管夹。

（7）翻转静脉营养输液袋，使这两种溶液充分混匀。

（8）将水溶性的维生素溶解到脂溶性的维生素中，充分混匀后加到脂肪乳中混匀。

（9）连接第三根输液管到含有维生素的脂肪乳液中，打开输液营养管夹，使脂肪乳全部流入到静脉营养输液袋后，关闭输液管夹。

（10）轻轻摇动静脉营养袋，使内容物充分溶解后，将静脉营养输液袋口朝上竖起，打开其中一路输液管夹，待袋子中多余的空气排出后关闭输液管夹。

（11）用密封管夹关闭静脉营养输液袋口，拆开输液管，用备用的塑料帽关闭静脉营养输液袋袋口。

（12）挤压静脉营养输液袋，观察是否有液体渗出，如有则丢弃。

（13）所有这些操作均应在水平层流工作台上进行，并严格按照无菌技术操作，保持处于"开放窗口"。

（14）将标签贴在静脉营养输液袋上，签名认可后，送出成品间，由药师检查核对。

（15）药师应仔细检查有无发黄、变色、出现浑浊、沉淀、剂量不符等现象出现，如有则须丢弃。核对结束后，将静脉营养输液袋装入避光袋中交给病区，如不马上使用，则应放入冰箱中冷藏保存。

第五节 化疗药物的配制

化学治疗(以下简称化疗)药物主要包括抗微生物、寄生虫药物和抗恶性肿瘤药物。在普通环境中配制化疗药物,不但不能保证无菌操作,更为严重的是,在配制过程中药物的任何微小散出都将给环境和医护人员的身体造成危害,包括细菌耐药突变与致癌因素污染。因此,化学治疗药物的配制对于人员、环境、设备、工作程序和废弃物的处理等方面都有着特殊要求。

一、化疗药物配制区域及设备准备

(一)化疗药物配制区域和进入人员的要求

(1)只允许授权的工作人员进入,并在区域的入口应有醒目的标记说明只有授权人员才能进入。

(2)尽量避免频繁的物流及人员的进出。

(3)区域内应有适当的警告标签来提醒操作细胞毒药物时应该注意的防护措施。

(4)禁止在药物配制区域进食、喝水、抽烟、嚼口香糖、化妆和储存物品。

(5)区域内张贴化疗药物接触皮肤或眼睛后的处理流程。

(6)在药物配制区域设有水池,并配备冲洗眼睛的喷头,随时准备一些包括生理盐水在内的溶液以备紧急冲洗眼睛用。

(7)所有危险药物的配制都应在生物安全柜中进行。

(8)在配制细胞毒药物时应使用无菌操作。

(二)生物安全柜的准备

(1)所有的细胞毒药物配制工作均应在生物安全柜中完成。在开始配制前先用无菌纱布擦拭安全柜的台面和四壁,用过的纱布与其他生物危害性废物一起处理。将一张一面吸水一面防水的垫布置于安全柜内的工作台面上,该垫在遭溅洒污染或配制工作完成后立即抛弃。

(2)在配制药物前应准备好所有的配制及用药时需要的药品和器材,这样可减少对柜内气流的影响,从而减少对人员的污染。

(3)带有活性炭过滤器的生物安全柜用于配制肿瘤药物。

(三)器材准备

1.针筒和溶解器

(1)严格固定针筒上可活动部件,防止针栓等与针筒分离。

(2)针筒中的液体不能超过针筒长度的3/4,防止针栓从针筒中滑落。

(3)在配制细胞毒药物过程中使用的针筒和针头应避免挤压、敲打、滑落,在丢弃针筒时无需将针头套上,应立即丢入防刺容器中再处置,以防药物液滴的产生及针刺伤。

(4)应将污染的器材丢置在放于生物安全柜内的一次性防刺容器中。

2.个人防护器材

一件长袖、有弹性袖口、无絮状物、前面无透过性的工作服;一副无粉末的乳胶手套,工作服的袖口卷入手套之中;呼吸系统、眼睛、面部的保护器材。

严格执行操作规程,在细胞毒药物配制前做好准备工作:首先药剂师应穿上长袖且弹性收口的反背保护衣,戴无粉末的一次性乳胶手套两副,一副戴于反背衣收口下面,另一副戴于收口上面,保证没有手背或腕部皮肤暴露在外。当外手套遭到污染时应立即更换。若手套被刺破或有大片污染时,则内外两副手套均应更换。手术用口罩和帽子可选择使用,但其对于配制细胞毒药物时产生的粉雾并没有保护作用。

(四)生物安全柜的清洁

(1)已受污染的物品都必须放置在位于生物安全柜内的防漏防刺的容器内。

(2)个人防护器材脱卸后放置在位于准备区域的防漏防刺的容器内,操作人员不得将个人防护器材穿戴出准备区域。

二、化疗药物溅洒(溢出)和废弃物的处理

(一)化疗药物溅洒(溢出)的处理

在化疗药物的配制过程中,所有物品均应小心轻放,有序处理,尽量避免溅洒或溢出的发生。当发生化疗药物溅洒(溢出)时要及时处理。

1.处理原则

(1)在细胞毒药剂制备和储存的地区应具有处理溢出的工具。员工必须熟悉他们的使用方法及程序。

(2)在细胞毒药剂的制备中,可用无菌的塑料包裹有吸收能力的薄布片或有吸收力的麻料来吸收少量的溢出物。

（3）清除溢出物的人员必须穿戴好防护服、双层手套和眼罩。当处理量大时要戴呼吸器。

（4）少量药剂溢出，可用有吸收力强的拖把来清除。较严重的溢出可由吸收力强的垫子或有吸收力的微粒来清除。污染的区域最后用强碱来清洗。

（5）所有被溢出物污染的物料和废弃物必须废弃并按照相关部分列出的处理方法来处理。

（6）被溅出的药剂污染的人员必须脱去被污染的衣服，受到污染的部位必须用肥皂清洗或用清水冲刷。若有针刺伤应按原则处理。

2.少量溢出的处理

少量溢出是指在安全生物柜以外体积≤5 mL或剂量≤5 mg的溢出。当发生小量溢出时，首先正确评估暴露在有溢出物环境中的每一个人。如果有人的皮肤或衣服直接接触到药物，必须立即用肥皂和清水清洗被污染的皮肤。处理小量药物溢出的操作程序如下。

（1）穿好工作服，戴上两副无粉末的乳胶手套，戴上面罩。

（2）如果溢出药物会产生气化，则需要戴上呼吸器。

（3）液体应用吸收性的织物布块吸干并擦去，固体应用湿的吸收性的织物布块吸干并擦去。

（4）用小铲子将玻璃碎片拾起并放入防刺的容器中。

（5）防刺容器、擦布、吸收垫子和其他被污染的物品都应丢置于专门放置细胞毒药物的垃圾袋中。

（6）药物溢出的地方应用清洁剂反复清洗3遍，再用清水洗干净。

（7）需反复使用的物品应当由受训人员在穿戴好个人防护用品的条件下用清洁剂清洗2遍，再用清水清洗。

（8）放有细胞毒药物污染物的垃圾袋应封口，再放入另一个放置细胞毒废物的垃圾袋中。所有参加清除溢出物员工的防护工作服应丢置在外面的垃圾袋中。

（9）外面的垃圾袋也应封口并放置于细胞毒废物专用一次性防刺容器中。

（10）记录以下信息：药物名称、大概的溢出量、溢出如何发生、处理溢出的过程、暴露于溢出环境中的员工、患者及其他人员的姓名。

（11）通知相关人员注意药物溢出。

3.大量溢出的处理

大量溢出是指在安全生物柜以外体积＞5 mL或剂量＞5 mg的溢出。如果有人的皮肤或衣服直接接触到药物,其必须立即脱去被污染的衣服并用肥皂和清水清洗被污染的皮肤。溢出地点应被隔离出来,应有明确的标记提醒该处有药物溢出。大量细胞毒药物的溢出必须由受训人员清除,处理程序如下。

(1)必须穿戴好个人防护用品,包括里层的乳胶手套、鞋套、外层操作手套、眼罩或者防溅眼镜。

(2)如果是可能产生气雾或汽化的细胞毒药物溢出,必须佩戴防护面罩。

(3)轻轻将吸附性强的吸收药物织物布块或防止药物扩散的垫子覆盖在溢出的液体药物之上。

(4)轻轻将湿的吸收性垫子或湿毛巾覆盖在粉状药物之上,防止药物进入空气中去,然后用湿垫子或毛巾将药物除去。

(5)将所有的被污染的物品放入溢出包中备有的密封的细胞毒废物垃圾袋中。

(6)当药物完全被除去以后,被污染的地方必须先用清水冲洗,再用清洁剂清洗3遍,清洗范围应从小到大进行。

(7)清洁剂必须彻底用清水冲洗干净。

(8)所有用于清洁药物的物品必须放置在一次性密封的细胞毒废物垃圾袋中。

(9)放有细胞毒药物污染物的垃圾袋应有封口,再放入另一个放置细胞毒废物的垃圾袋中。所有参加清除溢出物员工的个人防护用品应丢置在外面的垃圾袋中。

(10)外面的垃圾袋也应有封口并放置于细胞毒废物专用一次性防刺容器中。

(11)记录以下信息:药物名称,大概的溢出量;溢出如何发生;处理溢出的过程;暴露于溢出环境中的员工、患者及其他人员的姓名。

(12)通知相关人员注意药物溢出。

4.生物安全柜内溢出

在生物安全柜内体积＜150 mL 的溢出的清除过程同小量和大量的溢出。在生物安全柜内的药物溢出≥150 mL 时,在清除掉溢出药物和清洗完药物溢出的地方后,应该对整个安全柜的内面进行另外的清洁。处理过程如下。

(1)使用工作手套将任何碎玻璃放入位于安全柜内的防刺容器中。

(2)安全柜的内表面,包括各种凹槽之内,都必须用清洁剂彻底地清洗。

(3)当溢出的药物不在一个小范围或凹槽中时,需用特殊 pH 的肥皂来清除不锈钢上的溢出物。

(4)如果溢出药物污染了高效微粒气体过滤器,则整个安全柜都要封在塑料袋中直到高效微粒气体过滤器被更换。

(二)废弃物品的处理

(1)所有尖的废弃物应放在防穿孔的容器中。

(2)所有细胞毒废弃物必须放在合格的袋中并封口,保证不发生泄漏。所有细胞毒废弃物的容器必须标识,以表示细胞毒废弃物的存在。

(三)溢出包

在所有细胞毒药物准备、配发、使用、运输和丢置的地方都应准备有溢出包。包中的物件应有:1件由无渗透性纤维织成的有袖的工作服,1双鞋套,2双乳胶手套,1双备用乳胶手套,1副化学防溅眼镜,1个再呼吸面罩,1个一次性灰尘盘(收集碎玻璃),1个塑料小笤帚(将碎玻璃或其他物质扫入盘中),2块塑料背面的吸收手巾,250 mL 和 1 mL 的 Spill-control pillow,2块一次性海绵(一块擦除溢出液体,一块擦洗溢出物祛除后的地板等),1个装尖锐物的容器,2个大、厚的一次性垃圾袋。

静脉输液是利用液体静压与大气压形成的输液系统内压高于人体静脉压的原理,将无菌溶液或药液直接输入静脉内的方法。静脉输液是临床的基础护理操作,通过静脉输液可迅速、有效地补充机体丧失的体液和电解质,增加血容量,改善微循环,达到维持血压及治疗疾病的目的,是医院治疗抢救患者的重要手段。临床输液操作过程中常出现一些并发症,严重影响用药安全和治疗效果,给患者带来一定痛苦,甚至危及患者生命。因此,将药物稳、准、快、好地输注到患者体内,有效预防或尽早发现、处理相关并发症,是护理工作的重要内容。

第六节　操作并发症的预防和处理

一、周围静脉输液法操作并发症的预防及处理

周围静脉输液法是将一定量的无菌溶液或药液经周围静脉输入体内的方法。可能发生的并发症包括发热反应、急性肺水肿、静脉炎、空气栓塞、血栓栓

塞等。

(一)发热反应

1.临床表现

输液过程中出现发冷、寒战和发热。

(1)轻者体温 38 ℃左右,伴头痛、恶心、呕吐、心悸,停止输液数小时后多可自行缓解。

(2)重者高热、呼吸困难、烦躁不安、血压下降、抽搐、昏迷,甚至危及生命。

2.预防措施

(1)严格执行查对制度:液体使用前仔细检查,查看瓶签是否清晰、液体是否过期、瓶盖有无松动及缺损,瓶身瓶底及瓶签处有无裂纹。检查药液有无变色、沉淀、杂质及透明度的改变。输液器使用前查看包装袋有无破损;禁止使用不合格的输液器具。

(2)严格遵守无菌技术操作原则:安瓿锯痕后需用酒精棉签消毒一次方可折断,以达到消毒的目的;瓶塞、皮肤穿刺部位规范彻底消毒;重复穿刺要更换针头。

(3)严格执行消毒隔离制度采用一次性注射器加药,严格执行一药一具,不得重复使用。

(4)加药时斜角进针,以减少胶塞碎屑和其他杂质落入瓶中的机会;加药对避免使用大针头及多次刺穿瓶塞。

(5)两种以上药物配伍时,注意配伍禁忌,配制后观察药液是否变色、沉淀、混浊。配制粉剂药品时充分摇匀,药物完全溶解后方可使用;药液配制好后检查无可见微粒方可加入液体中。液体现用现配。

(6)配液、输液时保持治疗室、病房的环境清洁,减少探陪人员,避免灰尘飞扬。

3.处理措施

(1)评估发热程度,给予心理安慰。

(2)发热反应轻者,减慢输液速度,发冷、寒战者给予保暖。

(3)高热者立即减慢或停止输液,予物理降温,观察生命体征,并按医嘱给予抗过敏药物及激素治疗。

(4)发热反应严重者即刻停止输液,遵医嘱予对症处理,并保留输液器具和溶液进行检查。如需继续输液,更换液体及输液器、针头并重新选择注射部生进行穿刺。

（二）急性肺水肿

1.临床表现

（1）输液过程中患者突然出现胸闷、气促、呼吸困难、咳嗽、咳泡沫样痰或咳粉红色泡沫样痰。

（2）严重者稀痰液可从口鼻涌出，听诊肺部布满湿性啰音，心率变快伴心律不齐。

2.预防措施

（1）输液过程中，注意控制输液速度，尤其是老年人、小儿、心脏病患者速度不宜过快，液量不宜过多。

（2）输液过程中加强巡视，避免因体位或肢体改变而使输液速度加快。

3.处理措施

（1）立即减慢或停止输液，并立即通知医师，进行紧急处理。

（2）病情允许的情况下协助患者取端坐位，两腿下垂，以减少下肢静脉回心血量，从而减轻心脏负荷。

（3）高浓度给氧（6～8 L/min），湿化瓶中加入 30%～50% 乙醇溶液，以减低肺泡内泡沫表面张力，从而改善肺部气体交换，缓解缺氧症状。

（4）遵医嘱给予强心剂、利尿剂、扩血管药、镇静剂、平喘药。

（5）必要时四肢轮流扎止血带或血压计袖带，以减少静脉回心血量。

（三）静脉炎

1.临床表现

（1）沿静脉走向出现条索状红线，局部组织发红、肿胀、灼热、疼痛，常伴有畏寒、发热等全身症状。

（2）发病后可因炎性渗出、充血水肿、管腔变窄而致静脉回流不畅，甚至阻塞。

2.预防措施

（1）严格遵守无菌技术操作原则，严防输液微粒进入血管。穿刺部位严格消毒，保持针头无菌。

（2）正确选择输液工具；对需长期静脉输液者有计划地更换输液部位。避免同一部位反复穿刺。妥善固定防止针头摆动对静脉的损伤而诱发静脉炎。

（3）尽量避免下肢静脉输液，因其内有静脉窦可致血流缓慢而易产生血栓和炎症；如不可避免选择下肢静脉输液时，抬高下肢 20°～30°，以加快血液回流。

瘫痪肢体、手术肢体不宜行静脉输液。

(4)输入对血管壁刺激性强的药物时,尽量选用大血管;药物充分稀释并严格控制其输注的浓度和速度。

(5)严格掌握药物配伍禁忌,联合用药时每瓶药液中不宜超过23种药物。

(6)使用外周静脉留置针期间,加强对穿刺部位的理疗和护理,如输液时持续热敷穿刺肢体。静脉留置针留置时间在72小时以内。

(7)建议使用一次性精密输液器;连续输液者,每24小时更换1次输液器。

3.处理措施

(1)停止患肢静脉输液并抬高患肢、制动。

(2)根据情况进行局部处理:①局部热敷。②50%硫酸镁溶液行湿热敷。③中药如意金黄散外敷。④云南白药外敷。⑤超短波理疗。⑥如并发全身感染,遵医嘱应用抗菌药物治疗。

(四)空气栓塞

1.临床表现

(1)患者突感异常胸闷不适,胸骨后疼痛,眩晕,血压下降,随即呼吸困难,严重发绀伴濒死感。

(2)听诊心前区有持续、响亮的"水泡声"样杂音,重者因严重缺氧而立即死亡。

2.预防措施

(1)输液前仔细检查输液器的质量及连接是否紧密,有无松脱。

(2)穿刺前排尽输液管及针头内空气。

(3)输液过程中加强巡视并及时更换或添加药液,输液完成后及时拔针。

(4)加压输液时,专人守护。

3.处理措施

(1)发生空气栓塞时,立即置患者于左侧卧位和头低足高位,以利于气体浮向右心室尖部,避免阻塞肺动脉入口;随着心脏的跳动,空气被混成泡沫,分次小量进入肺动脉内以免发生阻塞。

(2)立即给予高流量氧气吸入,提高患者的血氧浓度,纠正缺氧状态;同时严密观察患者病情变化,如有异常及时对症处理。

(3)有条件者可通过中心静脉导管抽出空气。

(五)微粒污染

1.临床表现

不溶性微粒的大小、形状、化学性质,以及堵塞人体血管的部位、血运阻断的程度和人体对微粒的反应等不同,患者的表现不同。

(1)大于毛细血管直径的微粒可直接阻塞毛细血管,引起局部供血不足,组织缺血、坏死。

(2)红细胞聚集在微粒上,形成血栓,可引起血管栓塞和静脉炎。

(3)微粒进入肺、脑、肾脏等部位的毛细血管内时,可引起巨噬细胞的增殖,形成肉芽肿,引起局部供血不足而影响其功能。

(4)微粒本身是抗原,可引起过敏反应和血小板减少。

2.预防措施

(1)避免长期大量输液。

(2)配药室采用净化工作台;安瓿锯痕后以酒精擦拭颈段再折断,忌用击、敲的方式开安瓿。

(3)抽吸药液时针头置于安瓿中部,且安瓿不宜倒置;注射器不可反复多次使用;针头不可反复穿刺橡胶瓶塞。

(4)向输液瓶内加药时,将针管垂直静止片刻后注入;输液中尽量避免摆动液体瓶;以减少微粒进入体内。

(5)选择有终端滤器的输液器输液可有效截留输液微粒。

(6)为患者行静脉穿刺时,应用随车消毒液洗手。

3.处理措施

(1)发生血栓栓塞时,抬高并制动患肢,禁止在患肢输液。

(2)局部热敷、超短波理疗;或采用热量设计功耗(thermal design power,TDP)灯照射,2次/天,每次30分钟。

(3)严重者手术清除血栓。

(六)疼痛

1.临床表现

(1)药液输入后,患者感觉静脉穿刺部位及周围剧烈疼痛,有时甚至因疼痛难忍而停止输液。

(2)若因药液外漏引起,穿刺部位皮肤可见明显肿胀。

2.预防措施

(1)注意药液配制的浓度,输注对血管有刺激性的药液时,宜选用大血管进行穿刺,并减慢输液速度。

(2)输液过程中加强巡视,若发现液体外漏,局部皮肤肿胀,拔针后选择其他部位重新穿刺。

3.处理措施

(1)局部热敷,以减轻疼痛。

(2)疼痛难忍时可遵医嘱采用小剂量利多卡因静脉注射。

(3)因液体外渗引起的局部肿胀,予局部热敷或硫酸镁湿敷。如外渗药液易引起局部组织坏死,使用相应拮抗药物局部封闭治疗。

(七)败血症

1.临床表现

输液过程中患者突然出现畏寒、寒战、高热、恶心、呕吐、腰痛、发绀、呼吸及心率增快;部分患者出现四肢厥冷、血压下降、神志改变等,而全身各组织器官又未发现明确的感染源。

2.预防措施

(1)配制药液或营养液、维护输液导管时严格遵守无菌技术操作原则。

(2)采用密闭式一次性输液器具。

(3)认真检查输入液体质量;检查瓶身有无裂痕,瓶盖有无松动,瓶签是否清晰及是否过期等。

(4)输液过程中,经常巡视,观察患者情况及输液管道有无松脱等。

(5)不可经输液导管取血化验。

(6)输液器每 24 小时更换 1 次;经静脉留置针或 PICC 导管输液时,严格按照规范进行维护。

3.处理措施

(1)发生败血症后,立即弃用原药液,重新建立静脉通道。

(2)遵医嘱予以抗菌药物治疗。

(3)并发休克者,另外建立一静脉通道给予低分子右旋糖酐扩容,输注血管活性药物维持血压。

(4)并发代谢酸中毒者,给予 5% 碳酸氢钠纠正酸中毒。

(八)神经损伤

1.临床表现

(1)穿刺时误刺神经、药液外漏损伤神经、夹板固定不当使神经受压等可使受损神经支配的相应肢体出现发冷、发麻、发热、无力、刺痛感等。

（2）重者根据损伤神经的部位，还可出现相应肢体、关节活动功能受限。

2.预防措施

（1）输入对血管、神经刺激性强的药液时，先用等渗盐水行静脉穿刺，确定针头在血管内后再更换要输注的液体。

（2）输液过程中加强巡视，严密观察药液有无外漏。

（3）选择手背静脉输液时，应熟悉手部神经与血管的解剖结构与走向，进针深度应根据患者体型、胖瘦及血管显露情况而定，尽可能一次成功。长期输液患者应有计划地更换穿刺部位，保护好血管。

（4）使用夹板时，应注意松紧适宜。

3.处理措施

（1）穿刺中出现剧痛或触电感时，应立即拔针更换穿刺部位，并观察患者肢体有无麻木、疼痛、活动障碍等。

（2）穿刺部位发生红肿、硬结后，严禁热敷，可用冷敷，2次/天。

（3）神经损伤后，患肢不宜过多活动，可用理疗、红外线超短波照射，2次/天，也可遵医嘱予以营养神经的药物如维生素 B_{12}、维生素 B_1 肌内注射。

（九）静脉穿刺失败

1.临床表现

（1）针头未刺入静脉，无回血，滴注药物有阻力；输液点滴不畅，甚至不滴。

（2）针头斜面滑出血管外或一半在血管外，药液注入皮下，局部疼痛及肿胀。

2.预防措施

（1）选择暴露好、较直、弹性好、清晰的浅表静脉进行静脉注射。

（2）适用型号合适、质量可靠的针头。

（3）评估患者的合作程度，取得患者良好的配合。

（4）严格检查静脉留置针包装及质量，包装有破损或过期者不能使用。

（5）穿刺时动作要稳，进针要快、准，避免反复穿刺，妥善固定，防止穿刺过程中脱出。

（6）穿刺时观察有无回血，并体会针尖刺入血管时的"落空感"以判断是否进入血管；不要盲目进针或退针。

（7）见回血后平行缓慢顺血管的方向进针 0.1～0.2 cm，使外套管的尖端进入血管，再轻轻边退针芯边向血管内送入外套管，但不能将外套管全部送入；如遇阻力，不要强行向内推送，观察静脉走向及有无静脉瓣等，如确定外套管在血管内,即可固定。

3.处理措施

(1)评估穿刺失败为针头未进入静脉,无回血时,可针头稍退出但不退出皮肤,调整进针角度和方向,穿刺入血管,见回血,无肿胀,则穿刺成功。

(2)评估穿刺失败为针头斜面一半在血管内、一半在管腔外,或者穿破血管,针头在血管外时,立即拔针,局部按压止血。重新选择合适血管穿刺。

(十)药液外渗性损伤

1.临床表现

注射部位出现局部肿胀、疼痛,皮肤温度低。

2.预防措施

(1)选择合适的血管,避免注射药物外渗。

(2)熟练掌握静脉注射技术,避免因穿刺失败而造成药液外渗。

3.处理措施

(1)注射时,注意观察有无药液外渗;如发生药液外渗,立即终止注射。拔针后局部按压。另选血管重新穿刺。

(2)因外渗造成局部疼痛、肿胀者,应根据注射药液的性质不同分别进行处理。①血管收缩药(如去甲肾上腺素、多巴胺、间羟胺)外渗:可采用肾上腺素拮抗剂酚妥拉明 5～10 mg 溶于 20 mL 生理盐水中作局部浸润,以扩张血管;同时给 3%醋酸铅局部湿热敷。②高渗药液(20%甘露醇、50%葡萄糖)外渗:可用 0.25%普鲁卡因 5～20 mL 溶解透明质酸酶 50～250 U,注射于渗液局部周围,因透明质酸酶有促进药物扩散、稀释和吸收作用。③对于抗肿瘤药物外渗:应尽早抬高患肢,局部冰敷,使血管收缩并减少药物吸收。④阳离子(氯化钙、葡萄糖酸钙)溶液外渗:可用 0.25%普鲁卡因 5～10 mL 作局部浸润注射,可减少药物刺激,减轻疼痛。同时用 3%醋酸铅和 50%硫酸镁溶液交替局部湿热敷。⑤药物外渗超过 24 小时未恢复,局部皮肤由苍白转为暗红,禁止热敷。

(3)如上述处理无效,组织发生坏死,则由外科处理,预防感染。

(十一)导管阻塞

1.临床表现

静脉滴注不畅或不滴,有时可见导管内凝固的血块。

2.预防措施

(1)穿刺前连接好输液装置,避免导管折叠。

(2)输液过程中加强巡视,防止因输液压力过小或输液管路弯曲、反折导致滴注不畅及血液回流时间过长而凝固在输液管内导致堵塞。

(3)如遇局部肌肉痉挛的患者,避免在此部位输液;全身抽搐发作的患者静脉输液时应及时控制抽搐。

3.处理措施

导管或针头阻塞时,重新选择静脉进行穿刺。

(十二)注射部位皮肤损伤

1.临床表现

胶贴周围发红、小水疱;部分患者皮肤外观无异常改变,但在输液结束揭去胶带时可见表皮撕脱。

2.预防措施

(1)使用一次性输液胶贴。

(2)水肿及皮肤敏感者,穿刺成功后,针尖处压一无菌棉球,再改用消毒后的弹力自黏性绷带固定,松紧以针头不左右移动为宜。

(3)输液结束揭去胶贴时,动作缓慢、轻柔,一手揭胶贴,一手按住与胶贴粘贴的皮肤慢慢分离,防止表皮撕脱。如揭除困难,用生理盐水浸湿后再揭。

3.处理措施

(1)水疱<5 mm 时,保留水疱,用生理盐水将皮肤清洗干净,无菌干纱布擦干后覆盖水胶体敷料,每3~4天更换敷料1次。

(2)水疱>5 mm 时,络合碘消毒皮肤后用无菌针头抽出水疱内液体,用无菌干纱布擦干后覆盖水胶体敷料,每3~4天更换敷料1次。

(3)表皮撕脱时,用生理盐水清洗创面,并以水胶体敷料覆盖并封闭创面,每3~4天更换敷料1次。

二、头皮静脉输液法操作并发症的预防及处理

头皮静脉输液法常适应于小儿。小儿头皮静脉丰富且分支多、互相沟通交错成网状、表浅易见,穿刺后易于固定,且便于患儿的肢体活动。头皮静脉输液法可能发生的并发症包括误入动脉、发热反应、静脉穿刺失败等。

(一)误入动脉

1.临床表现

(1)穿刺时患儿尖叫,呈痛苦貌。

(2)推药时阻力大,且局部迅速可见呈树枝分布状苍白。

（3）滴注时液体滴入不畅或不滴,甚至血液回流至输液管内造成堵塞。

2.预防措施

（1）加强基本知识学习,熟悉解剖位置,加强技术操练。

（2）尽量在患儿安静或熟睡的情况下穿刺。

（3）输液过程中加强巡视,密切观察患儿反应。

3.处理措施

发现误入动脉,立即拔针另选血管重新穿刺。

(二)发热反应

1.临床表现

输液过程中或输液后,患儿出现面色苍白、发冷、发热和寒战,体温可达40～42 ℃,伴有呼吸加快、脉速、皮肤出现花纹。

2.预防措施

（1）严格掌握患儿输液指征。

（2）注意患儿体质,早产儿、体弱儿、重度肺炎、痢疾等患儿,输液前应采取适当的保护、隔离措施。

三、输液泵输液法操作并发症的预防及处理

输液泵输液法是一种通过微电脑控制机械推动液体经输液管路进入体内的方法。输液泵是一种电子机械装置,可精确控制输入液体的速度和单位时间内的总量,并能对输液过程中出现的异常情况通过报警提示,且能及时自动切断输液通路。其临床应用提高了用药的安全性和准确性,减少了临床医护人员的工作强度,提高了工作效率和质量。根据输液泵控制原理可分为蠕动控制型输液泵与针筒微量注射式注射泵。对需快速补液或需严格控制输液量的患者均可应用输液泵,其可能发生的并发症包括:泵管堵塞、药液滴入失控、漏液、触电损伤等。

(一)导管阻塞

1.临床表现

输液泵的各种报警未及时处理而致泵停止工作时间较长,血液回流堵塞导管。此时液体不滴或输注不畅,导管内可见凝固的血块。

2.预防措施

（1）熟练掌握各种报警指示标识、报警原因及处理方法。

（2）输液过程中加强巡视,及时处理各种报警状态。

(3)告知患者及家属输液泵出现报警时应及时使用呼叫器通知医护人员。

3.处理措施

(1)查找输液导管、输液泵、患者三方面原因,排除故障。

(2)导管或针头阻塞时,重新选择静脉进行穿刺。

(二)药液滴入失控

1.临床表现

药液滴入快于或慢于病情、药液所要求的速度。

2.预防措施

(1)使用输液泵时先检查仪器的各功能状态,确保各功能良好后方可使用。

(2)告知患者不要随意触摸输液泵面板,以防改变输液速度。

(3)设置各参数后及时将面板锁定。

(4)输液过程中随时查看输液泵的工作状态,发现问题及时处理。

3.处理措施

(1)检查输液泵或注射泵的功能是否完好,必要时予以及时更换输液泵。

(2)按要求重设输液速度。

(3)向患者及家属讲解控制输液速度的重要性,嘱其不宜擅自调节控制面板。

(三)漏液

1.临床表现

患者穿刺部位、管路连接处有液体漏出。

2.预防措施

(1)适当调节输液泵的注入压力,防止压力过高而致管道连接处漏液或管道破裂。

(2)因输液泵无漏液报警提示,较长时间使用输液泵输液加之患者翻身或其他活动易使管道连接处脱落故应经常检查管路。

(3)输液前应仔细检查各管路及连接部位是否紧密连接。

3.处理措施

(1)发生漏液后应先查找原因。

(2)更换输液管路。

第四章 输血技术

第一节 血液分类

一、全血

全血是指采集后未经任何改变而保存备用的血液,分为新鲜血和库存血两类。

(一)新鲜血

新鲜血指在 4 ℃冰箱内冷藏,保存时间在 1 周内的血液,它基本上保留血液中原有的成分,可以补充各种细胞、凝血因子和血小板,适用于血液病患者。

(二)库存血

库存血在 4 ℃的冰箱内冷藏可保存 2～3 周。它保留血液的各种成分,但随着保存时间的延长,其有效成分会发生变化,保存时间越长血细胞、血小板、凝血酶原破坏越多。此外,血液酸性增高,钾离子的浓度上升,故大量输注库存血时,应注意发生酸中毒和高血钾。库存血适用于各种原因引起的大出血,用以补充血容量,维持血压。

二、成分血

成分血是根据血液中各种成分的比重不同,将血液分离提纯,分别制成的高浓度的制品。临床治疗中根据患者需要选择相关的血液成分输入,其优点是纯度高、针对性强,比全血疗效好,不良反应小,可一血多用。达到节约用血的目的,是目前临床常用的输血类型。成分血可分为:①有形成分,如红细胞、白细胞、血小板;②血浆成分,如血浆、血浆蛋白、凝血制品。

(一)红细胞制品

包括浓缩红细胞、洗涤红细胞、冰冻红细胞。

1.浓缩红细胞

也称压积红细胞,细胞体积占 70%～75%,只含少量血浆,主要用于血容量正常的贫血患者和携氧能力缺陷的患者。如长期慢性贫血,特别是老年人或合并有心功能不全的贫血患者,儿童慢性贫血。浓缩红细胞分离后应在 24 小时内使用。

2.洗涤红细胞

红细胞经 0.9%氯化钠溶液离心洗涤数次,再加入适量生理盐水。其80%～90%的白细胞、血小板被洗除,抗体物质减少,适用于脏器移植术后患者、免疫性溶血性贫血、尿毒症及血液透析后高血钾的患者。应在 6 小时内使用,因故未能及时输用者只能在 4 ℃条件下保存 12 小时。

3.冰冻红细胞

保存期较长,适应于为稀有血型者保存部分红细胞和已被致敏及需长期输血治疗的患者。

4.红细胞悬液

提取血浆后的红细胞加入等量的红细胞保养液制成,适用于战地急救及中小手术的患者。

(二)白细胞

新鲜全血经离心后取其白膜层的白细胞,于 4 ℃保存,48 小时内有效,适用于治疗粒细胞缺乏症的患者。主要制品有白细胞浓缩液、转移因子(1F)、干扰素。

(三)血小板

新鲜全血经离心所得。主要制品有含血小板血浆和血小板浓缩液、冰冻血小板。主要用于治疗严重的再生障碍性贫血、输大量库存血或体外循环心脏手术后血小板减少症,以及其他导致血小板减少所引起的出血。22 ℃保存,24 小时有效。输血小板时需先轻轻转动容器,使沉淀的血小板悬浮于血清中,不必过滤即可进行输注,输注速度宜快,80～100 滴/分。

(四)血浆

血浆为全血经过分离后所得的液体部分。主要成分为血浆蛋白,不含血细胞,无凝集原,因此不出现凝集反应,单独输注时无需做血型鉴定和交叉配血试验。主要制品有新鲜液体血浆、新鲜冰冻血浆、普通冰冻血浆、冰冻干燥血浆。

1.新鲜液体血浆

可在 $-30 \sim -20 \ ℃$ 保存 1 年,含有各种凝血因子、清蛋白和球蛋白,适用于多种凝血因子缺乏而出血的患者。如肝功能不全、DIC 和输大量库存血后引起的出血倾向及免疫球蛋白缺乏感染性疾病。

2.普通冰冻血浆

新鲜冰冻血浆在 $-30 \sim -20 \ ℃$ 保存 1 年后即转为普通冰冻血浆,仍可再保存 5 年。用于补充血浆蛋白、维持血容量。主要适用于休克、烧伤和手术等。但一次输入量不应过多。无论是哪种冰冻血浆,需在 37 ℃ 温水中溶化后,轻轻摇动,直到全部溶解后,立即输注以免纤维蛋白原析出。一旦溶解后不可再冰冻。

3.干燥血浆

冰冻血浆在真空装置下加以干燥制成,保存期 5 年,使用时加 0.9% 氯化钠溶液 200 mL 或 0.1% 枸橼酸钠溶液溶解。

(五)血浆蛋白成分

血浆蛋白成分以血浆为原料加工而成的制品。主要制品有清蛋白、免疫球蛋白和各种凝血制品。

1.清蛋白制剂

有高纯度的清蛋白低盐溶液,其浓度分别为 25%、20% 和 5%,其中浓缩清蛋白(20% 或 25%)具有脱水作用,5% 的清蛋白溶液除能提高血浆蛋白外,还可补充血容量。

2.免疫球蛋白

有正常人免疫球蛋白、静脉注射丙种球蛋白和特异性免疫球蛋白。大多用于各种传染病的预防。丙种球蛋白与抗生素联合使用治疗和控制严重感染,可纠正免疫机能不全,提高机体抵抗力。

3.各种凝血制品

有浓缩Ⅷ因子、有浓缩凝血酶原复合物(Ⅸ因子复合物),浓缩凝血第ⅩⅢ、抗凝血酶Ⅲ和纤维蛋白原。适用于血友病和各种凝血因子缺乏所引起的出血。可在室温或 37 ℃ 水中溶化后输注。

第二节 输 血 方 法

一、静脉输血

输血主要有两种途径,静脉输血与动脉输血,最常用的为静脉输血。动脉输血可直接迅速补充失血,特别有利于冠状动脉和脑动脉的灌注,升压效果明显,但近年来的研究表明中心静脉快速输血完全可以达到动脉输血的效果,因而现在动脉输血临床使用较少。

(一)输血的目的

1.补充血容量

增加有效循环血量,增加心排血量,改善心肌功能和全身血液灌流,提升血压。常用于急性大出血、休克患者。

2.纠正贫血

增加血红蛋白及携氧的能力,改善全身状况。常用于因血液系统疾病而引起的严重贫血及某些慢性消耗性疾病的患者。

3.补充抗体、补体

新鲜血液含有多种抗体及白细胞、血小板,输血后可以增强机体免疫力。常用于严重感染、烧伤等患者。

4.补充血浆蛋白

纠正低蛋白血症,改善营养,维持胶体渗透压,减少组织渗出和水肿,保证循环血量。常用于低蛋白血症的患者。

5.补充凝血因子

输入新鲜血,可以补充各种凝血因子,改善凝血功能。常用于凝血机制障碍的患者。

6.促进骨髓系统和网状内皮系统功能

常用于再生障碍性贫血、白血病等。

7.改善组织缺氧

血红蛋白失去运氧能力和不能释放氧气供组织利用时,以改善组织器官的缺氧状况。常用于苯酚、一氧化碳等中毒。

(二)输血适应证

1.各种原因引起的大出血

一般一次失血在 500 mL 以内,可由组织间液进入血液循环而起到代偿;失血 500～800 mL,可输入等渗盐水、平衡液、血浆代用品或全血;失血>1 000 mL 应及时输血。

2.纠正贫血或低蛋白血症

输入全血,依缩或洗涤红细胞可纠正贫血;血浆、清蛋白液用于低蛋白血症。

3.严重感染

输血可提供抗体、补体等,以增强抗感染能力,一般采用少量多次输入新鲜血或成分血。切忌使用库存血。

4.凝血功能异常

对患有出血性疾病的患者,可输新鲜血或成分血、血小板、凝血因子、纤维蛋白原等。

(三)血型和相容性检查

1.血型

血型指红细胞膜上特异性抗原的类型。根据红细胞所含有的凝集原,把人类的血液区分为若干类型。血型狭义来说是指红细胞抗原的差异,广义来说包括白细胞、血小板等血液各成分抗原的不同。1995 年国际输血协会认可的红细胞血型系统有 23 个,201 种抗原。临床上主要应用的是 ABO 血型系统和 Rh 血型系统。

(1)ABO 血型系统:ABO 血型是根据红细胞膜上是否存在凝集原 A 与凝集原 B 而将血液分为 A、B、AB、O 4 种血型。

(2)Rh 血型系统:人类红细胞除含 A、B 抗原外,还有 C、c、D、d、E、e 6 种抗原。因 D 抗原的抗原性最强,故 Rh 血型是以 D 抗原存在与否来表示 Rh 阳性或阴性。汉族中 99% 的人为 Rh 阳性,Rh 阴性者不足 1%。Rh 阴性的人输入 Rh 阳性血液,或 Rh 阳性胎儿的红细胞从胎盘进入了 Rh 阴性的母体,就会使 Rh 阴性者产生抗 Rh 抗体,当再次输入 Rh 阳性血液或再次妊娠时,就会出现不同程度的溶血反应或新生儿的溶血。

2.交叉相容配血试验

该试验的目的在于检查受血者与献血者之间有无不相容抗体。输血前虽已验明供血者与受血者的 ABO 血型相同,为保证输血安全,在确定输血前仍需再做交叉相容配血试验。

(1)直接交叉相容配血试验:用供血者红细胞和受血者血清进行配合试验,检查受血者血清中有无破坏供血者红细胞的抗体。

(2)间接交叉相容配血试验:用供血者血清和受血者红细胞交叉配合,检查输入血液的血浆中有无能破坏受血者红细胞的抗体。无论直接还是间接交叉配血试验,只要有一项发生凝集就表示血型不合,不能输血。

(四)输血前准备

输血前应先取得患者的理解并征得患者的同意,签署知情同意书。

1.备血

根据医嘱抽取血标本 2 mL,与已填写的输血申请单一起送往血库,做血型鉴定和交叉配血试验。采血时不要同时采集两个人的血标本,以免发生混淆。

2.取血

输血当天凭取血单去血库取血,必须与血库人员共同做好"三查""八对"。"三查"即查血的有效期,血的质量和输血装置是否完好;"八对"即对床号、姓名、住院号、血袋号、血型、交叉配血试验结果、血液种类和剂量。超过保质期不能使用。检查血液质量如发现血浆颜色变红或混浊有泡沫,红细胞与血浆界限不清等都证明有溶血现象均不能使用。查对无误,在交叉配血单上签名方可提取血液。

3.取血后

血液自血库取回后,切勿振荡,以免红细胞大量破坏引起溶血;取回的血液在室温下放置 15～20 分钟后再输入,不能将血液加温,防止血浆蛋白凝固变性而引起反应,避免放置时间过长,造成污染。

4.输血前

输血前需与另一护士再次进行核对,以确保无误。

(五)静脉输血的方法

1.评估

(1)患者及供血者的血型、交叉配血结果、输血史及过敏史。

(2)患者病情、治疗情况、心理状态、对输血的理解程度与合作程度。

(3)穿刺部位皮肤及血管情况。

2.操作前准备

(1)间接静脉输血法:同密闭式输液,仅将输液器换为输血器(滴管内有滤网,9 号静脉穿刺针头)。另备手套。直接静脉输血法:同静脉注射,另备 50 mL 注射器数具(根据输血量多少而定)、3.8%枸橼酸钠溶液、手套、0.9%生理盐水、血液制品(根据医嘱准备)。

(2)了解输血的目的、方法、注意事项及配合要点。在输血同意书上签字。根据需要排尿或排便,取舒适卧位。

(3)护士准备:着装整洁,修剪指甲,洗手、戴口罩。

(4)环境准备:清洁,宽敞,光线明亮,方便操作,避免清扫等使尘埃飞扬的操作。

3.操作步骤

(1)间接输血法:间接输血法是将已抽出的血液在血袋中保存,然后采用静脉输液法输入患者体内的输血方法,在临床中应用广泛。

(2)直接输血法:直接输血法是指供血者血液抽出后立即输给患者的一种方法。适用于急需输血而又无血库设备时或婴幼儿少量输血。

4.注意事项

(1)严格执行无菌操作和查对制度,避免事故差错和输血反应的发生。

(2)血库中的血液取出后,30 分钟内给患者输入,避免久置使血液变质或被污染。

(3)在输血前后均应输入少量生理盐水,冲洗输血器管道,输注两个以上供血者的血液时,二者之间应输入少量生理盐水,血液内不得随意加入其他药品,并避免和其他溶液相混,以防血液在酸、碱、高、低渗的环境中发生凝集和溶解。

(4)静脉输血开始时速度宜慢,观察 15 分钟后如无反应,可根据情况调节至合适的滴速。大出血、休克时尽快补充血容量,可加压、快速输血。

(5)输血过程中要加强巡视,注意观察患者的局部是否有疼痛,有无输血反应,一旦发生输血反应,应立即停止输血并按照输血反应给予处理。加压输血时必须有护士监测,以避免空气进入体内,发生空气栓塞。

(6)多次输血或输入多个人的血时,输血前按医嘱酌情给抗过敏药。大量输库存血时应注意补充钙剂。

(7)同时输多种血液时一般应先输成分血再输全血,以保证成分血新鲜。

(8)输完血的血袋应保留 24 小时备查。如发生输血反应还应保留余血以备检查分析,查找原因。

(9)采用直接输血法从供血者血管内抽血不可过急过快,并注意观察其面色、血压等变化,询问有无不适。连续抽血时,只需更换注射器,不必拔出针头,但要放松袖带,并用手指压迫穿刺部位前端静脉,以减少出血。给受血者推注速度不可过快。

二、自体输血

自体输血通常指采集患者体内血液或于手术中收集自体失血再回输给同一患者的方法,即输回自己的血。自体输血的优点是无需做血型鉴定及交叉配血试验,不会产生免疫反应,扩容迅速、安全、可靠,开展自体输血将有利于开拓血源,减少贮存血量,既节省血源又防止发生输血反应,同时有效地避免了因输血而引起的疾病(如肝炎、艾滋病)的传播。

自体输血有 3 种形式,包括术前预存自体血、术前稀释血液回输和术中失血回输。

(一)术前预存自体血

选择符合条件的患者于术前抽取患者的血液,在血库低温下保存,待手术时再输还给患者。一般于术前 3 周开始,每周或隔周采血一次。注意最后一次采血应在手术前 3 天,以利机体恢复正常的血浆蛋白水平。

(二)术前稀释血液回输

术前稀释血液回输于手术开始后主要出血步骤前采血并同时自静脉给晶体或胶体溶液,借此降低血细胞比容(HCT)而同时维持血容量,目的是稀释血液,使术中失血时实际丢失的红细胞及其他成分相应减少,所采集的血在手术中或手术后补还自体。

(三)术中失血回输

术中失血回输适用于腹腔或胸腔钝性损伤(如脾破裂)、异位妊娠破裂、估计有大出血的手术(肝脏手术)等,血液流入腹腔 16 小时内无污染、无凝血者。自体输血的方法采用流动或离心装置自体输血器,将血液进行回收、抗凝、滤过,洗涤等处理再回输给患者。下列情况不能使用回收血:血液已被污染者、血液可能受癌细胞污染者、血细胞严重破坏、合并心功能不全、心力衰竭、阻塞性肺部疾患,肝肾功能不全或原有贫血者均不能采用此法。自体输血量应控制在 3 500 mL 以内。大量回输自体血时,应适当补充新鲜血浆和血小板。

四、输血反应及预防和护理

为保证患者的安全,在输血过程中,护士须密切观察患者,并熟悉各种输血反应的临床表现,及时提供恰当的护理措施。常见的输血反应主要有以下几种。

(一)发热反应

发热反应是输血中最常见的反应,约有 2% 左右的患者输血后出现发热反应。

1.原因

(1)输入致热原(蛋白质、细菌及细胞产物):输血用具或保养液被致热源污染。

(2)细菌污染:违反无菌操作原则,造成污染。

(3)免疫反应:患者多次受血后,血浆中产生抗白细胞抗体和抗血小板抗体,再次输血时与所输入的白细胞和血小板发生凝集反应。

2.症状

发热反应多发生在输血后 1～2 小时内,也有的在输血过程中发生。有时因输血速度过快,在输血后 15 分钟即可发生。先有寒战,随后体温迅速上升至 38～41 ℃,伴有头痛、恶心、呕吐、出汗,持续 1～2 小时后逐渐缓解。个别严重的可能会有精神、神经症状。

3.护理

(1)预防:严格管理血库保养液和输血用具,有效预防致热源污染,严格无菌操作,防止发热反应的发生。

(2)处理:反应轻者,减慢滴速即可使症状减轻,严重者停止输血,换用生理盐水保留静脉通路,密切观察生命体征,给予对症处理,并通知医师。寒战时,注意为患者保暖。必要时按医嘱给予解热镇痛药和抗过敏药,如异丙嗪或肾上腺皮质激素等。

(二)变态反应

变态反应发生率为 1% 左右。

1.原因

(1)患者是过敏体质,输入血中的异体蛋白同过敏机体的蛋白质结合,形成完全抗原而致敏。

(2)供血者在献血前用过可致敏的药物或食物,使输入血液中含致敏物质。

(3)多次输血的患者体内可产生抗体,当再次输血时,致敏肥大细胞和嗜碱性粒细胞脱颗粒,而导致变态反应。

(4)供血者体内的变态反应性抗体随血液传递给受血者,一旦与相应的抗原接触,即可发生变态反应。

2.症状

变态反应大多发生在输血后期或即将结束时,表现轻重不一,轻者出现皮肤瘙痒,荨麻疹、轻度血管性水肿(表现为眼睑、口唇水肿),常在数小时后消退。重者可发生平滑肌痉挛,表现为过敏性哮喘、喉头痉挛、支气管哮喘、喉头水肿,甚至可发生过敏性休克。

3.护理

(1)预防:①勿选用有过敏史的献血员;②献血员在采血前 4 小时内不吃高蛋白和高脂肪食物,宜用少量清淡饮食或糖水。

(2)处理:轻度的局部皮肤表现,不需特殊处理。大面积荨麻疹可按医嘱给抗组胺药物治疗。严重者,立即停止输血,换生理盐水保留静脉通路,给予抗过敏药物和肾上腺皮质激素如异丙嗪、氢化可的松或地塞米松等治疗,皮下注射 0.1% 肾上腺素 0.5～1 mL,危急情况下可行静脉注射。呼吸困难者给予吸氧,严重喉头水肿者行气管插管或气管切开保证呼吸道通畅,循环衰竭者应给予抗休克治疗。并严密观察生命体征及意识、尿量等,作好记录。

(三)溶血反应

溶血反应是指输入的红细胞或受血者的红细胞发生异常破坏,大量血红蛋白进入血浆中而引起的一系列临床症状。其为输血中最严重的反应,可分为血管内溶血和血管外溶血。

1.血管内溶血反应

(1)原因。①输入异型血:多由于 ABO 血型不相容,献血者和受血者血型不符而引起;②输入变质血:输血前红细胞已变质溶解,如血液储存过久、血温过高,输血前将血加热或震荡过剧,血液受细菌污染均可造成溶血;③血中加入高渗或低渗溶液或能影响血液 pH 变化的药物,致使红细胞大量破坏所致。

(2)症状:一般输入 10～20 mL 后即可出现症状。红细胞凝集成团,阻塞部分小血管,可出现头部胀痛,面部潮红,四肢麻木、恶心呕吐,心前区压迫感,腰背剧痛等症状;继而由于凝集的红细胞溶解,大量血红蛋白进入血浆中,以致出现黄疸、血红蛋白尿(酱油色),伴寒战、高热、呼吸困难、发绀、血压下降等;最后大量溶解的血红蛋白进入肾小管,遇酸性物质而形成结晶体,阻塞肾小管,另一方面血红蛋白的分解产物使肾小管内皮细胞缺血、缺氧而坏死脱落,也可导致肾小管阻塞,导致急性肾衰竭,患者出现少尿、无尿等急性肾衰竭症状,严重者可导致死亡。

(3)护理预防。

认真作好血型鉴定和交叉配血试验,输血前仔细查对,杜绝差错。严格执行血液保存规则,不可使用变质血液。处理:处理必须及时,一旦有溶血反应发生应立即抢救。①停止输血并通知医师,保留余血,采集患者血标本重新做血型鉴定和交叉配血试验;②用生理盐水维持静脉通道,为供给升压药和其他药物提供保证;③静脉输注碳酸氢钠以碱化尿液,防止血红蛋白结晶阻塞肾小管;④双侧腰部封闭,并用热水袋敷双侧肾区,解除肾血管痉挛,保护肾脏;⑤严密观察生命体征和尿量,并做好记录,对少尿、无尿者,控制入量,纠正水、电解质紊乱,防止高血钾,必要时行血液或腹膜透析;⑥出现休克症状,应立即配合抗休克治疗;⑦安定患者情绪,给予心理支持。

2.血管外溶血反应

血管外溶血反应多由 Rh 系统内的抗 D、抗 C 和抗 E 抗体所造成。临床常见 Rh 系统溶血反应中,绝大多数是由 D 抗原与其相应抗体所致,释放出游离血红蛋白转化为胆红素,循环至肝脏后迅速分解,通过消化道排出体外。血管外溶血反应一般在输血后一周或更长时间出现,症状较轻,有轻度发热伴乏力、血胆红素升高。对此种患者应查明原因,确诊后,尽量避免再次输血。

(四)与大量输血有关的反应

大量输血一般指在 24 小时内紧急输血量大于或相当于患者总血容量。常见的反应有循环负荷过重、出血倾向、枸橼酸钠中毒等。

1.循环负荷过重

大量快速输血,迅速增加血容量及心排血量,心脏负荷加重而导致心力衰竭,最多见的临床表现是急性肺水肿。治疗措施同输液反应中循环负荷过重反应。

2.出血倾向

(1)原因:输入大量库存血时,可因贮存血中血小板数减少,凝血因子减少,从而引起出血倾向。

(2)症状:表现为皮肤、黏膜出血点、瘀斑、牙龈出血、穿刺部位大块淤血或手术后伤口渗血。治疗原则:大量输血时应输入新鲜血液,以补充足够的血小板和凝血因子,短时间内输入大量库血时,应密切观察患者意识、血压、脉搏等变化,注意皮肤、黏膜或手术伤口有无出血。可根据医嘱间隔输入新鲜血或血小板悬液,以补充足够的血小板和凝血因子。

3.枸橼酸中毒、低血钙、高血钾等

(1)原因:大量输血随之输入大量枸橼酸钠,如肝功能不全,枸橼酸钠尚未氧化即和血中游离钙结合而使血钙下降,导致凝血功能障碍、毛细血管张力减低、血管收缩不良和心肌收缩无力等。因血浆钾离子浓度随库存日期而增加,输血后可发生高血钾。

(2)症状:表现为手足抽搐、出血倾向、血压下降,心率缓慢,心室纤维颤动,甚至发生心跳停止。

(3)护理:严密观察患者的反应。输入库血 100 mL 以上时,需按医嘱静脉注射 10％葡萄糖酸钙或 10％氧化钙 10 mL,以补充钙离子。对于广泛创伤、体外循环、换血疗法的患者宜输入新鲜血液。

4.酸碱平衡失调

用枸橼酸钠抗凝的库存血,保存时间越长。血液成分变化越大,酸性也越大。如患者已存在酸中毒,则可使症状加重。此外大量枸橼酸钠代谢后产生的碳酸钠又可引起代谢性碱中毒。

(五)传播疾病

通过输血可将供血者的某些疾病传播给受血者。如乙型肝炎、疟疾、艾滋病、性病等。预防的主要措施是对供血者的管理,选择供血者的条件必须严格,才能预防发生疾病的传播。严格把握采血贮血和输血操作的各个环节,是预防输血反应的关键。

第五章

灌肠和导尿技术

第一节 灌肠技术

肠道是人体参与排便活动的重要器官,主要起到消化、吸收、排出代谢产物的作用。当肠道发生功能或形态改变时,会导致一系列病理变化,出现相应的临床症状,包括腹胀、腹泻、便秘等。灌肠技术是将一定量的溶液,由肛门经直肠灌入结肠,以帮助患者清洁肠道、排便、排气或由肠腔供给药物,达到确定诊断和治疗目的的方法。根据灌肠目的的不同,可分为不保留灌肠和保留灌肠,其中,不保留灌肠又可分为大量不保留灌肠、小量不保留灌肠和清洁灌肠。此外,还有简易的肠道清洁技术,包括口服高渗溶液,如口服硫酸镁法、口服甘露醇法等,以及患者可以自行进行的简易通便术,如肥皂栓法、开塞露法等。随着科技的发展,目前临床上广泛应用先进的仪器进行肠道灌洗,如大肠水疗仪、结肠灌洗机等,同样也能达到肠道清洁和治疗的目的。

一、不保留灌肠

(一)大量不保留灌肠

1.目的

(1)刺激肠蠕动,软化和清除粪便,驱除肠内积气,减轻腹胀。

(2)清洁肠道,为手术、检查或分娩做准备。

(3)稀释和清除肠道内的有害物质,减轻中毒。

(4)灌入低温液体,为高热患者降温。

2.用物

(1)治疗盘内备灌肠筒 1 套、肛管 24~26 号,血管钳或调节夹、弯盘、棉签、润滑剂。

(2)卫生纸、橡胶单及治疗巾、水温计、量杯。

(3)输液架、便器及便器巾、屏风。

3.常用溶液

(1)0.1%～0.2%肥皂液、生理盐水。

(2)液量:成年人 500～1 000 mL,小儿 200～500 mL,1 岁以下小儿 50～100 mL。

(3)温度:39～41 ℃;降温用 28～32 ℃;中暑降温 4 ℃。

4.操作方法

(1)备齐用物,携至患者床旁,核对患者并解释,以取得合作。嘱患者排尿,关闭门窗,用屏风遮挡。

(2)助患者脱裤至腿部,取左侧卧位,两腿屈膝,臀部移至床沿。垫橡胶单及治疗巾于臀下,盖好盖被仅露出臀部。左侧卧位有利于液体借助重力作用从直肠流至结肠。肛门括约肌失去控制者,可取仰卧位,臀下垫便器。

(3)挂灌肠筒于输液架上,筒内液面距肛门 40～60 cm,弯盘置于臀边。肛管前端涂润滑剂,并与灌肠筒连接。排出肛管内空气,用血管钳夹紧橡胶管。分开臀部露出肛门,嘱患者作排便动作或张口深慢呼吸,同时将肛管轻轻插入直肠内 7～10 cm,小儿插入 4～7 cm,固定肛管,松开血管钳,使溶液缓缓流入。

(4)观察筒内液面下降和患者的反应,若溶液流入受阻,可前后旋转移动肛管或挤捏肛管。患者如有便意,可将灌肠筒放低,减慢流速,并嘱其做深呼吸,以降低腹压,或夹闭肛管,暂停灌肠 30 秒,再缓慢进行。

(5)待溶液将要流完时,夹紧橡胶管,用卫生纸包裹肛管轻轻拔出放入弯盘。擦净肛门,助患者穿裤平卧,并尽可能保留 5～10 分钟,以利粪便软化。

(6)不能下床的患者,给予便器,将卫生纸及呼叫器放于易取处。排便后及时取出便器。

(7)整理床单,开窗通气,整理用物。

(8)观察粪便性状,并做记录,必要时留取标本送检。记录于当天体温单的排便栏内。灌肠的缩写符号为 E,0/E 表示灌肠后无排便,1/E 表示灌肠后排便 1 次,11/E 表示自行排便 1 次,灌肠后排便 1 次。

5.注意事项

(1)灌肠溶液的温度、浓度、液量、流速(压力)要适宜,插管动作应轻而稳,有肛门疾病者应小心,以免损伤黏膜。

(2)妊娠、急腹症、消化道出血、严重心血管疾病患者禁忌灌肠。

（3）肝性脑病患者禁用肥皂液灌肠，以减少氨的产生和吸收。充血性心力衰竭和水、钠潴留患者禁用生理盐水灌肠。

（4）伤寒患者灌肠时筒内液面不得高于肛门 30 cm，灌入液体量不得超过 500 mL。

（5）注意保护患者隐私。操作中随时观察病情，发现患者有脉速、面色苍白、出冷汗或剧烈腹痛、心慌、气急等症状，应立即停止，并及时与医师取得联系，给予处理。

（6）指导患者养成良好的排便习惯，多食蔬菜、水果，多饮水和加强运动。

（7）若为降温灌肠，应保留 30 分钟后排便，排便 30 分钟后测温并记录。

(二)小量不保留灌肠

1.目的

(1)软化粪便，解除便秘。

(2)排除肠道内的气体，减轻腹胀。

2.用物

(1)治疗盘内备注洗器或小容量灌肠筒、肛管 20～22 号，止血钳，润滑剂，棉签，温开水 5～10 mL。遵医嘱准备灌肠液。

(2)弯盘、卫生纸、橡胶单、治疗巾。

(3)输液架、便器及便器巾、屏风。

3.常用溶液

(1)"1、2、3"溶液:50％硫酸镁 30 mL,甘油 60 mL,温开水 90 mL。

(2)甘油或液状石蜡加等量温开水。

(3)温度:38 ℃。

4.操作方法

(1)备齐用物携至患者床旁,核对患者并解释。

(2)协助患者取左侧卧位,双膝屈曲,退裤至膝部,臀部移至床沿,置橡胶单及治疗巾于患者臀下。

(3)将弯盘置于患者臀边,用注洗器抽吸药液或用小容量灌肠筒代替注洗器,连接肛管,润滑肛管前端,排气夹管。

(4)用卫生纸分开患者肛门,显露肛门口,嘱患者做排便动作或深呼吸,将肛管轻轻插入直肠 7～10 cm。

(5)固定肛管,松开血管钳缓缓注入溶液。注毕后夹管,取下注洗器后再吸取溶液,松夹后再行灌注,如此反复直至溶液注完。若使用小容量灌肠筒,则筒内液面距肛门 30 cm,使液体缓缓流入。

(6)注入温开水 5～10 mL,抬高肛管尾端,使管内溶液全部灌入,夹管或反折肛管,用卫生纸包裹肛管,轻轻拔出,擦净肛门。

(7)助患者平卧,嘱其尽量保留溶液 10～20 分钟再排便。

(8)余同大量不保留灌肠。

(三)清洁灌肠

1.目的

(1)彻底清除肠腔内粪便,为直肠、结肠检查和手术做肠道准备。

(2)协助排除体内毒素。

2.用物

同大量不保留灌肠。

3.常用溶液

0.1%～0.2%肥皂液、生理盐水。

4.操作方法

反复多次使用大量不保留灌肠,首次用肥皂水,以后用生理盐水,直至排出液澄清无粪质为止。每次灌入的溶液量为 500 mL,灌肠时压力要低,液面距离肛门高度不超过 40 cm。

二、保留灌肠

(一)目的

向直肠内或结肠内灌入药物,通过肠黏膜的吸收达到治疗的目的。常用于镇静、催眠、治疗肠道感染。

(二)用物

同小量不保留灌肠。选用较细肛管,肛管为 20 号以下或用导尿管代替。

(三)常用溶液

1.镇静催眠

10%水合氯醛等。

2.肠道抗感染

2%小檗碱(黄连素)液、0.5%～1%新霉素液、5%大蒜浸液或其他抗生素溶液。

3.灌肠

溶液量不超过 200 mL。

4.温度

温度为 38 ℃。

(四)操作方法

(1)备齐用物携至患者床旁,核对患者并解释。

(2)嘱患者先排便排尿,以利药液吸收。

(3)协助患者垫高臀部 10～15 cm,使药液易于保留。

(4)根据病情决定卧位:慢性细菌性痢疾病变部位多在直肠及乙状结肠,取左侧卧位;阿米巴痢疾病变多在回盲部,取右侧卧位。

(5)嘱患者深呼吸,轻轻插入肛管 15～20 cm,筒内液面距肛门 30 cm,按小量不保留灌肠操作方法将药液注入。

(6)药液注入完毕,拔出肛管,用卫生纸在肛门处轻轻按揉片刻,嘱患者卧床休息,保留灌肠溶液在 1 小时以上。

(7)整理床单位,清理用物,观察患者反应,并做好记录。

(五)注意事项

(1)肠道抗感染以晚上睡眠前灌肠为宜,此时活动减少,药液易于保留吸收,达到治疗目的。

(2)排便后休息 30～60 分钟,再行灌肠。

(3)为保留药液,减少刺激,应做到肛管细、插入深、注入药液速度慢、量少,液面距肛门不超过 30 cm。

(4)肛门、直肠、结肠等手术后的患者或排便失禁的患者均不宜做保留灌肠。

三、简易肠道清洁技术

(一)口服高渗溶液

1.目的

利用高渗溶液在肠道内形成高渗环境,使肠道内水分大量增加,从而软化粪便,刺激肠蠕动,加速排便,清洁肠道。适用于直肠、结肠检查和手术前肠道准备。

2.常用溶液

甘露醇、硫酸镁。

3.方法

(1)甘露醇法:患者术前 3 天进半流质饮食,术前 1 天进流质饮食,术前 1 天下午 2～4 点口服甘露醇溶液 1 500 mL（20％甘露醇 500 mL＋5％葡萄糖溶液 1 000 mL 混匀）。一般服用 15～20 分钟，即反复自行排便。

(2)硫酸镁法：患者术前 3 天进半流质饮食，每晚口服 50％硫酸镁 10～30 mL。术前 1 天进食流质饮食，术前 1 天下午 2 点到 4 点口服 25％硫酸镁 200 mL（50％硫酸镁 100 mL＋5％葡萄糖盐水 100 mL），然后再口服温开水 1 000～1 500 mL。一般口服 15～30 分钟，即可反复自行排便，2～3 小时可排便 2～5 次。

4.注意事项

(1)密切观察患者的一般情况及反应。

(2)注意排便的次数及粪便的性状，确定是否达到清洁肠道的目的，并及时记录。

(二)简易通便法

1.目的

采用通便剂协助患者排便，是一种简便、经济、有效的方法，经过指导患者也可自行完成，适用于老年、体弱久病的便秘者。

2.常用通便剂

通便剂为高渗液和润滑剂制成，具有吸出水分，软化粪便和润滑肠壁、刺激肠蠕动的作用。常用的通便剂有：开塞露、甘油栓、肥皂栓。

3.方法

(1)开塞露法：开塞露由甘油或山梨醇制成，装于塑料胶壳内。使用时协助患者取左侧卧位，将开塞露顶端剪去，先挤出少量溶液润滑肛门口，嘱患者深呼吸，放松肛门括约肌，将开塞露的前端轻轻插入肛门后再将药液挤入直肠内，成年人用量 20 mL，小儿 10 mL。嘱患者平卧，保留 5～10 分钟排便。

(2)甘油栓法：甘油栓是由甘油和明胶制成的栓剂。使用时手垫纱布或戴手套，嘱患者深呼吸，捏住甘油栓底部轻轻插入肛门至直肠，用示指推入 6～7 cm，并用纱布抵住，轻轻按揉，保留 5～10 分钟后排便。

(3)肥皂栓法：将普通肥皂削成圆锥形（底部直径 1 cm，长 3～4 cm），使用时手垫纱布或戴手套，嘱患者深呼吸，将肥皂栓蘸热水后轻轻插入肛门至直肠，用示指推入 6～7 cm，并用纱布抵住，轻轻按揉，保留 5～10 分钟排便。注意：肛门黏膜溃疡、肛裂及肛门有剧烈疼痛的患者禁用。

(三)人工取便术

1.目的

用手指插入直肠,破碎并取出嵌顿粪便的方法,常用于粪便嵌塞的患者采用灌肠等通便术无效时,以解除其痛苦。

2.方法

患者取左侧卧位,双腿屈曲,臀下垫尿垫。操作者戴清洁手套,倒 $1\sim2$ mL 的 2% 利多卡因于右手示指端,插入肛门停留 5 分钟。右手示指指套涂润滑油,嘱患者张口呼吸,轻轻插入肛门,沿直肠壁进入直肠。手指轻轻摩擦,碾松粪块,放入便器,反复进行。取便过程中观察患者反应,如发现患者有面色苍白、出汗、疲惫等表现,暂停取便,休息片刻。取便完毕,清洗且擦干肛门及臀部,若患者病情允许还可行热水坐浴,以促进排便。

四、灌肠技术的研究进展

由于传统的灌肠方法存在肠道清洁不彻底、患者难以耐受等缺点,随着科技的进步,灌肠技术得到长足发展,出现了新的灌肠技术及方法,如结肠灌洗技术,并在临床上得到广泛的应用。

结肠灌洗技术是利用专门的灌洗仪器,如使用结肠灌洗机,从肛门插入一细小软管至直肠,然后注入无菌温水,对大肠进行分段冲洗。充灌时,患者平躺,维持水温为 $32\sim37$ ℃,压力为 $50.0\sim70.0$ kPa($375\sim525$ mmHg),流速为 $100\sim1\,300$ mL/min,逐段清洁直肠、乙状结肠、降结肠、横结肠和升结肠,作用于整个结肠。当患者有便意时,注入的温水通过污水管排出,当排出物澄清或肠腔压力减轻后再重复充灌。通过反复向肠腔内注水和排水,可使干硬的粪便逐渐软化、松散,同时促进肠黏膜分泌黏液润滑肠道,有助于排便。由于不断注入液体,直肠内压力达到排便阈值后,刺激直肠壁的牵张感受器,产生神经冲动,上传至延髓中的排便中枢,交换信号后,发出传出神经冲动至效应器,引起降结肠、乙状结肠和直肠收缩,从而将粪便排出,这一过程与正常排便反射一致,同样是依靠结肠蠕动收缩将粪便排出,有利于帮助结肠恢复正常功能。

灌肠溶液可以根据灌肠目的的不同而有所选择,目前,临床上较常用的口服灌肠溶液有复方聚乙二醇电解质散。这是一种非渗透性的全肠灌洗液,是以聚二乙醇的多个羟基与水分子形成综合分子,使肠道内的液体保存量增多,粪便的体积增大,从而刺激排便反射,使肠蠕动增加而排出粪便,通常在 $1\sim2$ 小时致腹泻,快速清洁肠道,相比于传统的口服灌肠液,其服用时间快、不良反应小。此外,还可以选用抗生素灌肠,配合治疗肠道感染,如采用诺氟沙星、复方磺胺甲噁唑保留灌肠治疗细菌性痢疾,磷酸钠用于术前肠道准备和针灸配合中药灌肠等,都能起到很好的临床疗效。

第二节 导尿技术

排尿活动是一种受大脑皮质控制的反射活动,正常情况下是无痛、无障碍、可自主随意进行的,而在某些疾病或创伤情况下,常会出现各种排尿异常,需要运用导尿、留置导尿或膀胱冲洗等护理技术,以协助诊断、治疗疾病和预防并发症的发生。

一、导尿术/留置导尿管术

导尿术是指在严格无菌操作下,将导尿管自尿道插入膀胱,引流尿液的方法。留置导尿管术是指在导尿后,将导尿管保留在膀胱内,引流尿液的方法,以避免多次插管引起感染及反复插管造成患者的痛苦。

(一)目的

1.导尿术

(1)为尿潴留患者引流出尿液,以减轻痛苦。

(2)协助临床诊断,如留取未受污染的尿标本做细菌培养;测量膀胱容量、压力及残余尿;进行尿道或膀胱造影等。

(3)为膀胱肿瘤患者进行膀胱内化疗。

2.留置导尿管术

(1)抢救危重、休克患者时正确记录每小时尿量、测量尿比重,以密切观察患者的病情变化。

(2)盆腔脏器手术前排空膀胱,使膀胱持续保持空虚状态,避免术中误伤膀胱。

(3)某些泌尿系统疾病手术后留置导尿管,便于引流和冲洗,减轻手术切口的张力,有利于切口愈合。

(4)昏迷、瘫痪、尿失禁或会阴部有伤口的患者留置导尿管,以保持会阴部的清洁干燥。

(5)为尿失禁患者行膀胱功能训练。

(二)操作前准备

1.护士准备

护士衣帽整洁,修剪指甲、洗手、戴口罩。

2.评估患者并解释

(1)评估患者:了解患者身体状况(如病情、临床诊断、生命体征等)、导尿的目的、患者的意识状态、合作程度、心理状况、生活自理能力、膀胱充盈度及会阴部皮肤黏膜情况。根据患者的自理能力,指导清洁外阴。

(2)向患者及家属解释导尿的目的、方法、注意事项及配合要点。

3.患者准备

清洁外阴,留置普通导尿管者剃去阴毛。

4.用物准备

(1)无菌导尿包。①外阴初步消毒包:弯盘或治疗碗1个,小药杯1个(内盛棉球6个),止血钳或镊子1把,手套1个(左手)。②导尿包:弯盘1个,导尿管10号、12号各1根,小药杯1个(内盛棉球4个),止血钳或镊子2把,内有润滑油的小瓶1个,标本瓶1个,洞巾1个,治疗巾1个,小纱布1块。

(2)其他:治疗盘、弯盘,无菌持物镊2把、无菌手套1副,消毒溶液、消毒棉签,橡胶中单1条、治疗垫1块、浴巾1条,便器及便器巾,治疗车、屏风。

(3)留置导尿管术另备:型号合适的气囊导尿管1根,20 mL注射器1副,一次性无菌尿袋1个、橡皮筋1个、安全别针1个。使用普通导尿管者需备宽胶布、剃刀。

5.环境准备

酌情关闭门窗,保持合适的室温,屏风保护患者。

(三)操作方法

1.治疗室准备物品

洗手,准备用物,将用物置于治疗车上层,便器及便器巾置于治疗车下层。治疗车推至患者处。

2.患者准备

核对患者并给予解释,检查环境,保护隐私。操作者站于患者右侧,松床尾盖被,肩部保暖,垫橡胶中单和治疗巾于患者臀下,协助患者脱去对侧裤腿,盖于近侧腿上,并盖浴巾保暖。对侧腿用盖被遮盖。患者取仰卧屈膝位,两腿外展显露外阴。

3.打开导尿包

无菌导尿包置于患者两腿间,无菌持物镊整理无菌导尿包内的外阴消毒包和导尿包,倒氯己定溶液于外阴消毒包小药杯内。

4.消毒、导尿

根据男、女患者尿道的解剖特点进行消毒、导尿。

(1)女患者导尿术:成人女性尿道短,长4～5 cm,富有扩张性,直径0.6 cm左右,尿道外口位于阴蒂下方,呈矢状裂。①初步消毒:操作者左手戴手套,右手持血管钳夹取消毒液棉球消毒阴阜、大阴唇,左手分开大阴唇,依次消毒小阴唇和尿道口。消毒顺序为由外向内,自上而下,一个棉球限用一次。污棉球置于弯盘内。消毒后脱手套置于弯盘内,弯盘移至床尾。②整理用物:持物镊打开导尿包,按操作顺序摆放用物,倒消毒液于药杯内,浸湿棉球。③润滑导管:戴无菌手套,垫治疗巾于患者臀下,铺洞巾于会阴部,使洞巾口正对尿道口,并与导尿包包布形成一无菌区。选合适的导尿管,含有润滑油的棉球润滑导尿管前段。④消毒尿道口:盛消毒液棉球的小药杯置患者大腿间外阴处。左手分开并固定小阴唇,右手持血管钳/镊子夹取消毒棉球,由内向外,自上而下依次消毒尿道口、左右小阴唇、尿道口,每个棉球限用1次。污棉球、血管钳/镊子置于床尾弯盘内。⑤导尿:左手继续固定小阴唇,无菌弯盘置于洞巾口,嘱患者张口呼吸,血管钳夹持导尿管对准尿道口轻轻插入4～6 cm,见尿液后再插入1 cm,松开左手,下移固定导尿管,将尿液引流至弯盘内。

(2)男患者导尿术:男性尿道长18～20 cm,有2个弯曲,即活动的耻骨前弯和固定的耻骨下弯,有3个狭窄部,即尿道内口、膜部和尿道外口。①初步消毒:操作者左手戴手套,右手持血管钳夹取消毒液棉球依次消毒阴阜、阴茎、阴囊,左手取纱布裹住阴茎略提起,将包皮向后推,暴露尿道口,右手持血管钳夹棉球自尿道口向外向后旋转擦拭尿道口、龟头、冠状沟。一个棉球限用1次。污棉球置于弯盘内。消毒后脱手套置于弯盘内,弯盘移至床尾。②整理用物:持物镊打开导尿包,按操作顺序摆放用物,倒消毒液于小药杯内,浸湿棉球。③润滑导管:戴无菌手套,垫治疗巾于患者臀下,铺洞巾于会阴部,使洞巾口正对尿道口,并与导尿包包布形成一无菌区。选合适的导尿管(使用气囊导尿管时检查气囊完整性),用含有润滑油的棉球润滑导尿管前段。④消毒尿道口:盛消毒液棉球的小药杯置患者大腿间。左手用纱布裹住阴茎并提起,使之与腹壁成60°,将包皮向后推露出尿道口,右手血管钳夹棉球如前法消毒尿道口及龟头。每个棉球限用

1次。污棉球、血管钳/镊子置于床尾弯盘内。⑤导尿:左手继续固定阴茎,无菌弯盘置于洞巾口,嘱患者张口呼吸,血管钳夹持导尿管前端对准尿道口轻轻插入20~22 cm,见尿液后再插入1~2 cm(留置导尿管者见尿液后再插入7~10 cm),将尿液引流至弯盘内。

5.留取尿标本

如需做尿液培养,用无菌试管接取适量尿液,盖好瓶盖,连同小药杯放于治疗车上层。

6.夹管、倒尿

弯盘内尿液达2/3时,血管钳夹住导尿管末端,将尿液倒入便器内,再打开导尿管继续放尿。注意询问患者感觉,观察患者反应。

7.根据需要拔管或固定导尿管

(1)一次性导尿者:倒尿完毕,纱布包裹尿管,轻轻拔出导管,并擦拭尿道口,置于弯盘内,撤洞巾、治疗巾,脱手套,整理导尿包,置于治疗车下层;撤除患者臀下橡胶中单和治疗垫,放于治疗车。协助患者穿裤子,整理床单位。

(2)留置导尿管术者操作如下。

固定导尿管:①气囊导尿管固定法:取注射器向气囊内注入液体5~10 mL,轻拉尿管证实导尿管固定于膀胱内。②普通导尿管胶布固定法:男性患者取长12 cm,宽2 cm的胶布,在一端的1/3处两侧各剪一小口,折叠成无胶面,制成蝶形胶布。将2条蝶形胶布的一端粘贴在阴茎两侧,再用两条细长胶布做大半环形固定蝶形胶布于阴茎上,开口处向上,在距离尿道口1 cm处用胶布环形固定蝶形胶布的折叠端与导尿管上。女性患者:将1块宽4 cm、长12 cm的胶布的一端剪成3条,长约胶布的2/3,将未剪的一端贴于阴阜上,另一端3条的中间1条螺旋形粘贴于导尿管上,其余2条分别交叉贴在对侧大阴唇上。

连接集尿袋:取集尿袋连接于导尿管末端,使集尿袋位置低于膀胱高度,用橡皮筋和安全别针将集尿袋的引流管固定于床单上。注意引流管留出足够的长度,防止因翻身牵拉使尿管脱出。

撤洞巾、治疗巾,脱手套,整理导尿包,置于治疗车下层;撤除患者臀下橡胶中单和治疗垫,放于治疗车。协助患者穿裤子,整理床单位。

8.整理

清理用物,测量尿量,尿标本贴标签后送检。洗手,记录。

(四)注意事项

(1)必须执行查对制度和无菌操作技术原则。

（2）操作过程中注意保护患者隐私，注意保暖。

（3）老年女性尿道口回缩，插管时应仔细观察、辨认，避免误入阴道。如误插入阴道，应另换无菌导尿管重新插管。

（4）膀胱高度膨胀及极度虚弱的患者，第1次放尿不可超过1 000 mL。大量放尿可使腹腔内压急剧下降，血液大量滞留于腹腔内，导致血压下降而虚脱；膀胱内压突然降低，还可导致膀胱黏膜急剧充血，出现血尿。

（5）为避免尿道损伤和导致泌尿系统感染，应掌握男性和女性尿道的解剖特点。

二、膀胱冲洗法

膀胱冲洗是将溶液经导尿管灌注入膀胱，再利用虹吸原理将灌入的液体引流出来的方法。

膀胱冲洗的目的：①保持留置导尿管患者尿液引流通畅。②清除膀胱内的血凝块、黏液等异物，预防感染。③治疗某些膀胱疾病，如膀胱炎、膀胱肿瘤。

膀胱冲洗的常用冲洗液：生理盐水、冲洗用水、0.02%呋喃西林、3%硼酸溶液、0.1%新霉素溶液、氯己定溶液。

（一）开放式膀胱冲洗术

1.用物

冲洗液、安尔碘、棉签、血管钳、无菌膀胱冲洗器、弯盘、一次性换药碗2个、纱布2块。无留置导尿管者另备导尿用物。另备橡胶中单和治疗垫。

2.操作方法

（1）在留置导尿管的基础上，铺橡胶巾单和治疗垫于导尿管接头下方，弯盘置近旁。

（2）血管钳夹闭导尿管，分离导尿管和引流管接头，无菌纱布包裹引流管接头，防止污染。

（3）消毒导尿管口（由内自外）.取膀胱冲洗器抽吸冲洗液200～300 mL，接导尿管匀速注入膀胱。

（4）取下冲洗器，冲洗液引流至弯盘内或使用冲洗器轻轻抽吸引流。如此反复冲洗，直至流出液澄清为止。

（5）冲洗完毕，取下冲洗管，消毒导尿管口接引流袋，固定导尿管，引流袋位置低于膀胱，以利于尿液的引流。

（6）协助患者取舒适卧位，整理床单位。

(7)整理用物,洗手,记录冲洗液名称、冲洗量、引流量、引流液性质及冲洗过程中患者的反应。

3.注意事项

(1)每次冲洗均应遵守无菌操作原则。

(2)冲洗抽吸时不宜用力过猛,以免造成黏膜损伤,吸出的液体不得再注入膀胱。

(3)冲洗时注意观察膀胱的充盈度及患者的反应,冲洗中若患者感到剧痛等不适或引流液中有鲜血时,应停止冲洗,通知医师处理。

(二)密闭式膀胱冲洗术

1.用物

冲洗液、冲洗导管、安尔碘、棉签、输液架、弯盘,集尿袋。无留置导尿管者另备导尿用物。另备橡胶中单和治疗垫。

2.操作方法

(1)消毒冲洗液,冲洗用导管连接冲洗液,排气。

(2)连接冲洗。使用三腔气囊导尿管时冲洗导管与导尿管侧腔连接,引流袋与主腔连接;使用双腔气囊导尿管时需使用 Y 形管,一端连接导尿管,另一端连接引流管。

(3)打开冲洗管冲洗,调节滴速。双腔气囊导尿管者先夹闭引流管,开放冲洗管。患者有尿意或滴入 200～300 mL 溶液后,关闭冲洗管,开放引流管直至引流出冲洗液量。按需要反复冲洗。

(4)余同开放式膀胱冲洗术。

3.注意事项

(1)严格执行无菌操作,防止医源性感染。

(2)冲洗时液面距引流管约 60 cm,以便产生一定的压力,利于液体的流入。根据引流液的颜色调节冲洗速度,一般为 80～100 滴/分,冲洗速度过快可增加患者膀胱刺激感,膀胱收缩导致冲洗液从导尿管侧溢出尿道外。如果冲洗液为药液,需在膀胱内保留 15～30 分钟后再引流出体外。

(3)冲洗过程中注意观察冲洗、引流的通畅度,评估冲洗液入量和出量。

(4)注意观察患者的反应,若患者出现腹胀、腹痛、膀胱剧烈收缩等不适症状应减缓冲洗速度,必要时停止冲洗,通知医师处理。

(5)寒冷季节,冲洗液应加温至 35 ℃左右,以免过冷液体刺激膀胱,引起膀胱痉挛。

第六章　冷热应用技术

第一节　冷　疗　法

冷与热对人体都是一种温度刺激,无论用于局部或全身,都可以通过神经系统和体液调节引起皮肤与内脏器官的血管扩张或收缩,改变机体的新陈代谢活动,以达到预期的治疗目的。

一、冷的治疗作用

(一)减轻局部充血或出血

用冷可使毛细血管收缩,降低血管通透性,减轻局部组织充血;用冷还可使血液黏稠度增加,促进血液凝固而控制出血。

(二)控制炎症扩散

用冷后,局部血流减少,降低细胞的新陈代谢和细菌的活力,可抑制化脓及炎症扩散。

(三)减轻疼痛

用冷可抑制组织细胞的活动,降低神经末梢敏感性而减轻疼痛;同时,用冷后血管收缩,渗出减少,从而减轻由于局部组织充血、肿胀、压迫神经末梢而引起的疼痛。

(四)降低体温

冷直接与皮肤接触,通过传导与蒸发的物理作用,降低体温。头部降温,可降低脑细胞的代谢,提高脑组织对缺氧的耐受性,减少脑细胞损害。

二、用冷的禁忌证

(一)局部血液循环明显不良者

用冷可加重血液循环障碍,造成组织变性和坏死。

(二)慢性炎症或化脓性病灶

用冷可使局部血流量减少,造成营养不良,妨碍炎症吸收和组织修复。

(三)对冷过敏、心脏病及体质虚弱者

对冷过敏者用冷后,可出现全身瘙痒、荨麻疹、关节痛等症状;心脏病及体质虚弱者用冷后可因血管突然收缩而引起不良反应。

三、局部用冷的方法

(一)冰袋、冰囊冷敷

用于降温、止血、镇痛。

1.用物

冰袋或冰囊及布套、冰块、盆、锤子、帆布袋。

2.操作步骤

(1)冰块置帆布袋内砸碎,置盆内用水冲去棱角,装入冰袋或冰囊1/2~2/3满,排气后夹紧或拧紧盖,检查无漏水后,擦干装入布套内。

(2)携至患者处,向患者解释,以取得合作。

(3)将冰袋置于需要冷敷的部位15~30分钟。

(4)高热患者降温时,冰袋应置于患者前额部、头顶部或体表大动脉经过处,如颈部、腋下、腹股沟等。30分钟后须测体温(不宜测腋下),体温降至39 ℃以下,取下冰袋,并做好记录。

(5)用毕,倒尽冰水,倒挂晾干,充气,拧紧盖子,置阴凉处备用。

3.注意事项

(1)冷敷过程中,发现患者局部皮肤发绀,有麻木感,应立即停止使用,防止冻伤。

(2)枕后、耳郭、阴囊处忌用冷,此处易致冻伤;心前区忌用冷,以防反射性心率减慢;腹部忌用冷,以防腹痛、腹泻;足底忌用冷,以防反射性冠状动脉收缩。

(3)定时检查冰块融化情况,及时更换与添加。

(二)冰帽或冰槽的应用

主要用于头部降温,防止脑水肿。

1.用物

冰帽或冰槽、冰块、盆、锤子、帆布袋、棉花、海绵、肛表、水桶。

2.操作步骤

(1)处理冰块同冰袋法,将冰块装入冰帽或冰槽。

(2)将患者头部置于其中,后颈部和耳郭用海绵保护,两耳用棉花塞紧,肩部垫一小枕。

(3)随时观察体温情况,保持体温在33 ℃(肛温)左右。

3.注意事项

(1)密切观察患者的病情及体温变化情况,肛温不宜低于30 ℃,以防发生心室纤维性颤动。

(2)注意观察局部皮肤变化,防止枕部、耳郭冻伤。

(三)冷湿敷

常用于降温、消肿、镇痛。

1.用物

盆内盛冰块及冰水,敷垫2块、敷料钳2把、橡胶单、治疗巾。

2.操作步骤

(1)显露患者患处,垫以橡胶单和治疗巾。

(2)敷垫浸于冰水中,用敷料钳将敷垫拧至不滴水,敷于患处,高热患者敷于前额部。

(3)每3~5分钟换1次敷垫,持续15~20分钟,高热患者酌情而定。

(4)冷敷完毕,擦干皮肤,清理用物。

3.注意事项

冷敷过程中注意观察局部皮肤和全身状况。

四、全身用冷的方法

(一)乙醇擦浴

利用乙醇的挥发作用及其刺激皮肤血管扩张的作用,达到散热降温的目的。用于高热患者降温。

1.用物治疗

盘内盛大毛巾1条、小毛巾2块,治疗碗内盛25%~30%乙醇200 mL,另备冰袋及套、热水袋及套、衣裤一套、屏风、便器。

2.操作步骤

(1)备齐用物,携至患者处,向患者解释,用屏风遮挡,掀开盖被,助患者排空大小便。

(2)置冰袋于患者头顶部,置热水袋于足部,患者脱去上衣,松解裤带。

(3)露出患者近侧手臂及半侧胸部,将大毛巾垫于擦浴部位下面,将浸有乙醇的小毛巾拧至半干,缠于手上呈手套状以离心方向边擦边按摩。从其颈部开始,沿手臂外侧至手背,再经腋下沿手臂内侧擦至手掌,在腋窝和肘窝处多擦拭片刻。擦拭毕,用大毛巾擦干皮肤。同法擦拭对侧,每侧各擦拭3分钟。

(4)协助患者侧卧,露出背部,下垫大毛巾,用同样手法从颈部向下,擦拭全背,共3分钟。再用大毛巾擦干皮肤,更换上衣,助患者仰卧。

(5)协助患者脱去近侧裤腿,露出下肢,下垫大毛巾。自其髂骨沿腿外侧擦至足背,自腹股沟沿腿内侧擦至内踝,自股下经腘窝擦至足跟,在腹股沟和腘窝处多擦拭片刻。最后,用大毛巾擦干。同法擦拭对侧,各3分钟。

(6)擦拭完毕,更换裤子。

(7)整理床单位及用物,取下热水袋。

(8)30分钟后,测量体温,并记录在体温单上。

3.注意事项

(1)擦拭过程中,应注意观察病情变化,若发现患者有寒战、面色苍白、脉搏和呼吸异常时,应立即停止擦浴,与医师联系,给予相应处理。

(2)经常更换乙醇小毛巾,擦拭时稍加用力,提高降温效果。

(3)禁擦胸前区、腹部及足底,这些部位对冷的刺激较敏感,可引起不良反应。

(4)若体温下降至39 ℃以下,应撤下头部冰袋。

(二)温水擦浴

使用低于皮肤温度的温水擦浴,可使机体的热通过传导发散,并能使血管扩张,促进散热。

1.用物

盆内盛32～34 ℃温水2/3满,其他同乙醇擦浴。

2.操作方法及注意事项

同乙醇擦浴。

(三)冰毯机降温法

医用冰毯全身降温仪(简称冰毯机)降温法是利用半导体制冷原理,将水箱内蒸馏水冷却后通过主机与冰毯内的水进行循环交换,促使与毯面接触的皮肤进行散热,以达到降温的目的。冰毯机上连有肛温传感器装置,可设定肛温的上下限,根据肛温的变化自动切换"制冷"开关,将肛温控制在设定的范围内,降温效果好。有单纯降温法和亚低温治疗法两种,前者用于高热患者,后者用于重型颅脑损伤患者。

第二节 热 疗 法

一、热的治疗作用

(一)促进炎症消散

用热可使局部体表血管扩张,促进组织血液循环,增强新陈代谢,提高白细胞的数量和吞噬功能。在炎症早期用热,可促进炎性渗出物的吸收和消散;在炎症后期用热,可促使白细胞释放蛋白溶解酶,有助于清除坏死组织与组织修复。

(二)解除疼痛

用热可降低感觉神经的兴奋性以提高疼痛阈值;改善血液循环以加速组胺等致痛物质的排出;消除水肿以解除对局部神经末梢的压力;松弛肌肉、肌腱和韧带组织以解除肌肉痉挛和关节强直。以上作用均可解除或减轻疼痛。

(三)减轻深部组织充血

用热使体表血管扩张,皮肤血流量增多,由于全身循环血量的重新分布,则深部组织血流量减少,从而减轻深部组织的充血。

(四)保暖

对末梢循环不良的患者用热,使患者感到温暖舒适。

二、用热的禁忌证

(一)急腹症未明确诊断前

因用热后可解除或减轻疼痛而掩盖病情真相,贻误诊断和治疗。

(二)内脏脏器出血

用热可使内脏脏器血管扩张,增加脏器的血流量和血管的通透性,加重内脏的出血。

(三)面部危险三角区感染

该处血管丰富且与颅内海绵窦相通,用热使该部位血流量增多,导致细菌及毒素进入血液循环,促使炎症扩散,造成颅内感染或败血症。

(四)软组织损伤48小时内

用热使血管扩张,加重皮下出血、肿胀和疼痛。

(五)细菌性结膜炎

用热使眼部温度升高,有利于细菌繁殖和分泌物增多而加重眼病。

三、局部用热的方法

(一)热敷

通过直接传导方式用热。常用于解痉、镇痛、消炎、保暖。常用的方法如下。

1.热水袋热敷

(1)用物:热水袋及布套、大量杯内盛热水、水温计。

(2)操作步骤:①调节水温至60~70℃,意识不清者、老年人、小儿使用时不超过50℃。②将热水袋平放于台面,提起袋口,徐徐灌入热水,边灌边提高热水袋,灌至1/2或2/3满时,缓慢放平热水袋,排尽空气,旋紧塞子,倒提抖动,检查无漏水后,擦干装入布套袋内。③携至患者处,向患者说明用意并交代注意事项,放置于患者所需要用热部位,并定时检查水温及局部皮肤情况。④用于治疗,一般不超过30分钟;用于保暖,可持续使用。⑤用毕将水倒尽,倒挂晾干,充入少许空气,拧紧塞子,置阴凉处备用。

(3)注意事项:①热水袋不得直接与患者皮肤接触,尤其对意识不清、感觉迟钝、老年人及小儿等患者,应用大毛巾包裹热水袋,并严格执行交接班制度,防止发生烫伤。②一旦发现患者皮肤潮红有灼痛时,应停止使用,并在局部涂以凡士林保护。③需要持续使用热水袋时,应注意保持热水袋温度,及时更换热水。

2.热湿敷

(1)用物:敷垫2块、敷料钳2把、纱布、凡士林、棉签、棉垫、橡胶单、治疗巾、水温计、热水锅及电炉。

(2)操作步骤:①备齐用物,携至患者处,做解释。②敷垫置锅内,锅在电炉上保持水温于50~60℃。③显露患者热敷部位,下铺橡胶单和治疗巾,局部涂凡士林,须大于热敷部位,盖以纱布。眼部热敷时嘱患者闭合眼睑。④用敷料钳夹取敷垫,拧至不滴水,在腕部试温以不感灼热为宜,抖开,折成适当大小,轻放于热敷部位,盖上棉垫,以维持温度。如患者感到烫热难忍时,可揭开敷垫的一角散热。⑤每3～5分钟更换1次敷垫,一般持续15～20分钟。⑥热湿敷毕,清理用品,洗净晾干备用。

(3)注意事项:①热敷过程中,注意观察局部皮肤状况,谨防烫伤。②眼部热敷后,不宜立即外出,以防感冒。③有伤口者,应使用无菌物品,注意无菌操作。

3.电热垫热敷

电热垫能持续平稳供热,使用时可盖于或裹于需热敷部位,但避免与皮肤直接接触,并保持衣物、被褥的干燥,以防止触电。

4.化学加热袋热敷

化学加热袋是将铁粉、药用炭、食盐等物封装于塑料袋内而制成的,经搓揉后可发生化学反应而产热。化学加热袋有大小不同规格,可根据需要选用。使用前,搓揉加热袋,使其产热,用布包裹,置于需热敷的部位。长时间使用应注意避免发生烫伤。

(二)照射

通过辐射方式用热。利用红外线、可见光线和热空气三者结合的辐射热,可促进创面干燥结痂,保护肉芽,有利于组织再生和修复。

1.红外线灯照射

常用于治疗压疮和有感染的伤口。

(1)用物:根据需要选用不同功率的红外线灯泡及可调节方向和距离的灯具,手部和足部照射选用250 W灯泡,胸腹部、腰背部和臀部照射宜选用500～1 000 W灯泡。

(2)操作步骤:①向患者做解释,嘱其在照射过程中若有过热、心慌、头晕感觉时应及时呼叫,并协助取舒适卧位。②显露照射部位,必要时用屏风遮挡。根据照射部位调节灯的照射方向,灯距照射部位30～50 cm,调节照射剂量以有温热感为宜,可用手试温感。③每次照射20～30分钟。

(3)注意事项:①照射过程中保持患者的体位舒适和稳定,以免发生移位,影响治疗效果。②面颈部与前胸部照射者应注意保护眼睛,可用湿纱布遮盖或戴有色眼镜。③经常观察皮肤颜色和用手试温,或询问患者感觉,一旦发现患者皮肤出现紫红色,应立即停止照射,并涂以凡士林保护皮肤。

2.白炽灯(鹅颈灯)照射

常用灯的功率为40～60 W,操作方法同红外线灯,常用于晨晚间护理时的压疮预防和护理。

(三)热水浴

通过传导和对流的方式用热。因在行热水浴时,水被不断搅动,使接触皮肤的水层冷却后而移开,并被另一层温度较高的水所取代,形成对流。水的比热高,可有效地促进浸浴部位的血液循环,消除或减轻充血、炎症、水肿和疼痛,并具有温暖、舒适、清洁伤口等作用。

1.热水坐浴

常用于会阴和肛门部的疾病或手术后。

(1)用物:坐浴椅上置消毒坐浴盆,盆内置 1∶5 000 高锰酸钾溶液,水温 40~45 ℃,另备热水、水温计、无菌纱布、浴巾,需要时备换药用物和屏风。

(2)操作步骤:①备齐用物携至床边,嘱患者排空大小便,洗净双手。②将坐浴液倒入盆内 1/2~2/3 满,测量并调节水温。③用屏风遮挡,嘱患者将裤脱至膝盖处,用大毛巾遮盖腿部。先用纱布蘸洗外阴部,待适应后坐入浴盆浸泡15~20 分钟。④为保持水温,须及时添加热水。⑤浴毕,擦干外阴部,若有伤口,应给予换药。⑥清理用物,消毒坐浴盆,用物归放原处。

(3)注意事项:①坐浴过程中,观察患者面色、脉搏,发现异常应停止坐浴并扶患者回床休息;②冬季应注意调节室温和患者保暖;③女患者月经期、妊娠后期、产后 2 周内和盆腔急性炎症不宜坐浴,以免引起感染。

2.浸浴

局部浸浴常用于消炎、镇痛、清洁、消毒创口等。

(1)用物:浸浴盆内盛 43~46 ℃热水,药液遵医嘱,备用热水、毛巾、水温计,按需要备换药物品。

(2)操作步骤:①调节水温,嘱患者将患肢放入盆中,浸浴 30 分钟,并保持水温。②浴毕,擦干肢体,有伤口者按换药法处理。

第一节 手术室环境和管理

一、手术室的环境

手术室是为患者进行手术治疗的重要部门,不仅要求有科学合理的建筑位置和布局,先进齐全的仪器设备,还要有严格的无菌管理制度,以确保手术的安全性和高效性。

(一)手术室的位置

手术室应安排在医院内空气洁净处。一般位于建筑的较高层,靠近手术科室,方便接送患者,与监护室、病理科、放射科、血库、中心化验室等相邻,最好有直接的通道或通讯联系设备。楼层以东西方向延伸为好。主要的手术间应窗向北侧,因北侧光线稳定,可避免阳光直射,故南侧多作为小手术的手术间或辅助用房。手术室以手术间为中心,再配上其他附属房间组成。

(二)手术室的布局

传统手术室采用单通道布局,手术间分为无菌手术间、一般手术间和感染手术间。手术室清洁区附属房间包括:刷手间、无菌器械间、敷料间、仪器间、药品间、麻醉间、病理间、护理站、术间休息室及术后恢复室等。手术室供应区附属房间包括:更鞋间、更衣及洗浴间、手术器械准备间、敷料准备间、器械洗涤间、消毒间、办公室、库房、男女值班室和污物间,根据条件和需要可设家属等候室、录像放映室及餐饮室等。由于手术间与附属间各占一侧,多采用紫外线照射、喷射药物或熏蒸的方法消毒,因灭菌效果不稳定,故易产生交叉污染,所以目前国内医院逐渐采用生物洁净手术室。洁净手术室的布局是洁污分开,手术间、刷手间和无菌附属间等都布置在走廊的周围,手术室内走廊供工作人员及无菌器械和敷料进出,手术室外周设清洁走廊,供患者及污染器械和敷料进出,由此避免交叉污染。

洁净手术室的空气净化方式可分为层流式和乱流式。层流式空调又分为垂直和水平两种。生物洁净手术室对微生物的控制程度,主要取决于过滤器的性能。过滤器有初效、中效、高效三级。采用高效过滤后的层流式手术室,适合作高洁净度的无菌手术,通常称为生物洁净手术室;采用初效、中效过滤后的乱流式手术室,适合作一般手术,称为准生物洁净手术室;对适合作感染手术的,称为生物清洁手术室。

为了减少占地面积。增加人员的活动范围及安全性,手术间内的许多固定设备,均可装于天棚上,如无影灯、气体末段装置、监视器、专科用的显微镜及深部照明灯等。手术间数量与外科床位数的比例一般为 1:(20~25)。手术间的面积根据综合手术室和专科手术室而定,普通手术间为 $30\sim40~m^2$,特殊手术间(如作体外循环等手术的手术间)因辅助仪器设备较多,可达 $60~m^2$ 左右。手术间高度以 3 m 左右为宜。室内温度为 20~25 ℃,相对湿度为 50%~60%。对洁净度要求高的手术间可采用封闭式无窗空调手术间。手术间内应设有隔音及空气净化装置,以防止各手术间相互干扰,避免空气交叉污染。手术室走廊宽度应不少于 2.5 m,以便平车及人员走动。

手术间内的设置应力求简洁,只放置必需的器具和物品,基本配备包括:①手术台。②器械台。③器械托盘。④麻醉机、麻醉桌。⑤负压吸引器。⑥吊式无影灯、立地聚光灯、阅片灯。⑦坐凳、垫脚凳。⑧供氧装置、药品柜、输液架、污物桶、挂钟等。⑨敷料桌和各种扶托、固定患者的物品,如头架、肩挡、臂架、固定带、体位垫等。手术间应配备双电源,并有足够的载电能力,以避免术中意外停电。

大型手术室应设置中心供气系统、中心负压吸引、中心压缩空气等设施,并配备各种监护仪、X 线摄影、显微外科和闭路电视等装置。

二、手术室的管理

手术室的管理工作包括对人员、物品及环境等方面的管理。

(一)人员管理

手术室各级人员应分工明确,认真执行清点、查对及交接班制度,做好清洁、消毒工作,严格保证无菌技术的操作过程。手术医师应与患者同时到达手术室,充分做好术前准备。非手术人员不得擅自进入手术室。手、上肢患皮肤病,有伤口或感染者不得参加手术。上呼吸道感染者,如必须参加手术,则应戴双层口罩。手术室内人员应保持肃静,尽量避免咳嗽或打喷嚏。术中尽量减少人员活动。

(二)物品管理

1.物品配备

手术间内的物品应为手术专用,整齐有序地摆放在固定位置,用后放回原处,做好消毒、保养工作。手术室内应准备各种急救物品。无菌物品应定期消毒,按消毒日期顺序使用,与有菌物品分开贮藏。已打开或铺置的无菌物品不能再放回无菌容器内,并需在规定时间内使用,超过消毒期限者(不论使用与否)应重新灭菌。

2.标本管理

手术取下的组织均要妥善保管,大标本放弯盘或标本盒内,小标本放纱布内,并用组织钳夹住保存。检查标本与填写的标本单是否一致。单上的病理号是否与标本容器上病理号一致。

3.清点制度

手术过程中要对物品做好清点工作,手术前应作清点登记,清点项目一般包括器械、纱布、纱垫、缝针、线轴等。特殊手术时清点项目根据手术不同有所增加,如断指(趾)再植等小血管吻合术应增点血管针、血管夹、缝针。手术开始不需要清点数字的手术,术中因各种原因扩大手术范围时,要及时整理清点物品,并按规定清点、核对、登记。术中放在伤口内的纱布、纱垫,护士要提示医师共同记住数字,术后待处理完伤口后,再次清点数字,与登记相符后在登记本上做标记。

(三)环境管理

1.整体环境管理

通常将手术室按功能流程及洁净度划分为 3 个区域,即非限制、半限制区和限制区,区与区之间可用门隔开,或设立明显的标志。对手术室的整体环境管理可施行划区管理。无菌手术与有菌手术应严格分开,若二者在同一手术间内连台,应先安排无菌手术。

(1)非限制区(污染区):包括清洁走廊、接收患者处、更衣室、休息室、污物清洗区、污物间等，设在手术室外围。

（2）半限制区（清洁区）：包括物品准备间及内走廊，设在手术室的中间，是由污染区进入无菌区的过渡区域。

（3）限制区（无菌区）：包括手术间、洗手间、无菌物品贮存间等，在手术室的内侧。

手术室内人员和物品的流动应遵循洁污分开的原则，不能随意跨越各区。

2.手术间的清洁和消毒

（1）为保障手术室的无菌操作环境，必须建立严格的卫生、消毒隔离制度。无菌手术与有菌手术应严格分开，若二者在同一手术间内连台，应先安排无菌手术。日常的空气净化、消毒可以使用层流洁净系统，喷洒或熏蒸化学消毒剂，高强度紫外线照射，使用臭氧消毒机或空气净化装置，地面及室内物品可用消毒液擦拭后经紫外线照射消毒。

（2）气性坏疽、破伤风等厌氧菌感染手术的处理如下。①术前及术中的处理：手术间挂"隔离手术间"牌；此类手术一般谢绝参观；凡参加手术人员进入手术间后不得随意出入；供应护士应设两名，分手术间内、外供应。手术间内供应护士的手不得有破口，并应戴橡皮手套，着隔离衣、裤，穿高筒靴；手术用物品尽量准备齐全，术中所需物品由手术间外的供应护士递入。手术间外应备以下物品：洗手用的 0.1％过氧乙酸溶液一盆。手术后更换的洗手衣、裤及手术鞋。③包污染敷料用的污衣袋或大单及塑料袋。封闭门窗用的糨糊、纸条。过氧乙酸或甲醛溶液、量杯、电炉。接患者的平车上铺一条包裹患者用的大单。②手术后处理：敷料处理方法：①纱布等小敷料放塑料袋内送室外指定处焚烧。②布单等大敷料可用 0.5％过氧乙酸浸泡消毒或用干净布单包裹送压力蒸气灭菌，也可经环氧乙烷灭菌，最彻底的方法是用一次性的敷料，术后焚烧。

器械、吸引器、手套等的处理有以下几种方法：①10％甲醛溶液浸泡，器械应洗净血迹，打开关节；手套、皮管应灌满溶液；注射器应拔出针栓；所有物品均应浸泡于液面以下。②40％甲醛溶液熏蒸。③环氧乙烷气体灭菌。④压力蒸气灭菌。手术鞋处理：浸于 0.5％过氧乙酸溶液内消毒或环氧乙烷溶液气体灭菌。其他如镊子罐、盐水瓶等物品用布单包裹压力蒸气灭菌，或环氧乙烷气体灭菌。手术间墙壁、地面、手术台、托盘、器械桌等类物品用 0.5％过氧乙酸擦拭。吸引器瓶及地盆内液体应用水加满，配成 2％过氧乙酸溶液浸泡消毒。送患者用后的手术车推至手术间，用 0.5％过氧乙酸擦拭，平车上的被子、单子等行压力蒸气灭菌，或环氧乙烷气体灭菌。切除的组织如坏死肢体等放塑料袋内送焚烧炉焚烧。

将门窗用纸封闭,手术间空气消毒。用过氧乙酸溶液 1 g/m² 加热熏蒸,湿度 70%～90%,密闭 24 小时;或用 5% 过氧乙酸溶液 2.5 mL/m² 喷雾,温度为 20～40 ℃;或用 40% 甲醛 35 mL/m² 加 2～6 倍水混合,湿度不低于 75%,密闭 24 小时以上。手术人员出手术间时,将隔离衣、裤、口罩、帽子、鞋脱于手术间,用过氧乙酸溶液洗手后方可离去。手术间开封后通风,彻底打扫手术间卫生并作空气培养。

(3)乙型肝炎表面抗原阳性及铜绿假单胞菌(绿脓杆菌)感染患者手术的处理:手术后物品及地面处理可用含氯石灰溶液浸泡 30 分钟;布类物品可不必焚烧,用含氯石灰溶液浸泡消毒或做感染手术标记,送洗衣房处理;门窗可不用纸封闭,空气消毒后密闭时间 30 分钟,然后通风,彻底打扫卫生。

(4)HIV 阳性患者,医院在有条件的前提下应设置专用手术间。

(5)切开引流手术的处理:用过的器械、敷料等浸泡于含氯石灰溶液内 30 分钟消毒;手术间空气消毒可用熏蒸或紫外线照射,地面处理用含氯石灰溶液拖地。

(6)污染手术的处理:①行外科手术时,凡接触有空腔器官如:胃、肠、食管、胆、胰、肝、呼吸道等物品、器械均为污染器械,这些被污染的物品与器械,不得再用于无菌部位的手术操作。②腔道切开前,自缝支持线开始都被认为是污染操作,手术切口周围及放置器械的前托盘为污染区。③污染与非污染器械、敷料应分别放置,被污染的器械在污染区使用时,需在规定的生理盐水碗内清洗后再重复应用。④术中取下之标本放于标本盒内。⑤当污染的途径关闭后,被污染的器械应及时取下,更换上非污染器械。⑥参加手术人员应更换手套。⑦在切口两侧铺两块无菌治疗巾,放刀、剪、镊处及前托盘上各铺一块无菌治疗巾。

第二节　手术物品的准备

手术用物品包括布类物品、敷料类、手术用缝合针及缝合线、特殊物品,以及手术器械等。择期手术应提前一天准备好手术物品。

一、布类物品

通常选择质地柔软、细密、厚实的棉布,绿色或蓝色。大单、腹单、丁字腹单、颈单要用厚的斜纹布等。手术室的布类物品也有一次性制品,由无纺布制成。

(一)洗手衣

洗手衣上衣为短袖,衣身须扎入裤带中,裤管有束带,以防止皮肤表面的微生物抖落或脱落。洗手衣一般分大、中、小 3 号。

(二)手术衣

要求能遮至膝下,胸襟和腹部应为双层布,以防止手术时血水浸透。袖口为松紧口,便于手套腕部套住袖口。折叠时衣面向里,领子在外侧,以防止取用时污染无菌面。

(三)手术帽、口罩

手术帽必须能遮盖手术人员所有的头发。口罩用于遮盖手术人员口鼻,有单层、双层及 3 层以上等多种规格。

(四)手术单

用于铺盖无菌区或手术区域,包括大单、中单、孔巾、腹单等,规格尺寸各不相同,消毒后按要求折叠,以免取用时污染。临床也可根据手术需要,将各种布单做成手术包,以提高工作效率。

二、敷料类

用于术中止血、拭血及包扎等,包括纱布类和棉花类,使用质地柔软、吸水性强的脱脂纱布或脱脂棉花制成,也有一次性无纺布制品(多用于感染患者),均有不同的规格和制作方法。

(一)纱布类

包括不同规格的纱布垫、纱布块、纱布球及纱布条等,还有干纱布和湿纱布之分。干纱布垫用于遮盖伤口两侧的皮肤,湿纱布有盐水纱布、碘仿纱布等,盐水纱布垫用于保护显露的内脏,防止损伤和干燥,碘仿纱布多用于感染创口的引流和止血等。

(二)棉花类

包括棉垫、带线棉片、棉球及棉签等。棉垫用于胸、腹部及其他大手术后的外层敷料,起保护伤口的作用;带线棉片用于颅脑或脊椎手术时;棉球用于消毒皮肤、洗涤伤口、涂拭药物;棉签用作采集标本或涂擦药物。

三、手术用缝合针及缝合线

(一)缝合针

包括圆形缝针、三角形缝针、无创伤缝合针等。圆形缝针适用于神经、腹膜、胃肠及内脏等部位;三角形缝针适用于韧带、皮肤等部位;三角形角针适用于坚韧难穿透的组织,如筋膜和皮肤;无损伤缝针是将单股缝合线完整地嵌入针内,针柄平滑,缝合时不会扩大组织的创伤,适用于缝合血管、神经、角膜等管状或环形构造。以上各种类型的缝合针均有弯形和直形两种。

(二)缝合线

用于缝合组织和器官以促进伤口愈合,或结扎血管以止血,常用缝合线有1~10号线,号码表示线的粗细,号码越大线越粗。细线用0表示,号码中0越多线越细。根据材料来源不同,缝合线可分为不吸收性和可吸收性两类。

四、器械类

(一)切割及解剖器械

有手术刀、手术剪和骨剪等,用于手术切割和分离组织。

(二)夹持及钳制器械

有不同形状和大小的止血钳,用于术中止血和分离组织。各种形状和大小的钳、镊,用于夹持不同的组织,便于分离、切割及操作。持针器用于夹持缝合针。

(三)牵引器及拉钩

有胸、腹牵开器和各种拉钩等,用于扩张组织和器官,暴露深部手术野,以利于手术操作。

(四)特殊器械

有腹腔镜、膀胱镜、关节镜、吻合器、高频电刀、电钻、手术显微镜及心肺复苏仪器等。

五、特殊物品

(一)引流物

橡皮片引流条:多用于浅部切口和少量渗出液的引流。纱布引流物:用于浅表部位、感染创口的引流。油纱用于植皮、烧伤等手术。

(二)导管

有各种粗细的橡胶、硅胶或塑料类制品,是目前品种最多、应用广泛的引流物。包括普通引流管、双腔(或三腔)引流套管、T 形引流管、蕈状引流管、胃管等,用途各异。普通的单腔引流管可用于胸、腹部术后创腔引流;双腔(或三腔)引流套管多用于腹腔脓肿、胃肠、胆或胰瘘等的引流;T 形引流管用于胆管减压、胆总管引流;蕈状引流管用于膀胱及胆囊的手术引流;胃管用于鼻饲、洗胃或胃引流。可按橡胶类物品灭菌或压力蒸气灭菌处理。

(三)止血用品

骨蜡用于骨质面的止血。止血海绵、生物蛋白胶、透明质酸钠等用于创面止血。

第三节　手术人员的准备

一、更衣

手术人员进入手术室时,必须在换鞋处更换手术室专用鞋,然后在更衣室戴好手术帽和口罩,穿好洗手衣、裤,内衣不可露在洗手衣外面。检查指甲,长度适中,甲下无污垢。手与手臂皮肤没有皮肤病、破损或感染,无上呼吸道感染,方可进入刷手间。

二、手臂消毒

(一)肥皂水刷手

(1)将双手及前臂用肥皂和清水洗净。

(2)用消毒毛刷蘸取消毒肥皂刷洗双手及前臂,从指尖到肘上 10 cm。刷洗时,把每侧分成从指尖到手腕、从手腕到肘及肘上臂 3 个区域依次刷洗,每一区域的左、右侧手臂交替进行。副手时注意甲缘、甲沟、指蹼等处。刷完一遍,指尖朝上肘向下,用清水冲洗手臂上的肥皂水。然后,另换一消毒毛刷,同法进行第二、第三遍刷洗,共约 10 分钟。

(3)每侧用一块无菌小毛巾从指尖至肘部擦干,擦过肘部的毛巾不可再擦手部,以免污染。

(4)将双手及前臂浸泡在70%乙醇桶内5分钟,浸泡至肘上6 cm处。也可用0.1%苯扎溴铵溶液浸泡3分钟。

(5)浸泡消毒后保持拱手姿势待干,双手不能下垂,也不能接触未经消毒的物品。

(二)灭菌王刷手法

(1)用肥皂和流水将双手、前臂及肘上10 cm处清洗干净。

(2)用无菌刷蘸取灭菌王溶液3~5 mL,刷洗双手、前臂至肘上10 cm,时间为3分钟。然后用流水冲净,取无菌小毛巾擦干。

(3)取吸足灭菌王溶液的纱布涂擦手和前臂至肘上6 cm处,待手臂自然干燥。

三、穿无菌手术衣及戴手套

(一)穿无菌手术衣法

无菌手术衣有传统后开襟式和全遮盖式两种。穿手术衣的注意事项:①取手术衣时,双臂应伸直,以免手术衣无菌面与洗手衣接触而被污染。②穿手术衣时应与周围的人和物体保持一定距离,以免衣服展开时被污染。③穿手术衣之前,应先用双手提起手术衣衣领两端,轻轻向前上方抖开。④穿上手术衣后,双臂举在胸前,未戴手套的手不得触及手术衣。

1.穿传统后开襟式手术衣

(1)手臂灭菌后,双手提起衣领两端,将手术衣抖开,再轻轻向前上方抛起,双手顺势插入衣袖中,双臂向前伸直。

(2)巡回护士从身后牵拉手术衣,系好领口带。

(3)穿上手术衣后,双手交叉,用手指夹起衣带,由巡回护士从身后接取并系紧。

(4)穿手术衣时,不得用未戴手套的手拉衣袖或接触其他处,以免污染。

2.穿全遮盖式手术衣

(1)取手术衣,双手插入衣袖,将手术衣展开。

(2)双手向前伸直,伸出衣袖,由巡回护士在身后提拉手术衣,系好领口带和内片腰带。

(3)戴好无菌手套。将右手腰带上纸卡片一端递给巡回护士,巡回护士持卡片将腰带绕过穿衣者背部,使手术衣的外片遮盖住内片。

(4)巡回护士将腰带递给洗衣护士,同时取下纸卡片。

（5）由洗手护士系紧腰带，穿衣完毕。

(二)戴无菌手套

戴无菌手套时应注意以下几点：①未戴手套的手不能接触手套外面，已戴手套的手不能接触未戴手套的手。②协助他人戴无菌手套时，应先戴好手套，并避免接触其皮肤。③手套的上口要严密地套在手术衣袖外。④戴手套时应注意检查手套有无破损，如有破损必须立即更换，戴干手套时应先穿手术衣、后戴手套，戴湿手套则相反。

1.戴干手套法

戴干手套法是临床常用的戴手套方法。按照戴手套者的手是否直接接触手套，又可分为闭合式和开放式两种。

（1）闭合式：①穿手术衣时，手不伸出袖口。右手隔衣袖取左手手套，并放在左手袖口上，手套指端朝向手臂，各手指相互对应。②两手隔衣袖分别抓住手套上、下两侧的反折部，将手套翻套于袖口上，手伸出袖口顺势插入手套。同法戴右手手套。

（2）开放式：①左手捏住右手手套反折部，右手伸入手套戴好。②已戴上手套的右手拇指外展，其余4指伸入左手手套反折部的内面（即手套的无菌面），左手插入手套并戴好，注意右手拇指不要触及左手手套反折部。③将一手拇指外展，其余4指伸入对侧手套反折部，将其翻转并套在手术衣袖口外。干手套戴好后，要用无菌生理盐水冲洗手套外面的滑石粉，同时检查手套有无破损，如发现有水渗入手套里面，必须立即更换。

2.戴湿手套法

左手捏住右手手套反折部，将无菌生理盐水倒入手套内使其撑开，右手对准插入后稍抬高手部，使盐水从腕部流出。同法戴左手手套。待手臂干燥后再穿手术衣，然后参照戴干手套法将手套反折部套在袖口处。

3.协助他人戴手套法

已戴手套者双手拇指外展，其余手指插入手套反折部内面，使手套拇指朝向外上方，小指朝向内下方，撑开手套。被戴手套者对准手套，五指稍用力向下伸入手套，已戴手套者将手套同时向上提，并将手套反折部翻转套住袖口。同法戴另一只手套。

(三)连台手术更换手术衣、手套法

手术结束后如需进行另一手术，必须在巡回护士协助下更换手术衣和手套。

1.脱手术衣法

脱手术衣时应注意不要让手术衣的污染面接触到身体或物体,以避免污染。

(1)他人帮助脱衣法:术者双手抱肘,由巡回护士将手术衣肩部向肘部翻转,继而向手的方向拉扯,即可脱下手术衣。此法可将手套一同脱掉。

(2)个人脱衣法:左手抓住手术衣右肩向下拉,使衣袖翻向外,同法拉下手术衣左肩,脱下手术衣,使衣里外翻。此法可保护手臂及洗手衣裤不被手术衣污染面所污染。

2.脱手套法

脱手套时应注意不要让手套的污染面接触到已消毒的手臂,否则要重新洗手。方法为:先除去右手手套,用手套对手套法,即左手抓取右手手套外面,使其翻转脱下。再除去左手手套,用皮肤对皮肤法,右手拇指伸入左手手套的手掌部以下,提起手套,使其翻转脱下。

连台手术时,如果前一台术中手套没有破损,则不需重新洗手(污染手术除外)。脱去手套后,用0.5%的碘伏擦拭手臂3分钟。然后更换无菌手术衣和手套,进行下一台手术。如为洁净手术室,无连台手术程序,需重新刷手。

第四节 无菌操作原则

一、手术人员无菌操作的基本原则

(1)手术人员更换无菌手术衣、手套后,手、袖口至肘上10 cm处以及胸前可视为无菌区。手术人员的双手应保持在胸前,肘部内收,靠近身体。身体的无菌部位不能碰触有菌部位或未灭菌物品,有菌部位不能触碰手术间内无菌物品。

(2)手术台和器械台的台面为无菌,边缘处及台面以下视为有菌。

(3)避免面向无菌区交谈、咳嗽和打喷嚏。

(4)手术医师流汗时,应将头转离无菌区,请巡回护士擦拭,巡回护士应避免与术者的无菌部位接触。

(5)手术过程中,已用过的手术器械要及时擦净污迹,以减少细菌污染和繁殖。用于感染性伤口的器械应与其他器械分开摆放,单独处理。

(6)切开空腔器官前,应先用纱布垫保护周围组织,以防止或减少污染。

（7）手术过程中，应关闭手术间门，严禁人员频繁进出，手术间内人员应避免不必要的活动，手术参观者与手术区保持 30～40 cm 以上的距离。

（8）手术人员需要调换位置时，应先稍离开手术台，背对背地交换位置，以免接触对方背部有菌区。换位时不得污染手臂和无菌区。

二、操作无菌物品的基本原则

（1）无菌物品必须存放在无菌容器、无菌包中，并放置在无菌区，用无菌单遮盖。无菌包如果潮湿、破损必须重新灭菌。

（2）无菌容器和无菌包的边缘均应视为有菌，取用无菌物品时不能触碰。

（3）取用无菌物品时应面向无菌区，手臂保持在胸前，不可高于肩或低于腰。

（4）无菌物品必须用无菌持物钳夹取。无菌物品一经取出，即使没用，也不能再放回到无菌容器或无菌包中。

（5）已打开的无菌包经无菌操作包好后可保留 8～12 小时，局麻药瓶开启后可保留 24 小时。

（6）已铺置未用的无菌车、托盘等可保留 4 小时。

（7）术中洗手护士不得从手术医师背后或头顶传递手术器械和物品。

（8）术中巡回护士不得用手越过无菌台传递物品。

三、手术配合工作

（一）巡回护士的配合

巡回护士负责患者的术中护理、所需物品的供应及与有关部门的联络工作，并监督指导手术间内各级人员遵守无菌操作原则。

1.术前准备

（1）手术前 1 天：①访视患者，针对患者情况，解除患者思想顾虑，取得患者的密切配合。②准备手术间物品及体位用物。根据手术需要准备电刀、电钻等，并检查性能。

（2）手术当天：①检查手术间的卫生，调节手术间的温度，再次检查、补充准备的物品。危重患者准备急救车及除颤器。②仔细核对患者姓名、性别、年龄、血型、过敏史、病区、床号、住院号、诊断、手术名称、手术部位等基本情况，对新生儿要核对其手圈。③了解患者术前准备情况，清点患者带入的物品，检查手术区皮肤准备情况以及术区皮肤有无破损。④建立静脉通道，协助麻醉，按医嘱给药，严格执行查对制度。⑤摆体位，做好查对。特别要注意左、右侧。做到固定牢固、暴露伤口清楚、患者舒适、无挤压、勿接触金属物。⑥放好头架与托盘，摆好适当的脚凳。⑦协助洗手护士穿无菌衣。清点器械数,准确记录,并与洗手护士核对。⑧打开皮肤消毒液罐盖,暴露好手术野,将灯光对准手术野。协助医师穿无菌衣。⑨铺无菌单后,连接吸引器、电刀电源,再次对灯光,四肢驱血手术配合气囊止血带打气。

2.术中配合

(1)切皮肤时患者有无麻醉不平稳而躁动;探查胸、腹时患者可能发生血压下降,要注意按医嘱给药。给药时必须三查七对,并与下达医嘱的医师核对。

(2)密切观察患者,注意静脉通畅,主动供应物品。及时填写护理记录。有留置尿管要及时观察尿量,并做记录。

(3)准确执行术中医嘱,在操作前口头重复医嘱,认真核对药名、剂量及用法,输血时要与麻醉师认真核对并签名。

(4)术中增加清点物品要及时登记,与洗手护士核对,并根据手术需要及时调节灯光。

(5)注意监督无菌技术,保持手术间的清洁、整齐、安静。

(6)注意观察吸引器瓶液量并及时处理。注意调整室温。

(7)术毕协助包扎切口,如有引流管,要妥善固定并接上无菌引流袋。

(8)术中打开无菌包:①打无菌包时,如有污染,包内物品不可再用。②如果打开无菌包的带子,而包内物品未用完,此包不能再放回无菌室保存再用。③打开带子的无菌包未用时,不可按原样将带子束紧放在手术间,以防误送回无菌室。

(9)无菌镊子罐的使用:①无菌罐内的液体应保持要求的浓度。镊子罐每周灭菌 2 次,并更换消毒液。②无菌钳浸泡在消毒液内的高度为关节处。持无菌钳的手不可触摸低于液面浸泡部位。③无菌钳不可单独拿出手术间夹取无菌物品。无菌钳取出或放入无菌罐时,要直上、直下,不可碰罐口边缘。④无菌钳只能夹递手术无菌桌上所需用的物品,不能夹治疗盘内物品及已开始手术的无菌桌上的物品。⑤已被污染的无菌钳不可放入镊子罐浸泡再用,而要重新更换。⑥应用无消毒液的空的灭菌镊子罐时,应每 4 小时更换一套。

3.术后工作

(1)将术中采取的标本放在标本容器内,标明患者姓名、病室、床号、病历号、日期等,送至相关科室。

(2)清点患者所有物品,向护送患者回病房的人员交班。

(3)术后,显微镜、除颤器等仪器,按要求整理好,登记放回原处。

(4)清理、补充手术间内物品。

(5)督促检查术后手术间卫生打扫及进行空气消毒。

(二)洗手护士的配合

1.前一天

了解手术情况,做到心中有数。备齐敷料、器械及手术用物,注意查对失效期。

2.手术当天

(1)术前:①剪指甲,按时刷手。②穿无菌手术衣、戴无菌手套、冲洗手套上的滑石粉。③按程序整理器械桌,清点器械和缝合针等,并要巡回护士认真核对。④准备好皮肤消毒剂。⑤检查器械是否齐全,性能是否良好。使其处于备用状态;特殊不定型手术请医师查看器械并及时补充。⑥按规定程序传递无菌单,固定好吸引器及电凝器。

(2)术中配合:①手术开始后,应密切观察手术进程,准确、迅速地传递手术器械。②保持手术区域的无菌和整洁。③在整个手术进程中,要始终保持无菌桌及托盘的清洁、整齐。④污染手术按规定操作配合。⑤手术切下的标本应妥善保存,防止遗失。⑥术中纱布按规定使用和管理,特别注意暂时放在伤口内的纱布要记清数量。关闭手术切口时按清点程序认真清点。同时请医师检查伤口。⑦整个手术进程中均要维护和监督手术区的无菌状态。

(3)术后工作:①再次清点纱布、纱垫等,核对数字后在登记本上签名。②检查标本、培养管登记情况。③用后器械清点核对无误后交供应室清洗。④术后随患者带走的器械,洗手护士负责请医师打借条,特殊仪器或贵重仪器应严格交班。⑤术后做好患者交纳问题。术后巡回护士应亲自将患者送回病房,将患者的物品交给病房护士或患者家属,检查患者的皮肤是否完好、静脉滴注管和引流管是否通畅、手术切口敷料粘贴是否牢固,并要求病房护士签字。

第五节 器械传递的原则与方法

一、手术刀传递法

注意勿伤及自己或术者。递刀方法有 2 种。

（1）手持刀背，刀刃面向下、尖端向后呈水平传递。

（2）同侧、对侧传递法。

二、弯剪刀、血管钳传递法

传递器械常用拇指和四指的合力来实现，若为小器械，也可以通过拇指、中指和示指的合力来传递。传递过程应灵活应用，以快、准为前提。常用的传递法有 3 种。

（一）对侧传递法

右手拇指握凸侧上 1/3 处，四指握凹侧中部，通过腕部的适力运动，将器械的柄环部拍打在术者掌心上。

（二）同侧传递法

右手拇指、环指握凹侧，示指、中指握凸侧上 1/3 处，通过腕下传递。左手则相反。

（三）交叉传递法

同时递 2 把器械时，递对侧器械的手在上，同侧的手在下，不可从术者肩或背后传递。

三、镊子传递法

（1）手握镊尖端，闭合开口，直立式传递。

（2）术中紧急时，可用拇指、示指、中指握镊尾部，以三指的合力关闭镊开口端，让术者持住镊子的中部。

四、持针器传递法

传递时要避免术者同时将针钳和缝线握住，缝针的尖端朝向手心，针弧朝背，缝线搭在手背或用手夹持。

五、拉钩传递法

递拉钩前应用盐水浸湿，握住拉钩前端，将柄端平行传递。

六、咬骨钳传递法

枪状咬骨钳握轴部传递，手接柄，双关节咬骨钳传递，握头端，手接柄。

七、锤、凿传递法

左手握凿端，柄递给术者左手，右手握锤，手柄水平递术者右手。

第六节　敷料传递的原则与方法

一、敷料传递的原则

(1)速度快、方法准、物品对,不带碎屑、杂物。

(2)及时更换切口敷料,避免堆积。

(3)纱布类敷料应打开、浸湿、成角传递,固定带或纱布应留有一端在切口外,不可全部塞入体腔,以免遗留在组织中。

二、敷料传递法

(一)纱布传递

打开纱布,成角传递。由于纱布被血迹浸湿后体积小而不易被发现,不主张在切口深、视野窄、体腔或深部手术时拭血。必须使用时,应特别注意进出的数目,做到心中有数。目前有用致密纱编织的显影纱布,可透过 X 线,增加体腔手术敷料使用的安全性。

(二)纱垫传递

成角传递,纱垫要求缝有 20 cm 长的布带,使用时,将其留在切口外,防止误入体腔。有条件也可使用显影纱垫。

(三)其他敷料的传递法

用前必须浸湿。

1.带子传递

传递同"血管钳带线法"。常用于结扎残端组织或对组织进行悬吊、牵引。

2.引流管传递

常用于组织保护性牵引,多用 8F 导尿管。18 cm 弯血管钳夹住头端递给术者,返折引流管后,用 12.5 cm 蚊式钳固定。

3.橡皮筋传递

手指撑开胶圈,套在术者右手上。用于多把血管钳的集束固定。

4.KD 粒("花生米")传递

常用于深部组织的钝性分离。用 18～22 cm 弯血管钳夹持递给术者。

5.脑棉片传递

多用于开颅手术时,将棉片贴放于组织表面进行保护性吸引。脑棉片一端要求带有黑色丝线,以免遗留。稍用力拉,检查脑棉片质量。浸湿后示指依托,术者用枪状镊夹持棉片的一端。

第七节 常用手术体位及摆放方法

一、体位变化对机体的影响

(一)体位改变对心血管系统的影响

机体对于体位改变的生理反应主要是对重力改变的反应。由于重力的作用可引起组织器官之间和组织器官内的血流及血液分布的改变。体位改变后,机体通过一系列复杂调节机制包括局部调节机制及静脉和动脉系统神经反射维持血流动力学稳定,以保证中枢神经系统适宜的灌注血流。手术中,麻醉药物可减弱并影响二者的调节效果。身体直立时,由于流体静力学作用,下肢血管透壁压力增加,由于肌肉张力和肌肉收缩,血管周围组织压力增加,加之静脉瓣的作用,该压力上升有限。即使如此仍有血液淤滞在下肢,中心静脉压明显降低,心排血量降低20%。如果改为平卧位,心排血量、心脏每搏量增加,此时如果心肌收缩力和动脉张力正常则血压上升。大静脉、心脏的容量感受器和主动脉弓、颈动脉窦压力感受器通过神经反射增强副交感神经作用,同时减弱交感神经作用,使心率减慢,心脏每搏量降低,心肌收缩力减弱,血压维持相对稳定。麻醉状态下,由于骨骼肌张力降低或完全麻痹、心肌收缩力的抑制,血管平滑肌的舒张及对各种生理反射功能的抑制,不仅可加重因体位改变引起的循环变化,而且还会严重影响机体的代偿调节功能。

(二)体位改变对呼吸系统的影响

体位对呼吸系统的影响主要来自两方面,即重力和机械性障碍。重力作用引起器官组织的移位和体液再分布,导致胸腔及肺容量的变化。机械性障碍是指对人体施加的外来压力对器官功能的影响。身体直立时,由于重力作用,肺底部血液分布增多,肺尖部肺泡的顺应性低于肺底部。此外,腹腔脏器牵拉膈肌下移,肺功能余气量增加。仰卧位时,腹式呼吸相对减弱,胸式呼吸增加。膈肌向头侧移位,近背侧的膈肌移位更明显,使下肺的通气量增加。正常人俯卧位时,气体更容易分布到上侧肺泡,而血液分布正好相反,影响气体交换。

(三)体位改变对神经系统的影响

1.中枢神经系统

体位改变对脑血流的影响主要取决于平均动脉压和脑血管阻力的变化。一般情况下,可通过调节脑血管阻力使脑血流维持在稳定水平,称为脑血管自动调节机制。正常人具有自身调节能力,在体位改变时只要平均动脉压能维持在 8.0 kPa(60 mmHg)以上,脑血流可维持正常水平。麻醉期间平卧位时,只要维持平均动脉压能高于 8.0 kPa(60 mmHg),脑血流仍可维持正常。但低血压的情况下,当头部处于较高位置时,对脑血流的影响则更加明显。研究结果表明,除仰卧位以外,其他任何体位都会使颅内压升高,尤其是头低 $30°$ 并向左或右转,仰卧位屈曲时颅内压会明显增高。因此,颅内压高者,在安置体位时应特别注意。

2.外周神经系统

手术中外周神经损伤的 5 个主要原因是牵拉、压迫、缺血、机体代谢功能紊乱及外科手术损伤。研究表明,压力和压迫时间需达到一定阈值才有可能导致神经损伤并伴有临床症状。此外,代谢性疾病如糖尿病、营养性疾病如恶性贫血、酒精性神经炎、动脉硬化、药物、重金属接触史等都是手术期间发生精神病变的常见原因。因此,并发此类疾病的手术患者应格外注意体位的保护。

二、手术体位的安置原则

(一)参加人员

体位的安置由手术医师、麻醉医师、巡回护士共同完成。

(二)保证患者安全舒适

骨隆突处放软垫,以防压疮;在摩擦较大的部位放置海绵垫,以减小剪切力。

(三)充分暴露手术野

保持手术体位固定,防止术中移位影响手术,便于手术医师操作,从而减少损伤和缩短手术时间。

(四)不影响患者呼吸

俯卧位时应在胸腹部下放置枕垫,枕垫之间须留一定空间,使呼吸运动不受限,确保呼吸通畅。

(五)不影响患者血液循环

患者处于侧卧或俯卧位时,可导致回心血量下降。因此,安置手术体位时应保持静脉血液回流良好,避免外周血液回流受阻;肢体固定时要加软垫,不可过紧。

(六)不压迫患者外周神经

上肢外展不得超过90°,以免损伤臂丛;截石位时保护下肢腓总神经,防止受压;俯卧位时小腿垫高,使足尖自然下垂。

(七)不过度牵拉患者肌肉骨骼

保持患者功能位,如麻醉后患者肌肉缺乏反射性保护,长时间颈伸仰卧位或颈部过度后仰可能会导致颈部疼痛;不可过分牵引四肢,以防止滑脱或骨折。

(八)防止发生体位并发症

在安置体位时,告知麻醉医师做好相应准备;移位时应动作轻缓,用力协调一致,防止体位性低血压或血压骤然升高及颈椎脱位等严重意外的发生。

三、常见手术体位及摆放方法

(一)仰卧位

仰卧位为最常见的体位,适用于腹部、额面部、颈部等手术。患者仰卧于手术床上,上下肢做适当的固定。上肢外展不超过90°,以免臂丛神经受损,为了使手术部位显露良好,有的还要从背侧垫高局部。例如,颈后和肩后加垫,使头部后仰肝胆和脾的手术,垫高腰背或提高手术的桥架,使季肋部前凸。包括水平仰卧位、垂头仰卧位、上肢外展仰卧位等。

1.水平仰卧位

适用于胸、腹部、下肢、颅脑等手术。方法及步骤如下。

(1)患者仰卧于手术床上。

(2)双上肢外展不超过90°,用约束带轻轻固定双前臂(如为颅脑手术应将双上肢自然放于身体两侧,用背下放置的中单固定肘部)。

(3)双下肢伸直,双膝下放一软垫,以免双下肢伸直时间过长引起神经损伤。

(4)约束带轻轻固定膝部。

在肝、胆、脾手术时,术侧垫一小软枕,摇手术床使患侧抬高15°,使术野显露更充分;前列腺摘除术、子宫癌广泛切除术在骶尾部下面垫一软枕,将臀部稍抬高,利于手术操作;下肢手术只固定健侧膝部,患肢应放在约束带上利于手术操作。

2.垂头仰卧位

适用甲状腺、颈前路术、腭裂修补、全身麻醉扁桃体切除、气管异物、食管异物等手术。方法及步骤如下。

(1)双肩下平肩峰垫一肩垫,抬高肩部20°,头后仰。

(2)颈下垫一圆枕,防止颈部悬空。

(3)头两侧置小沙袋或头圈,固定头部,避免晃动,术中保持头颈部正中过伸位,有利于手术操作。

(4)放置器械升降托盘代替头架。

(5)患者背下垫一中单,双上肢自然放于身体两侧,中单固定肘关节部位。其余同"水平仰卧位"。颈椎前路手术,头稍偏向手术对侧,以便手术操作;全身麻醉扁桃体切除,手术床头摇低5°~10°。

3.斜仰卧位(45°)

适用于外侧入路、侧胸前壁、腋窝等部位手术。方法及步骤如下。

(1)手术部位下垫一软垫,抬高患侧胸部,有利于术野显露。

(2)患侧手臂自然屈肘、上举,弹性衬垫包好,用绷带将患侧上肢悬吊固定在用治疗巾包好的麻醉头架上(注意:绷带不要缠绕过紧,不要将肢体裸露在麻醉头架上,以免在使用电刀时灼伤)。

(3)健侧置一长沙袋,中单固定,防止身体滑动。其余同"水平仰卧位"。

4.侧头仰卧位

适用于耳部、颌面部、侧颈部、头部等手术。

方法及步骤:患者仰卧位,患侧在上,健侧头下垫一头圈,避免压伤耳郭;肩下垫一软垫,头转向对侧(侧偏程度视手术部位而定)。其余同"水平仰卧位"。

颅脑翼点入路、凸面肿瘤摘除术,上头架各螺丝旋紧,防止头架零件滑脱,影响固定效果。同时,抬高手术头10°~15°。

5.上肢外展仰卧位

适用于上肢、乳房手术。

方法及步骤:患侧上肢外展置于托手板或小方桌上(托手板与小方桌应调节与手术床高度一致),外展不得超过90°,以免拉伤臂丛神经。其余同"水平仰卧"。

(二)侧卧位

侧卧位适用于胸部、肾手术。从人体侧方施行手术,如肺叶切除术、肾切除术等,需采取侧卧位。有的是采取"半侧卧位",躯干背面与手术台面呈45°或

120°左右。为保持侧卧位稳定,应适当固定躯干;同时安置固定上、下肢,尤其要注意避免臂丛、桡神经或腓总神经受压。

1.脑科侧卧位

适用于后颅凹(包括小脑、四脑室、天幕顶)、枕大孔区、肿瘤斜坡脊索瘤手术等。方法及步骤:

(1)患者侧卧 90°、背侧近床沿。

(2)头下垫头圈、一次性中单,下耳郭置于圈中防止受压,上耳孔塞棉花防止进水。

(3)腋下垫一腋垫,距腋窝约 10 cm,防止上臂受压,损伤腋神经。

(4)约束带固定双上肢于支臂架上。

(5)于背部、臀部、胸部、腹部各上一个支身架固定身体(支身架与患者之间置短圆海绵枕,缓冲对患者的压力)。

(6)上侧下肢屈曲、下侧下肢向后伸直,有利于放松腹部。

(7)两腿之间夹一个大软垫,保护膝部骨隆突处。

(8)约束带固定髋部。

(9)下侧踝关节处置软枕,保护踝关节。

2.一般侧卧位

适用于肺、食管、侧胸壁、侧腰部(肾及输尿管中、上段)手术等。方法及步骤:

(1)患者健侧卧位 90°。

(2)两手臂向前伸展于双层托手架上。

(3)腋下垫一腋垫,距腋窝约 10 cm,防止上臂受压损伤腋神经;约束带固定双上肢;头下枕一 25 cm 高的枕垫,使下臂三角肌群下留有空隙,防止三角肌受压引起挤压综合征。

(4)耻骨联合(防止挤压阴囊、阴茎)与骶尾部各放一个支身架(支身架与身体之间放上短圆枕缓冲支身架对身体的压力)。

(5)下侧下肢伸直、上侧下肢屈曲 90°,有利于放松和固定腹部。两腿之间夹一大软垫,保护膝部骨隆突处。

(6)约束带固定髋部。

肾及输尿管中段手术,患者肾区(肋缘下 3 cm)对准腰桥。上侧下肢伸直、下侧下肢屈曲 90°,使腰部平直舒展,充分显露术野;大腿上 1/3 处用约束带固定;铺无菌巾后将手术床先调整至头高脚低位,再将背板摇低(两头的角度分别在 15°～30°),再根据患者的情况调节腰桥的高度。

3.髋部手术侧卧位

适用于髋臼骨折并发髋关节后脱位、人工髋关节置换术,股骨干骨折切开复位内固定、股骨肿瘤、股骨颈骨折或股骨粗隆间骨折内固定和股骨上端截骨术等。方法及步骤:

(1)侧卧 90°患侧向上。

(2)腋下垫一腋垫。

(3)约束带固定双上肢于托手架上。

(4)耻骨联合(防止挤压阴囊、阴茎)与骶尾部各放一个支身架(支身架与身体之间放上短圆枕缓冲支身架对身体的压力),固定牢靠,以免术中体位变换,影响复位效果。

(5)头下垫一软枕。

(6)两腿之间夹一大软垫,约束带将软枕与下侧下肢一并固定(切口在髋部,上侧下肢不约束)。

(三)侧俯卧位

侧俯卧位(45°)适用于胸腹联合切口的手术、胸腰段椎体肿瘤、植骨术、胸腰段结核病灶清除术;侧俯卧位(60°)适用于胸椎及腰椎部后外侧入路的手术、胸椎骨折伴截瘫侧前方椎管减压术、胸椎结核肋骨横突切除、病灶清除术等。

方法及步骤:

(1)术侧向上,身体呈半俯卧位(45°或 60°)。

(2)腋下垫一腋垫。

(3)双上肢向前放在双层托手架上,约束带固定。

(4)下侧下肢伸直、上侧下肢屈曲 90°自然放松,两膝下放一大软垫。

(5)支身架两个均放于患侧的胸部、下腹部,支身架与患者之间加放短圆枕挡住患者,保持体位不移动。

(6)患者背侧的腰部、臀部各垫一长沙袋固定。

(7)约束带固定髋部。

(四)俯卧位

俯卧位适用于颅后窝、颈椎后路、脊柱后入路、骶尾部、背部、痔、经皮肾镜等手术。方法及步骤:

(1)患者俯卧位,头转向一侧或支架于头架上(颅后窝、颈椎后入路、全身麻醉胸椎及腰椎内固定手术)。

(2)胸部垫一三角枕或直接使用弓形架,使胸腹部呈悬空状,保持胸腹部呼吸不受限制,同时避免因压迫下腔静脉至回流不畅而引起低血压。

(3)双上肢自然弯曲放于头两侧,垫一方形海绵垫。

(4)膝下及足部各垫一大软枕,使踝关节自然弯曲下垂,防止足背过伸,引起足背神经拉伤。骶尾部手术、痔手术,摇低手术床尾约60°,分开两腿,以便充分暴露术野。男性患者,防止阴茎、阴囊受压。经皮肾镜手术不使用弓形架或三角枕,应在腹部放一大的软垫,使腰部平直抬高以利于手术操作。

(五)膀胱截石位

截石位适用于肛门、尿道、会阴部、经腹会阴联合切口、阴道手术、经阴道子宫切除、膀胱镜检查、经尿道前列腺电切术等。此体位是在仰卧位的基础上,用腿架使膝关节和髋关节屈曲,两下肢分开,充分显露会阴部。两腿高度以患者腘窝的自然弯曲下垂为准,过高会压迫腘窝,两腿宽度为生理跨度45°,过大会引起大腿内收肌拉伤。将膝关节摆放正,弯曲度在90°~100°为宜,避免压迫腓骨小头,引起腓骨神经损伤致足下垂。臀部用一长软垫抬高,使坐骨结节超出手术台5~6 cm为宜,双腿分开80°~90°。分开过大腓骨小头压于腿托上,导致腓总神经损伤;过小不利于手术操作。此体位起初用于膀胱结石摘取术,故称截石位。方法及步骤如下。

(1)患者仰卧位。

(2)两腿屈髋、膝放于腿架上,腿与腿架之间垫一树脂垫,防止皮肤压伤,约束带缠绕固定,不宜过紧(以双腿不下滑为度)。

(3)两腿高度以患者腘窝的自然弯曲下垂为度,过高可压迫腘窝;两腿跨度为生理跨度(45°),大于生理跨度时,可引起大腿内收肌拉伤。

(4)将膝关节摆正,不要压迫腓骨小头,以免引起腓骨神经损伤至足下垂。

(5)取下手术床尾,检查臀部是否靠近床沿,腰臀下垫一小软垫或将手术床后仰15°,有利于手术操作。

(6)臀下垫一块一次性中单,以防止冲洗液浸湿手术床。

(7)手臂外展不超过90°,用约束带固定。

(六)坐位

局部麻醉坐位适用于鼻中隔矫正、鼻息肉摘除、局部麻醉扁桃体手术等。方法及步骤如下。

（1）患者坐在手术椅上，调整好头架位置，头置于头架上，保持固定，两手扶住手术椅把手。

（2）患者坐在手术床上，将手术床头摇高 75°，将手术床尾摇低 45°，整个手术床后仰 15°，使患者屈膝半坐在手术床上，双上肢自然下垂，中单固定。

四、体位摆放的注意事项

1.评估

摆放体位之前，应对患者的全身情况和局部情况，以及将实施的手术所需时间和麻醉方式做一个全面的评估。

（1）全身情况的评估：对于昏迷，瘫痪、自主活动丧失、身体局部组织长期受压、老年人、肥胖者、身体衰弱、营养不佳者、水肿患者应术前仔细检查患者皮肤，摆放体位时应注意加强保护。在摆放体位的时候要避免拖、拉患者，以免造成皮肤的损伤。

（2）局部情况的评估：仰卧位时容易受压的部位为枕骨粗隆、肩胛部、肘、脊椎体隆突处、骶尾部、足跟，特别是骶尾都。侧卧位时容易受压的部位为耳部、肩峰、肘部、髋部、膝关节的内外侧和内外踝。俯卧位容易受压的部位有耳、颊部、前额、眼、肩、女性乳房、男性生殖器、髂嵴、膝部、脚趾。在容易受压的部位不影响手术操作的情况下垫一软垫或头圈保护。

（3）手术所需时间和麻醉方式的评估：如手术所需时间较长，术前摆放体位时在受压部位应放置软垫加以保护，防止压疮的发生。全身麻醉患者摆放体位时应注意将患者的肢体放置在功能位，使用约束带时不能过紧，以免造成患者肌肉和神经的拉伤，影响血运。全身麻醉患者麻醉后全身肌肉都处于松弛状态，所以在移动和给患者翻身时动作要轻，要注意保护患者，避免摔伤，造成患者骨折和关节脱位。

2.体位垫

摆放体位时应将体位垫均用软布包裹，并且要将软布包平整不能有皱褶。用以体位摆放的各种布单均应保持干燥平整。

3.抗生素眼膏

全身麻醉患者术前应用抗生素眼膏涂双眼，并用纱布遮盖，可以防止角膜损伤和强光对眼的刺激。

4.巡视

术中要勤巡视，检查患者受压部位。平卧位要检查手臂的摆放，角度是否过大。侧卧位时要检查健侧手臂的血运情况,患侧肩关节前方是否受压。俯卧位时要检查患者的耳朵、眼睛是否受压。截石位时应检查腿摆放的位置是否正确,有无移动。体位的巡视以 30 分钟一次为宜。术中在不造成污染和不影响手术的情况下,可对患者的受压部位进行放松和按摩,可防止压疮的发生、神经受压,促进血液循环。

5.静脉输液位置

在对下腔静脉实施有影响的手术时,应避免在下肢进行静脉输液。侧卧位时将静脉输液最好留置在下方的上肢处,有利于观察受压肢体的静脉回流情况。俯卧位时可用小镜子在头架下观察患者的眼睛是否受压。

第八节　手术器械的清洗、消毒与灭菌

一、相关概念

(一)清洗

去除医疗器械、器具和物品上污物的全过程。流程包括冲洗、洗涤、漂洗和终末漂洗。

(二)冲洗

使用流动水去除器械、器具和物品表面污物的过程。

(三)洗涤

使用含有化学清洗剂的清洗用水,去除器械、器具和物品污染物的过程。

(四)漂洗

用流动水冲洗洗涤后器械、器具和物品上残留物的过程。

(五)终末漂洗

用软水、纯化水或蒸馏水对漂洗后的器械、器具和物品进行最终的处理过程。

(六)超声波清洗器

利用超声波在水中振荡产生"空化效应"进行清洗的设备。

(七)清洗消毒器

具有清洗与消毒功能的机器。

(八)闭合

用于关闭包装而没有形成密封的方法。例如反复折叠,以形成一弯曲路径。

(九)密封

包装层间连接的结果(注:密封可以采用诸如黏合剂或热熔法)。

(十)闭合完好性

闭合条件能确保该闭合至少与包装上的其他部分具有相同的阻碍微生物进入的程度。

(十一)包装完好性

包装未受到物理损坏的状态。

(十二)植入物

放置于外科操作造成的或者生理存在的体腔中留存时间为 30 天或 30 天以上的可植入型物品。

(十三)湿热消毒

利用湿热使菌体蛋白变性或凝固酶失去活性,代谢发生障碍,致使细胞死亡。包括煮沸消毒法和高温蒸汽消毒法等。

(十四)可追溯

对影响灭菌过程和结果的关键要素进行记录,保存备查,实现可追踪。

(十五)灭菌过程验证装置

对灭菌过程有预定抗力的模拟装置,用于评价灭菌过程的有效性。其内部放置化学指示物时称化学 PCD,放置生物指示物时称生物 PCD。

(十六)小型压力蒸汽灭菌器

体积<60l 的压力蒸汽灭菌器。

(十七)快速压力蒸汽灭菌

专门用于处理立即使用物品的压力蒸汽灭菌过程。

(十八)清洗效果测试指示物

用于测试清洗消毒机清洗效果的指示物。

二、手术器械、器具和物品的处理原则

(1)通常情况下应遵循先清洗后消毒的处理程序。

(2)应根据《医院消毒规范》的规定,选择清洗、消毒和灭菌的方法。

(3)清洗、消毒、灭菌效果的监测,应按照《医院消毒规范》的规定。

(4)耐湿、耐热的器械、器具、物品,应首先物理消毒或灭菌。

(5)应遵循标准预防的原则进行清洗、消毒和灭菌。

(6)设备、药械及耗材应符合国务院卫生行政部门的有关规定,其操作与使用应遵循生产厂家的使用说明或指导手册。

三、手术器械、器具和物品处理的操作流程

(一)回收

(1)手术器械、器具和物品直接置于封闭的容器中,集中回收处理;被朊毒体、气性坏疽及突发原因不明的传染病病原体污染的器械、器具及诊疗物品,使用者应双层封闭包装并标明感染性医疗废物,单独回收处理。

(2)不应在手术间或外走廊对污染的诊疗器械、器具和物品进行清点,采用封闭方式回收,避免反复装卸。根据规定的路线,运到污染器械区,以防止污染器械的污染泄漏。

(3)回收工具每次使用后应清洗、消毒、干燥、备用。

(二)分类

(1)手术完毕后立即进行分类,在去污区进行器械的清点、核查。

(2)应根据器械物品材质、精密程度进行分类处理。

(三)清洗

污染器械、物品尽早清洗,如不能及时清洗,须将物品浸于冷水或含酶液中。

清洗方法包括机械清洗、手工清洗。机械清洗适用于大部分常规器械的清洗;手工清洗适用于精密、复杂器械的清洗和有机物污染较重器械的初步处理。精密器械的清洗,应遵循生产厂家提供的使用说明或指导手册。

四、器械、器具和物品的清洗操作方法

(一)手工清洗

1.操作程序

(1)冲洗:将器械、器具和物品置于流动水下冲洗,初步去除污染物。

(2)洗涤:冲洗后,应用酶清洁剂或其他清洁剂浸泡后刷洗、擦洗。

(3)漂洗:洗涤后,再用流动水冲洗或刷洗。

(4)终末漂洗:应用软水、纯化水或蒸馏水进行冲洗。

2.注意事项

(1)手工清洗时水温宜为 15～30 ℃。

(2)去除干涸的污渍,应先用酶清洁剂浸泡,再刷洗或擦洗。

(3)刷洗操作应在水面下进行,防止产生气溶胶。

(4)管腔器械应用压力水枪冲洗,可拆卸部分应拆开后清洗。

(5)不应使用钢丝球类用具和去污粉等用品,应选用相匹配的刷洗用具、用品,避免器械磨损。

(6)清洗用具、清洗池等应每天清洁与消毒。清洗人员注意自身防护。

(二)超声波清洗器(台式)

适用于精密、复杂器械的洗涤。

1.操作程序

(1)冲洗:于流动水下冲洗器械,初步去除污染物。

(2)洗涤:清洗器内注入洗涤用水,并添加清洁剂。水温应为 40～50 ℃。应将器械放入篮筐中,浸没在水面下,腔内注满水。超声清洗时间一般宜为 3～5 分钟,可根据器械污染情况适当延长清洗时间,不宜超过 10 分钟。

(3)终末漂洗应用软水或纯化水。

(4)超声清洗操作,应遵循生产厂家的使用说明或指导手册。

2.注意事项

(1)清洗时应盖好超声清洗机盖子,防止产生气溶胶。

(2)应根据器械的不同材质选择相匹配的超声频率。

(三)清洗消毒器

1.操作程序

应遵循生产厂家的使用说明或指导手册。

2.注意事项

(1)设备运行中,应确认清洗消毒程序的有效性。观察程序的打印记录,并留存。

(2)被清洗的器械、器具和物品应充分接触水流;器械轴节应充分打开;可拆卸的零部件应拆开,管腔类器械应使用专用清洗架。

(3)精细器械和锐利器械应固定放置。

(4)冲洗、洗涤、漂洗时应使用软水,终末漂洗、消毒时应使用纯化水。

(5)预洗阶段水温应≤45 ℃。

(6)器械在终末漂洗过程中应使用润滑剂。

(7)检查清洁剂泵管是否通畅,确保清洗剂用量准确。

(8)舱内、悬臂应每天清洁、除垢。

五、清洗质量监测

(一)日常监测

检查、包装时进行,应目测器械或借助带光源放大镜检查。清洗后器械应光洁、无血渍、污渍、水垢和锈斑。

(二)定期抽查

每月抽查清洗质量,并记录监测结果。

六、消毒

(1)清洗后的器械、器具和物品应进行消毒处理。方法首选机械热力消毒,也可采用75％酒精、酸性氧化电位水或取得国务院卫生行政部门卫生许可批件的消毒器械进行消毒。

(2)消毒后直接使用的器械、器具和物品湿热消毒温度≥90 ℃,时间≥5 分钟;消毒后继续灭菌处理的,其湿热消毒温度应≥90 ℃,时间≥1 分钟。

(3)湿热消毒监测:化学消毒效果监测;清洗消毒器的主要性能参数监测。

七、干燥

(1)宜首选干燥设备进行干燥处理:根据器械的材质选择适宜的干燥温度,金属类干燥温度为 70～90 ℃,塑胶类干燥温度为 65～75 ℃。

(2)无干燥设备不耐热的器械、器具及诊疗用品可使用消毒的低纤维絮擦布进行干燥处理。

(3)穿刺针、手术吸引头等管腔类器械,应使用压力气枪或 95％酒精进行干燥处理。

(4)不应使用自然干燥方法进行干燥。

八、器械检查和保养

(1)应采用目测或使用带光源放大镜对干燥后的每件器械、器具及诊疗用品等进行检查,器械表面及其关节、齿牙处应光洁,无血渍、污渍、水垢等残留物质和锈斑;功能完好,无损毁。

(2)清洗质量不合格的,应重新处理;有锈迹,应防锈;器械功能损毁或锈蚀严重,应及时维修或报废。

(3)带电源器械应进行绝缘性能等安全性检查。

(4)应使用润滑剂进行器械保养,不应使用液状石蜡等非水溶性的产品作为润滑剂。

九、包装

(一)装配要求

(1)灭菌包重量要求:器械包重量不宜超过 7 kg,敷料包不宜超过 5 kg。

(2)灭菌包的体积要求下排气式高压灭菌锅包的体积为 30 cm×30 cm×25 cm,脉动预真空高压灭菌锅包的体积为 30 cm×30 cm×50 cm。

(3)包装前应根据器械装配的技术规程或图示进行包装。

(4)手术器械应放在篮筐或有孔的盘中进行装配包装。

(5)轴节类器械不应完全锁扣;有盖的器皿应开盖,垒放时器皿间用吸湿布等隔开;管腔类盘绕放置,保持管腔通畅;精细器械、锐器应采取保护措施。

(6)盆、盘、碗等器皿宜单个包装。

(二)包装材料要求

(1)开放式的储槽不应用于灭菌物品的包装。

(2)纺织品包装材料应一用一清洗,无污渍,灯光检查无破损。

(3)硬质容器的使用和操作应遵循厂家的使用说明书或指导手册,清洗或灭菌符合流程。

(三)包装方法

(1)灭菌物品的包装方法包括闭合式和密封式包装。

(2)手术器械采用闭合式包装方法,应由 2 层包装材料分为 2 次包装。

(3)密封式包装如纸袋可使用 1 层,适用于单独包装的器械。

(四)封包要求

(1)包外应贴灭菌化学指示物,包内也应放置包内化学指示物;包装材料可直接观察包内灭菌化学指示物的颜色变化,则不放置包外灭菌化学指示物。

(2)闭合式包装应使用专用胶带,胶带长度应与灭菌包体积、重量相适宜,松紧适度。封包应严密,保持闭合完好性。

(3)纸塑袋、纸袋等密封包装,其密封宽度应为 6 mm,包内器械距包装袋封口处 2~5 cm。

(4)医用热封机在每天使用前应检查参数的准确性和闭合完好性。

(5)硬质容器应设置安全闭锁装置,屏障完整性破坏时应可识别。

(6)灭菌物品包装的标识应注明物品名称、包装者等内容。灭菌前注明灭菌器编号、灭菌批次、灭菌日期和失效日期。标识应具有追溯性。

十、灭菌

(一)压力蒸汽灭菌

适用于耐湿、耐热的器械、器具和物品的灭菌。包括下排气式和预真空压力蒸汽灭菌,根据待灭菌物品选择适宜的压力蒸汽灭菌器和灭菌程序。灭菌器操作方法遵循生产厂家的使用说明或指导手册。压力蒸汽灭菌器操作程序包括灭菌前准备、灭菌物品装载、灭菌操作、灭菌物品卸载和灭菌效果的监测等步骤。

(1)灭菌前按以下要求进行准备:①每天设备运行前应进行安全检查,包括灭菌器压力表处在"0"的位置。②记录打印装置处于备用状态,灭菌器柜门密封圈平整无损坏,柜门灵活、安全有效。③灭菌柜内冷凝水排出口通畅,柜内壁清洁;电源、水源、蒸汽、压缩空气等运行条件符合设备要求。④进行灭菌器的预热;预真空灭菌器应在每天开始灭菌运行前空载进行 B-D 试验。

(2)灭菌物品按以下要求进行装载:①应使用专用灭菌架或篮筐装载灭菌物品。灭菌包之间应留间隙,利于灭菌介质的穿透。②宜将同类材质的器械、器具和物品,置于同一批次进行灭菌。材质不相同时,纺织类物品应放置于上层,竖放;金属器械类放置于下层。③手术器械包、硬质容器应平放,盆、盘、碗类物品应斜放,包内容器开口朝向一致,玻璃瓶等底部、无孔的器皿类物品应倒立或侧放;纸袋、纸塑包装应侧放,有利于蒸汽进入和冷空气排出。④下排气压力蒸汽灭菌器中,大包宜摆放于上层,小包宜摆放于下层。⑤下排气压力蒸汽灭菌器的装载量不应超过柜室容积的 80%。⑥预真空和脉动真空压力蒸汽灭菌器的装载量不应超过柜室容积的 90%,同时不应小于柜室容积的 10% 和 5%。

(3)按以下要求进行灭菌操作:①应观测并记录灭菌时的温度、压力和时间等灭菌参数及设备运行状况。②灭菌过程的监测应符合规定参数。

(4)无菌物品按以下要求进行卸载:①从灭菌器卸载取出的物品,待温度降至室温时方可移动,冷却时间应＞30 分钟。②每批次应确认灭菌过程合格,包外、包内化学指示物合格,检查有无湿包现象,防止无菌物品损坏和污染。无菌包掉落地上或误放到不洁处应视为被污染。

(二)快速压力蒸汽灭菌

适用于对裸露物品的灭菌,注意事项如下。

(1)宜使用卡式盒或专用灭菌容器盛放裸露物品。

(2)快速压力蒸汽灭菌方法可不包括干燥程序;运输时避免污染,4 小时内使用,不能贮存。

(三)干热灭菌

适用于耐热、不耐湿、蒸汽或气体不能穿透物品的灭菌,如玻璃、油脂、粉剂等物品的灭菌,注意事项如下。

(1)灭菌物品包体积不应超过 10 cm×10 cm×20 cm,泊剂、粉剂的厚度不应超过 0.6 cm,凡士林纱布条厚度不应超过 1.3 cm,装载高度不应超过灭菌器内腔高度的 2/3,物品间应留有充分的空间。

(2)灭菌时不应与灭菌器内腔底部及四壁接触,灭菌后温度降到 40 ℃ 以下再开灭菌器。

(3)有机物品灭菌时,温度应为 160~170 ℃。

(4)灭菌温度达到要求时,应打开进风柜体的排风装置。

(四)环氧乙烷灭菌

适用于不耐高温、湿热如电子仪器、光学仪器等诊疗器械的灭菌。100% 纯环氧乙烷的小型灭菌器,灭菌参数如下。环氧乙烷作用浓度:450~1 200 mg/L,灭菌温度:37~63 ℃,相对湿度:40%~80% 灭菌时间:1~6 小时。注意事项如下。

(1)金属和玻璃材质的器械,灭菌后可立即使用。

(2)残留环氧乙烷排放应遵循生产厂家的使用说明或指导手册,设置专用的排气系统,并保证足够的时间进行灭菌后的通风换气。

(3)环氧乙烷灭菌器及气瓶或气罐应远离火源和静电。气罐不应存放在冰箱中。

(五)过氧化氢等离子体低温灭菌

适用于不耐高温、湿热如电子仪器、光学仪器等诊疗器械的灭菌,灭菌参数如下。过氧化氢作用浓度:>6 mg/L,灭菌腔壁温度:45~65 ℃,灭菌周期:28~75 分钟。注意事项如下。

(1)灭菌前物品应充分干燥。

(2)灭菌物品应使用专用包装材料和容器。

(3)不适用纤维制品、棉布、木质类、泊类、粉剂类等的灭菌。

(4)内镜或其他器材长度只适用于管道＞1 mm 及长度＜2 m 的器械;若长度＞2 m,需要加上强化剂。

十一、贮存

(1)无菌物品贮存应分类分架放置于无菌物品存放区。一次性物品应除去外包装后,进入无菌区存放。

(2)无菌物品存放架应离地面 20～25 cm,离墙 5～10 cm,距天花板 50 cm。

(3)无菌物品放置位置固定,设置标识。接触无菌物品前应洗手或手消毒。

(4)消毒后直接使用的物品应干燥,包装后专架存放。

(5)无菌物品存放有效期:①环境的温度、湿度达到规定时(温度为 20～25 ℃,湿度约为 60%),纺织品包装的无菌物品有效期宜为 14 天;未达到环境标准的,有效期为 7 天。②一次性纸袋包装的无菌物品,有效期为 1 个月。③一次性医用皱纹包装纸、医用无纺布包装的无菌物品,有效期为 6 个月。④一次性纸塑袋包装的无菌物品,有效期为 6 个月。⑤带保护装置硬质容器包装的无菌物品,有效期为 6 个月。

十二、无菌物品的发放

(1)无菌物品发放时,应遵循在有效期内先进先出的原则。

(2)发放时应确认无菌物品的有效性。植入物及植入性手术器械应在生物监测合格后,方可发放。

(3)发放记录应具有可追溯性,应记录一次性使用无菌物品出库日期、名称、规格、数量、生产厂家、生产批号、灭菌日期、失效日期等。

(4)运送无菌物品的器具使用后,应清洁处理,干燥存放。

(5)发出未用的物品尽量不再退回无菌物品存放区。

(6)过期灭菌物品须从存放区取出,重新进行清洗包装和灭菌处理。

第八章

常见症状的护理

第一节 发 热

发热是在致热源作用下或因各种原因引起体温调节中枢功能紊乱,使机体产热增多,散热减少,体温升高超出正常范围。可分为感染性发热和非感染性发热两大类。感染性发热较常见,由病原体引起;非感染性发热可由病原体之外的各种物质引起,目前越来越引起人们的关注。

发热过程包括 3 个时期:①体温上升期,其特点是产热大于散热,主要表现为皮肤苍白、疲乏无力、干燥无汗、畏寒,甚至寒战。②高热持续期,其特点是产热和散热趋于平衡,主要表现为面色潮红、口唇干燥、皮肤灼热、全身不适等。③体温下降期,其特点是散热大于产热,体温恢复到正常水平,主要表现为大汗、皮肤潮湿等。

将发热患者在不同时间测得的体温数值分别记录在体温单上,再将各体温数值点连接起来成体温曲线,该曲线的不同形态称为热型。某些发热性疾病具有独特的热型,细致观察有助于疾病诊断。常见热型及常见疾病对照见表 8-1。

表 8-1　常见热型及常见疾病对照

热型	发热特点	常见疾病
稽留热	体温持续在 39～40 ℃达数天或数周,24 小时波动范围不超过 1 ℃	大叶性肺炎、伤寒、斑疹伤寒、流行性脑脊髓膜炎
弛张热	体温在 39 ℃以上,24 小时内温差达 1 ℃以上,体温最低时仍高于正常	败血症、风湿热、重症肺结核、化脓性炎症等

续表

热型	发热特点	常见疾病
间歇热	体温骤然升高至 39 ℃以上持续数小时或更长,然后下降至正常或正常以下,经过一个间歇,体温又升高,并反复发作,即高热期和无热期交替出现	疟疾、急性肾盂肾炎
回归热	体温急剧上升至 39 ℃以上,持续数天后又骤然下降,但数天后又再出现	回归热、霍奇金病
波状热	体温逐渐上升达 39 ℃或以上,发热数天后逐渐下降,数天后又再发热	布鲁菌病
不规则热	发热无规律,且持续时间不定	结核病、支气管肺炎、流行性感冒、癌性发热

一、观察要点

(一)监测体温变化

一般每天测 4 次体温,高热时应 4 小时测量 1 次,待体温恢复正常 3 天后,改为每天 1 或 2 次。注意发热热型、程度及经过等。体温超过 38.5 ℃,遵医嘱给予物理降温或药物降温,30～60 分钟后复测体温,并做好记录和交班。

(二)注意水、电解质平衡

了解血常规、血细胞比容、血清电解质等变化。在患者大量出汗、食欲不佳及呕吐时,应密切观察有无脱水现象。

(三)观察末梢循环情况

高热而四肢末梢厥冷、发绀等提示病情加重。

(四)并发症

观察注意有无抽搐、休克等情况的发生。

二、护理措施

(一)降温

可选用物理或化学降温方法。物理降温有局部和全身冷疗两种,局部冷疗采用冷毛巾、冰袋、化学制冷袋,通过传导方式散热;全身冷疗应用温水或乙醇擦浴达到降温目的。药物降温通过机体蒸发散热达到降温目的,使用时应注意药物剂量,尤其是年老体弱及有心血管疾病者应防止虚脱或休克现象的发生。

(二)休息与活动

休息可减少能量的消耗,有利于机体康复。高热患者需卧床休息,低热者可酌情减少活动,适当休息。有谵妄、意识障碍的患者应加床档,防止坠床。保持室内温湿度适宜,空气新鲜,定时开窗通风。

(三)补充营养和水分

提供富含维生素、高热量、营养丰富、易消化的流质食物或半流质食物,鼓励患者多饮水,以每天 3 000 mL 为宜,以补充高热消耗的大量水分,并促进毒素和代谢产物的排出。

(四)口腔和皮肤护理

每天酌情口腔护理 2～3 次或晨起、进食前后漱口。注意皮肤清洁卫生,穿棉质内衣,保持干燥。对于长期高热者,应协助其改变体位,防止压疮、肺炎等并发症出现

(五)用药护理

遵医嘱正确应用抗生素,保证按时、足量、现用现配。

(六)心理护理

注意患者心理变化,及时进行疏导,保持患者心情愉快,处于接受治疗护理最佳状态。

三、指导要点

(1)指导患者了解发热的处理方法,告诉患者忌自行滥用退热药及消炎药。

(2)指导患者注意休息,有利于机体康复。

(3)指导患者食用易消化、高碳水化合物的饮食,多饮水。

(4)保持口腔清洁,着宽松、棉质、透气的衣服,以利于排汗。

(5)指导患者积极配合治疗和护理。

第二节 咯 血

咯血是指喉及喉以下呼吸道任何部位出血经口排出者,分为大量咯血

（＞500 mL/d,或1次＞300 mL）、中等量咯血（100～500 mL/d）、少量咯血（100 mL/d）或痰中带血。常见原因是肺结核、支气管扩张症、肺炎和肺癌等。

一、观察要点

（1）患者的生命体征、神志、尿量、皮肤及甲床色泽,及时发现休克征象。

（2）咯血颜色和量,并记录。

（3）止血药物的作用和不良反应。

（4）窒息的先兆症状,如咯血停止、发绀、自感胸闷、心慌、大汗淋漓、喉痒有血腥味及精神高度紧张等情况。

二、护理措施

(一)休息

宜卧床休息,保持安静,避免不必要的交谈。静卧休息,可使少量咯血自行停止。大咯血患者应绝对卧床休息,减少翻身,协助患者取患侧卧位,头侧向一边,有利于健侧通气,对肺结核患者还可防止病灶扩散。

(二)心理护理

向患者做必要的解释,使其放松身心,配合治疗,鼓励患者将积血轻轻咯出。

(三)输液护理

确保静脉通路通畅,并正确计算输液速度。

(四)记录

准确记录出血量和每小时尿量。

(五)备齐急救药品及器械

如止血剂、强心剂、呼吸中枢兴奋剂等药物。此外应备开口器、压舌板、舌钳、氧气、电动吸引器等急救器械。

(六)药物应用

1.止血药物

注意观察用药不良反应。高血压、冠心病患者和孕妇禁用垂体后叶素。

2.镇静药

对烦躁不安者常用镇静药,如地西泮5～10 mg肌内注射。禁用吗啡、哌替啶,以免抑制呼吸。

3.止咳药

大咯血伴剧烈咳嗽时可少量应用止咳药。

(七)饮食

大咯血者暂禁食,小咯血者宜进少量凉或温的流质饮食,避免饮用浓茶、咖啡、酒精等刺激性饮料。多饮水及多食富含纤维素食物,以保持大便通畅。便秘时可应用缓泻剂以防诱发咯血。

(八)窒息的预防及抢救配合

(1)咯血时嘱患者不要屏气,否则易诱发喉头痉挛。如出血引流不畅形成血块,可造成呼吸道阻塞。应尽量将血轻轻咯出,以防窒息。

(2)准备好抢救用品如吸痰器、鼻导管、气管插管和气管切开包。

(3)一旦出现窒息,应立即开放气道,上开口器立即清除口腔、鼻腔内血凝块,用吸引器吸出呼吸道内的血液及分泌物。

(4)迅速抬高患者床尾,取头低足高位。

(5)如患者神志清醒,鼓励患者用力咳嗽,并用手轻拍患侧背部促使支气管内淤血排出;如患者神志不清则应迅速将患者上半身垂于床边并一手托扶,另一手轻拍患侧背部。

(6)清除患者口、鼻腔内的淤血。用压舌板刺激其咽喉部,引起呕吐反射,使其能咯出阻塞咽喉部的血块,对牙关紧闭者用开口器及舌钳协助。

(7)如上述措施不能使血块排出,应立即用吸引器吸出淤血及血块,必要时立即行气管插管或气管镜直视下吸取血块。给予高浓度氧气吸入。做好气管插管或气管切开的准备与配合工作,以解除呼吸道阻塞。

三、指导要点

(1)告知患者注意保暖,预防上呼吸道感染。

(2)告知患者保持呼吸道通畅,注意引流与排痰。

(3)向患者讲解保持大便通畅的重要性。

(4)告知患者不要过度劳累,避免剧烈咳嗽。

(5)告知患者注意锻炼身体,增强抗病能力,避免剧烈运动。

第三节 水 肿

水肿是指液体在组织间隙过多积聚使组织肿胀,临床上最常见的是心源性水肿和肾源性水肿。心源性水肿最常见的病因是右心衰竭,特点是水肿首先出现在身体低垂部位,如卧床患者腰骶部、会阴或阴囊部,非卧床患者的足踝部、胫前。用指端加压水肿部位,局部可出现凹陷,称为压陷性水肿。重者可延及全身,出现胸腔积液、腹水。肾源性水肿可分为两大类:①肾炎性水肿:从颜面部开始,重者波及全身,指压凹陷不明显。②肾病性水肿:一般较严重,多从下肢部位开始,常为全身性、体位性和凹陷性,可无高血压及循环淤血的表现。

一、观察要点

(1)监测尿量:记录 24 小时出入液量,若患者尿量<30 mL/h,应立即报告医师。

(2)监测体重:于每天同一时间、着同一服装、用同一体重计,晨起排尿后,早餐前测量患者体重。

(3)观察水肿的消长情况及胸腔、腹腔和心包积液。

(4)监测生命体征尤其血压。

(5)观察有无急性左心衰竭和高血压脑病的表现。

(6)密切监测实验室检测结果如尿常规、肾小球滤过率、血尿素氮、血肌酐、血浆蛋白、血电解质等。

二、护理措施

(一)休息与体位

休息有利于增加肾血流量,提高肾小球滤过率,促进水钠排出,减轻水肿。下肢水肿明显者,卧床休息时可抬高下肢;轻度水肿者应限制活动,重度水肿者应卧床休息,伴胸腔积液或腹水者宜采取半卧位;阴囊水肿者可用吊带托起。

(二)饮食护理

1.钠盐

限制钠盐摄入,每天摄入量以 2～3 g 为宜。告知患者及家属限制钠盐摄入的重要性以提高其依从性。限制含钠量高的食物如腌熏制品等。注意患者口味,提高烹饪技术以促进食欲,如可适当使用醋、葱、蒜、香料、柠檬、酒等。

2.液体

液体摄入量视水肿程度及尿量而定。若 24 小时尿量达 1 000 mL 以上,一般不需严格限水,但不可过多饮水。若 24 小时尿量<500 mL 或有严重水肿者应严格限制水钠摄入,重者应量出为入,每天液体入量不应超过前一天尿量加上

不显性失水量(约 500 mL)。液体入量包括饮水、饮食、服药、输液等各种形式或途径进入体内的水分。

3.蛋白质

低蛋白血症所致水肿者,若无氮质血症,可给予 1.0 g/(kg·d)的优质蛋白,优质蛋白是指富含必需氨基酸的动物蛋白如鸡蛋、鱼、牛奶等,但不宜高蛋白饮食,因为高蛋白饮食可致尿蛋白增加而加重病情。有氮质血症的水肿患者,应限制蛋白质的摄入,一般给予 0.6～0.8 g/(kg·d)的优质蛋白。慢性肾衰竭患者需根据肾小球滤过率来调节蛋白质摄入量,肾小球滤过率<50 mL/min 时应限制蛋白摄入量。

4.热量

补充足够的热量以免引起负氮平衡,尤其低蛋白饮食的患者,每天摄入的热量不可低于 126 kJ/kg,即 30 kcal/kg。

5.维生素

注意补充机体所需的各种维生素。

(三)皮肤护理

严密观察水肿部位、肛周及受压处皮肤有无发红、水疱或破溃现象。保持床褥清洁、柔软、平整、干燥,严重水肿者使用气垫床,定时协助或指导患者变换体位,膝部及踝部等骨隆突处可垫软枕以减轻局部压力。使用便盆时动作应轻巧,勿强行推、拉,防止擦伤皮肤。嘱患者穿柔软、宽松的衣服。用热水袋保暖时水温不宜过高,防止烫伤。心衰患者常因呼吸困难而被迫采取半卧位或端坐位,其最易发生压疮的部位是骶尾部,应予以保护;保持会阴部清洁干燥,男患者可用托带支托阴囊部。

(四)用药护理

遵医嘱使用利尿剂,密切观察药物的疗效和不良反应。长期使用利尿剂应监测酸碱平衡和血清电解质情况,观察有无低钾血症、低钠血症、低氯性碱中毒。低钾血症通常表现为肌无力、腹胀、恶心、呕吐及心律失常;低钠血症可出现无力、恶心,肌痛性痉挛、嗜睡和意识淡漠;低氯性碱中毒表现为呼吸浅慢、手足抽搐、肌痉挛、烦躁和谵妄。利尿剂应用过快过猛(如使用大剂量呋塞米)还可导致有效血容量不足,出现恶心、直立性眩晕、口干、心悸等症状。呋塞米等强效利尿剂具有耳毒性,可引起耳鸣、眩晕及听力丧失,应避免与链霉素等具有相同不良反应的氨基糖苷类抗生素同时使用。

(五)心理护理

水肿可引发患者焦虑、恐惧等不良情绪反应,不利于疾病的康复。因此医护人员应评估患者的心理状况,安慰患者,使其保持情绪稳定,增强安全感,树立战胜疾病的信心。

三、指导要点

(1)指导患者合理休息,定时更换体位,注意保护受压处。

(2)指导患者进低盐、富含优质蛋白和多种维生素、易消化的饮食。

(3)教会患者通过正确测量每天出入液量、体重等评估水肿变化。

(4)向患者详细介绍有关药物的名称、用法、剂量、作用和不良反应,并告诉患者不可擅自加量、减或停药,尤其是使用肾上腺糖皮质激素和环磷酰胺等免疫抑制剂时。

第四节　恶心与呕吐

呕吐是胃内容物返入食管,经口吐出的一种反射动作,分为恶心、干呕和呕吐 3 个阶段,亦有呕吐可无恶心或干呕的先兆。恶心是一种可以引起呕吐冲动的胃内不适感,常为呕吐的前驱感觉,亦可单独出现,主要表现为上腹部特殊不适感,常常伴有头晕、流涎、脉搏缓慢、血压降低等迷走神经兴奋症状。呕吐可将胃内有害物质吐出,是机体的一种防御反射,具有一定保护作用,但大部分并非由此引起,且频繁而剧烈的呕吐可引起脱水、电解质紊乱等并发症。

一、分类

恶心与呕吐的病因很多,按发病机制可归纳为以下几种。

(一)反射性呕吐

(1)胃炎、消化性溃疡并发幽门梗阻、胃癌。

(2)肝脏、胆囊、胆管、胰、腹膜的急性炎症。

(3)胃肠功能紊乱引起的心理性呕吐。

(二)中枢性呕吐

主要由中枢神经系统疾病引起,如颅内压升高、炎症、损伤等。

(三)前庭障碍性呕吐

如迷路炎和梅尼埃病等。

二、观察要点

(一)呕吐的特点

观察并记录呕吐次数,呕吐物的性质、量、颜色和气味。

(二)定时监测生命体征

血容量不足时可出现心率加快、呼吸急促、血压降低,特别是直立性低血压。持续性呕吐致大量胃液丢失而发生代谢性碱中毒时,患者呼吸变浅、变慢。

(三)注意水、电解质平衡

准确测量并记录每天的出入液量、尿比重、体重。观察患者有无失水征象,依失水程度不同,患者可出现软弱无力、口渴、皮肤黏膜干燥和弹性减低,尿量减少、尿比重升高,并可有烦躁、神志不清甚至昏迷等表现。

(四)监测各项化验指标

了解血常规、血细胞比容、血清电解质等变化。

三、护理措施

(一)呕吐处理

遵医嘱应用止吐药及其他治疗,促使患者逐步恢复正常的体力和饮食。

(二)补充水分和电解质

口服补液时,应少量多次饮用,以免引起恶心、呕吐。若口服补液未能达到所需补液量,需静脉输液以恢复机体的体液平衡状态。剧烈呕吐不能进食或严重水电解质失衡时,则主要通过静脉补液给予纠正。

(三)生活护理

协助患者进行日常活动。患者呕吐时应帮助其坐起或侧卧,使其头偏向一侧,以免误吸。吐毕给予漱口,更换污染衣物、被褥,开窗通风以去除异味。

(四)安全护理

告知患者突然起身可能出现头晕、心悸等不适。

(五)应用放松技术

常用深呼吸、交谈、听音乐、阅读等方法转移患者的注意力,以减少呕吐的发生。

(六)心理护理

耐心解答患者及家属提出的问题,消除其紧张情绪,特别是与精神因素有关的呕吐患者;消除紧张、焦虑会促进食欲和消化能力,增强对治疗的信心及保持稳定的情绪均有益于缓解症状,必要时使用镇静药。

四、指导要点

(1)指导患者呕吐时采取正确的体位。

(2)指导患者深呼吸,即用鼻吸气,然后张口慢慢呼气,反复进行。

(3)指导患者坐起时动作缓慢,以免发生直立性低血压。

(4)指导患者保持情绪平稳,积极配合治疗。

第五节 腹 泻

腹泻是指正常排便形态改变,频繁排出松散稀薄的粪便甚至水样便。腹泻的发病机制为肠蠕动亢进、肠分泌增多或吸收障碍,多由饮食不当或肠道疾病引起,其他原因有药物、全身性疾病、过敏和心理因素等。小肠病变引起的腹泻粪便呈糊状或水样,可含有未完全消化的食物成分,大量腹泻易导致脱水和电解质丢失,部分慢性腹泻患者可发生营养不良。大肠病变引起的腹泻粪便可含脓血、黏液,病变累及直肠时可出现里急后重。

一、观察要点

(1)观察排便情况及伴随症状。

(2)动态观察体液平衡状态:严密观察患者生命体征、神志、尿量的变化;有无口渴、口唇干燥、皮肤弹性下降、尿量减少、神志淡漠等脱水表现;有无肌肉无力、腹胀、肠鸣音减弱、心律失常等低钾血症的表现;监测生化指标的变化。

(3)观察肛周皮肤排便频繁时,观察肛周皮肤有无损伤、糜烂及感染。

(4)观察止泻药和解痉镇痛药的作用和不良反应。

二、护理措施

(一)休息与活动

急性起病、全身症状明显的患者应卧床休息,注意腹部保暖。

(二)用药护理

腹泻治疗以病因治疗为主,应用止泻药时应观察患者的排便情况,腹泻控制后应及时停药;应用解痉镇痛药如阿托品时,注意药物不良反应如口干、视物模糊、心动过速等。

(三)饮食护理

食少渣、易消化饮食,避免生冷、多纤维、刺激性食物。急性腹泻应根据病情和医嘱,给予禁食、流质、半流质或软食。

(四)肛周皮肤护理

排便后应用温水清洗肛周,保持清洁干燥,必要时涂无菌凡士林或抗生素软膏保护肛周皮肤,促进损伤处愈合。

(五)补充水分或电解质

及时遵医嘱给予液体、电解质和营养物质,以满足患者的生理需要量,补充额外丢失量,恢复和维持血容量。一般可经口服补液,严重腹泻伴恶心与呕吐、禁食或全身症状显著者经静脉补充水分和电解质。注意输液速度的调节,老年人易因腹泻发生脱水,也易因输液速度过快引起循环衰竭,故老年患者尤其应及时补液并注意输液速度。

(六)心理护理

慢性腹泻治疗效果不明显时,患者往往对预后感到担忧,结肠镜等检查有一定痛苦,某些腹泻如肠易激惹综合征与精神因素有关,故应注意患者心理状况的评估和护理,鼓励患者配合检查和治疗,稳定患者情绪。

三、指导要点

(1)指导患者正确使用热水袋。

(2)指导患者进食少渣、易消化饮食。

(3)指导患者排便后正确护理肛周皮肤。

(4)指导患者积极配合治疗和护理过程。

第六节 便 秘

便秘是指正常排便形态改变,排便次数减少,排出过干、过硬的粪便,且排便不畅、困难。便秘的主要发病机制是肠道功能受到抑制。其原因为:器质性病变,排便习惯不良,中枢神经系统功能障碍,排便时间受限制,强烈的情绪反应,各类直肠、肛门手术,药物不合理使用,饮食结构不合理,饮水量不足,滥用缓泻剂、栓剂、灌肠,长期卧床,活动减少等。

一、观察要点

(1)排便情况及伴随症状。

(2)患者生命体征、神志等变化,尤其老年患者。

(3)缓泻剂的作用和不良反应。

二、护理措施

(一)合理膳食

多进食促进排便的饮食和饮料,如水果、蔬菜、粗粮等高纤维食物;餐前提供开水、柠檬汁等热饮,促进肠蠕动,刺激排便反射;适当提供易致轻泻的食物如梅子汁等促进排便;多饮水,病情允许情况下每天液体摄入量应不少于 2 000 mL;适当食用油脂类食物。

(二)休息与活动

根据患者情况制订活动计划如散步、做操、打太极等。卧床患者可进行床上活动。

(三)提供适当的排便环境

为患者提供单独隐蔽的环境及充裕的排便时间,如拉上围帘或用屏风遮挡;避开查房、治疗、护理和进餐时间,以消除紧张情绪,保持心情舒畅,利于排便。

(四)选取适宜排便姿势

床上使用便盆时,除非有禁忌,最好采取坐姿或抬高床头,利用重力作用增加腹内压促进排便。病情允许时让患者下床上厕所排便。即将手术患者,在手术前有计划地训练其在床上使用便盆。

（五）腹部环形按摩

排便时用手沿结肠解剖位置自右向左环形按摩，可促使降结肠的内容物向下移动，并增加腹内压，促进排便。指端轻压肛门后端也可促进排便。

（六）用药护理

遵医嘱给予口服缓泻药物，对于老年人、儿童应选择作用缓和的泻剂，慢性便秘的患者可选用蓖麻油、番茄叶、大黄等接触性泻剂；使用缓泻剂可暂时解除便秘，但长期使用或滥用又常成为慢性便秘的主要原因。常用的简易通便剂有开塞露、甘油栓等。

（七）灌肠

以上方法均无效时，遵医嘱给予灌肠。

（八）帮助患者重建排便习惯

选择适合自身的排便时间，理想的是早餐后效果最好，因进食刺激大肠蠕动而引起排便反射；每天固定时间排便，并坚持下去，不随意使用缓泻剂及灌肠等方法。

（九）心理护理

应尊重和理解患者，给予心理安慰与支持，帮助其树立信心，配合治疗和护理。

三、指导要点

（1）帮助患者进行增强腹肌和盆部肌肉的运动，以增加肠蠕动和肌张力，促进排便。

（2）指导患者重建正常排便习惯。

（3）指导患者合理膳食，多食水果、蔬菜、粗粮等富含纤维食物。

（4）鼓励患者根据个体情况制订合理的活动计划。

第七节　疼　痛

疼痛是一种复杂的主观感受，是近年来非常受重视的一个常见临床症状之一,也称第5生命体征。疼痛的原因包括:温度刺激、化学刺激、物理损伤、病理改变和心理因素等。疼痛对全身产生影响,可致精神心理方面改变如:抑郁、焦虑、愤怒、恐惧;致生理反应如:血压升高、心率增快、呼吸频率增快、神经内分泌及代谢反应、生化反应;致行为反应,如:语言反应、躯体反应等。

个体对疼痛的感受和耐受力存在很大的差异,同样性质、强度的刺激可引起不同个体产生不同的疼痛反应。疼痛阈是指使个体所能感觉到疼痛的最小刺激强度。疼痛耐受力是指个体所能耐受的疼痛强度和持续时间。对疼痛的感受和耐受力受客观和主观因素的影响。其中客观因素包括个体的年龄、宗教信仰与文化、环境变化、社会支持、行为作用及医源性因素;主观因素包括以往的疼痛经验、注意力、情绪及对疼痛的态度等。

一、观察要点

(1)患者疼痛时的生理、行为和情绪反应。

(2)疼痛的部位、发作的方式、程度、性质、伴随症状、开始时间,以及持续时间等。

(3)评估工具的使用:可根据患者的病情、年龄和认知水平选择相应的评估工具。

二、护理措施

(一)减少或消除引起疼痛的原因

若为外伤所致的疼痛,应酌情给予止血、包扎、固定、处理伤口等;胸、腹部手术后,患者会因咳嗽或呼吸引起伤口疼痛,术前应教会患者术后深呼吸和有效咳嗽的方法。

(二)合理运用缓解或解除疼痛的方法

1.药物镇痛

治疗疼痛最基本、最常用的方法。镇痛药物种类很多,主要分为以下3种类型。①阿片类镇痛药:如吗啡、哌替啶、芬太尼等;②非阿片类镇痛药:如水杨酸类、苯胺类、非甾体类药物等;③其他辅助类药物:如激素、解痉药、维生素类药物等。镇痛药物给药途径以无创给药为主,可以选择口服、经直肠给药、经皮肤给药、舌下含服给药法,亦可临时采用肌内注射法、静脉给药法、皮下注射给药法,必要时选择药物输注泵。

对于癌性疼痛的药物治疗,目前临床上普遍采用WHO所推荐的三阶梯镇痛疗法,逐渐升级,合理应用镇痛剂来缓解疼痛。三阶梯镇痛疗法的基本原则是:口服给药、按时给药、按阶梯给药、个体化给药、密切观察药物不良反应及宣教。其内容包括:①第一阶梯:使用非阿片类镇痛药物,适用于轻度疼痛患者,主要给药途径是口服,常用的药物有阿司匹林、对乙酰氨基酚、布洛芬等.②第二阶梯:使用弱阿片类镇痛药物,适用于中度疼痛患者,常用的药物有可待因、右旋丙氧酚、曲马朵等;除了可待因可以口服或肌内注射外,其他均为口服。③第二阶梯:使用强阿片类镇痛药物,主要于重度和剧烈癌痛患者;常用药物有吗啡、美沙酮、氧吗啡等,加非阿片类镇痛药物,可酌情加用辅助药;给药途径上,吗啡和美沙酮均可以口服或肌内注射,氧吗啡采用口服给药。患者自控镇痛泵(patient control analgesia,PCA)在患者疼痛时,通过由计算机控制的微量泵主动向体内注射设定剂量的药物,符合按需镇痛的原则,既减轻了患者的痛苦和心理负担,又减少了医务人员的操作。

2.物理镇痛

常应用冷、热疗法如冰袋、冷湿敷或热湿敷、温水浴、热水袋等。此外,理疗、按摩及推拿也是临床上常用的物理镇痛方法。高热、有出血倾向疾病、结核和恶性肿瘤等患者慎用。

3.针灸镇痛

根据疼痛部位,针刺相应的穴位,使人体经脉疏通、气血调和,以达到镇痛的目的。

4.经皮神经电刺激疗法

经皮肤将特定的低频脉冲电流输入人体,可以产生无损伤性镇痛作用。

(三)提供心理社会支持

积极指导家属理解支持患者,并鼓励患者树立战胜疾病的信心。

(四)恰当运用心理护理方法及疼痛心理疗法

心理护理方法包括:减轻心理压力、转移注意力和放松练习。转移注意力和放松练习可减少患者对疼痛的感受强度,常用方法有:参加活动、音乐疗法、有节律地按摩、深呼吸和想象。疼痛的心理疗法是应用心理性的原则和方法,通过语言、表情、举止行为,并结合其他特殊的手段来改变患者不正确的认知活动、情绪障碍和异常行为的一种治疗方法。

(五)采取促进患者舒适的措施

提供良好的采光和通风房间、舒适整洁的床单位、适宜的温湿度等促进患者舒适。

三、指导要点

(1)指导患者准确描述疼痛的性质、部位、持续时间、规律,并选择适合自身的疼痛评估工具。

(2)指导患者客观地向医务人员讲述疼痛的感受。

(3)指导患者正确使用镇痛药物,如用药的最佳时间、用药剂量等,避免药物成瘾。

(4)指导患者学会应对技巧以缓解疼痛。

第九章

内科护理

第一节 支气管哮喘

支气管哮喘简称哮喘,是指由多种细胞(如嗜酸性粒细胞、肥大细胞、T淋巴细胞、中性粒细胞、平滑肌细胞、气道上皮细胞等)和细胞组分参与的气道慢性炎症性疾病。这种慢性炎症与气道高反应性有关,出现广泛多变的可逆性气流受限。典型的表现为反复发作的喘息、气急,伴有哮鸣音的呼气性呼吸困难、胸闷、咳嗽等症状。支气管哮喘如不及时诊治,随病程延长可导致气道不可逆性狭窄和气道重塑。

哮喘是全球性疾病,全球约有3亿哮喘患者。各国和地区哮喘患病率存在差异,我国为0.5%~5%,且呈逐年上升趋势。儿童患病率高于青壮年,老年人群患病率有增高趋势,成人男女患病率相近。一般认为发达国家患病率高于发展中国家,城市高于农村,约40 010的患者有家族史。哮喘的死亡率为(1.6~36.7)/10万,我国已成为全球哮喘病死率最高的国家之一。世界各国的哮喘防治专家共同起草并不断更新的全球哮喘防治倡议(Global Initiative for Asthma,GINA)已成为防治哮喘的重要指南,其提供的资料显示,经过长期规范化治疗和管理,80%以上的成人、95%以上的儿童哮喘患者可以达到哮喘的临床控制。

一、病因与发病机制

(一)病因

目前不十分清楚病因,多认为是一种复杂的、具有多基因遗传倾向的疾病,受遗传与环境因素双重影响。个体过敏体质及外界环境的影响是发病的危险因素。

1.遗传因素

哮喘发病具有家族集聚现象,亲属患病率高于群体患病率,且亲缘关系越近,患病率越高。目前采用全基因组关联研究鉴定了多个哮喘易感基因位点(如 $5q12,22,23,17q12\sim17,9q24$ 等)。

2.环境因素

具有哮喘易感基因的人群发病与否受环境因素的影响较大,哮喘的激发因素包括以下几个。①变应原性因素:室内变应原(尘螨、家养宠物、蟑螂)、室外变应原(花粉、草粉)、职业性变应原(饲料、油漆、活性染料)、食物(鱼、虾、蛋类、牛奶)、药物(阿司匹林、抗生素、普萘洛尔)。②非变应原性因素:气候改变、大气污染、吸烟、运动、肥胖、妊娠等。

(二)发病机制

哮喘的发病机制非常复杂,尚未完全阐明,可归纳为气道免疫—炎症机制、神经机制及其相互作用。

1.气道免疫-炎症机制

(1)气道炎症形成机制:哮喘的炎症反应是由多种炎症细胞、炎症介质和细胞因子共同参与的相互作用的结果。体液免疫和细胞免疫均参与哮喘发病过程。根据接触变应原后哮喘发生的时间,可分为速发型哮喘反应(immediate asthmatic reaction,IAR)、迟发型哮喘反应(late asthma reaction,LAR)和双相型哮喘反应(diphase asthmatic reaction,DAR)。IAR 在接触变应原的同时立即发生,15~30 分钟达到高峰,2 小时逐渐恢复正常。LAR 在接触变应原后 6 小时左右发生,持续时间长,可达数天,症状重。约半数以上患者出现迟发型哮喘反应。

(2)气道高反应性(airway hyperresponsiveness,AHR):指气道对各种刺激因子如变应原、理化因素、药物、运动等出现过强或过早的收缩反应,引起气道狭窄和气道阻力增加,从而引发咳嗽、胸闷、呼吸困难和喘息等症状。AHR 是哮喘的基本特征,可直接反映哮喘发作的严重程度。目前普遍认为气道慢性炎症是导致 AHR 的重要机制之一。AHR 有家族倾向,受遗传因素的影响。然而出现 AHR 者并非都是哮喘,如长期吸烟、病毒性上呼吸道感染、接触臭氧、慢性阻塞性肺疾病等也可出现 AHR,但程度相对较轻。

(3)气道重构:其发生主要与气道炎症持续存在和气道上皮反复损伤/修复有关。表现为气道上皮细胞黏液化生、平滑肌肥大/增生、上皮下胶原沉积和纤维化、血管增生等。气道重构使哮喘患者对吸入激素的敏感性降低,导致不可逆气流受限及持续存在的 AHR。

2.神经调节机制

神经因素也被认为是哮喘发病的重要环节之一。支气管受复杂的自主神经支配,包括肾上腺素能神经、胆碱能神经及非肾上腺素能非胆碱能(NANC)神经系统。哮喘与 β-肾上腺素受体功能低下、胆碱能神经张力增加有关。NANC 能释放舒张支气管平滑肌的神经介质(如血管活性肠肽、一氧化氮)、收缩支气管平滑肌的神经介质(如 P 物质、神经肌肽),两者失衡,则可引起支气管平滑肌收缩。此外,神经源性炎症也能通过局部轴突反射释放感觉神经肽而诱发哮喘。

二、临床表现

(一)症状

典型表现为发作性的呼气性呼吸困难,伴哮鸣音。哮喘症状在夜间及凌晨发作或加重常为哮喘的重要临床特征之一,可在数分钟内发生,持续数小时至数天,可自行缓解或用支气管舒张药物治疗后缓解。临床还存在没有喘息症状的不典型哮喘,患者表现为发作性胸闷、咳嗽或发绀等其他症状,咳嗽是唯一症状的不典型哮喘称为咳嗽变异性哮喘。胸闷是唯一症状的不典型哮喘称为胸闷变异性哮喘。有些患者尤其是青少年的哮喘症状在运动时出现,称为运动性哮喘。

(二)体征

典型体征是发作时胸部呈过度充气征象:肋间隙增宽饱满,呼吸运动减弱,叩诊呈过清音,双肺可闻及广泛的哮鸣音,呼气音延长。在轻度哮喘时哮鸣音可不出现,此外,非常严重的哮喘发作时,哮鸣音反而减弱甚至消失,表现为"沉默肺",提示病情危重。非发作期无明显异常体征。

(三)并发症

严重发作时可并发气胸、纵隔气肿、肺不张,长期反复发作或感染可并发慢性阻塞性肺疾病、支气管扩张症、间质性肺炎、肺纤维化和肺源性心脏病。

(四)哮喘的分期及控制水平分级

哮喘可分为急性发作期与非急性发作期。

1.急性发作期

指气急、喘息、胸闷、咳嗽等症状突然发生或症状加重,伴呼气流量降低,常因接触变应原等刺激物或治疗不当所致。哮喘急性发作时其轻重程度不一,偶尔可在数分钟内危及生命,故应对病情做出正确评估,并及时给予有效的治疗。急性发作时病情严重程度可分为轻度、中度、重度和危重 4 级。

(1)轻度:对日常生活影响不大,步行、上楼时有气短。呼吸频率轻度增加,呼气末可闻及散在哮鸣音。可有焦虑,脉率<100 次/分,肺通气功能和血气检查正常。使用支气管舒张剂能被控制。

(2)中度:日常生活受限,稍事活动便有气短,讲话常有中断,喜坐位。呼吸频率增加,可有三凹征,哮鸣音响亮、弥漫。时有焦虑,脉率 100~120 次/分,可出现奇脉,PaO_2 为 8.0~10.7 kPa(60~80 mmHg),$PaCO_2 \leqslant 6.0$ kPa(45 mmHg),SaO_2 为 91%~95%。使用支气管舒张剂后 PEF 占预计值60%~80%。

(3)重度:休息时感气短,喘息持续发作,只能单字讲话,端坐呼吸,大汗淋漓。呼吸频率>30 次/分,常有三凹征,哮鸣音响亮、弥漫。常有焦虑,脉率>120 次/分,奇脉,$PaO_2 < 10.7$ kPa(60 mmHg),$PaCO_2 > 6.0$ kPa(45 mmHg),$SaO_2 \leqslant 90\%$,pH 可降低。使用支气管舒张剂后 PEF 占预计值<60%或绝对值<100 L/min,或作用时间<2 小时。

(4)危重:患者不能讲话,嗜睡或意识模糊。胸腹矛盾运动,哮鸣音明显减弱或消失。脉率>120 次/分或变慢和不规则,$PaO_2 < 10.7$ kPa(60 mmHg),$PaCO_2 > 6.0$ kPa(45 mmHg),$SaO_2 < 90\%$,pH 降低。使用支气管舒张剂无效。

2.非急性发作期

患者在相当长的时间内仍有不同频率和/或不同程度的哮喘症状,亦称为慢性持续期。长期评估哮喘的控制水平是目前应用最为广泛的非急性发作期哮喘严重性评估方法,该评估方法包括目前临床控制评估和未来风险评估,哮喘临床控制水平分为控制、部分控制和未控制 3 个等级。

三、实验室及其他检查

(一)痰液检查

部分患者痰涂片可见嗜酸性粒细胞增多。

(二)呼吸功能检查

1.通气功能检测

哮喘发作时呈阻塞性通气功能障碍改变。FEV1、FEV1/FVC%及最高呼气流量(peak expiratory flow,PEF)均下降;残气量、残气量与肺总量比值增加。其中 FEV1/FVCW<70％或 FEV1 低于正常预计值的 80％是判断气流受限最重要的指标。缓解期上述通气功能指标可逐渐恢复,病变迁延、反复发作的患者通气功能可逐渐下降。

2.支气管激发试验(bronchial provocation test,BPT)

评估气道反应性,常用吸入激发剂为醋甲胆碱和组胺,也有物理激发因素如运动、冷空气等。BPT 适用于非哮喘发作期、FEV 在正常预计值 70％以上的患者,FEV1 下降>20％为支气管激发试验阳性,提示存在气道高反应性。

3.支气管舒张试验(bronchial dilation test,BDT)

测定气道的可逆性改变,常用的吸入支气管舒张剂有沙丁胺醇、特布他林等。在吸入支气管舒张剂 20 分钟后重复检测肺功能,FEV1 较用药前增加≥12％,且绝对值增加≥200 mL 判断为支气管舒张试验阳性,提示存在可逆性气道阻塞。

4.PEF 及其变异率测定

哮喘发作时 PEF 下降。若昼夜 PEF 变异率≥20％,符合可逆性气道改变的特点。

(三)胸部影像学检查

哮喘发作时胸部 X 线检查可见双肺透亮度增高,呈过度充气状态如肋间隙增宽、膈肌下降。合并感染时可见肺纹理增加和炎性浸润阴影。部分患者 CT 检查可见支气管壁增厚、黏液阻塞。

(四)血气分析

严重哮喘发作时可有 PaO_2 降低。由于过度通气可使 $PaCO_2$ 下降,pH 上升,表现为呼吸性碱中毒。若病情恶化,气道阻塞严重时,可出现缺氧和潴留,$PaCO_2$ 升高,表现为呼吸性酸中毒。若缺氧明显,可合并代谢性酸中毒。

(五)特异性变应原的检测

哮喘患者大多伴有过敏体质,对众多的变应原和刺激物敏感,结合病史测定变应原指标有助于病因诊断和预防反复发作。常用的检测方法包括检测患者外周血的特异性 IgE 和皮肤变应原试验。

四、诊断要点

哮喘的诊断标准如下。

(1)反复发作喘息、气急、胸闷或咳嗽,多与接触变应原、冷空气、物理或化学性刺激、病毒性上呼吸道感染、运动等有关。

（2）发作时在双肺可闻及散在或弥漫性、以呼气相为主的哮鸣音，呼气相延长。

（3）上述症状可经治疗缓解或自行缓解。

（4）排除其他疾病所引起的喘息、气急、胸闷或咳嗽。

（5）临床表现不典型者（如无明显喘息或体征），应至少具备下列三项中的一项：①支气管激发试验或运动试验阳性；②支气管舒张试验阳性；③昼夜 PEF 变异率≥20%。

符合上述（1）～（4）条或（4）、（5）条者，可诊断为支气管哮喘。

五、处理原则

哮喘目前无特效的根治方法，但长期规范化治疗可使大多数患者的哮喘症状得到控制，减少复发甚至不发作。治疗的目标是长期控制症状和预防未来风险的发生，使患者能与正常人一样生活、工作及学习。

（一）确定并减少危险因素接触

部分患者能找到引起哮喘发作的变应原或其他非特异刺激因素，使患者脱离并长期避免接触这些危险因素是防治哮喘最有效的方法。

（二）药物治疗

治疗哮喘的药物分为控制药物和缓解药物。控制药物指需要长期每天使用的药物，达到减少发作的目的，主要作用是控制气道慢性炎症，使哮喘维持临床控制，又称抗炎药。缓解药物指按需使用的药物，能迅速解除支气管痉挛、缓解哮喘症状，又称解痉平喘药。

1.糖皮质激素

简称激素，是目前控制哮喘最为有效的药物。

（1）吸入给药：由于吸入糖皮质激素治疗局部抗炎作用强且全身不良反应少，是目前推荐长期抗感染治疗哮喘的首选方法。常用吸入药物有倍氯米松、布地奈德、氟替卡松、莫米松、环索奈德等，通常需规律吸入 1～2 周以上方能生效。根据哮喘病情选择吸入不同剂量。使用干粉吸入装置比普通定量气雾剂方便，且吸入下呼吸道的药量较多，如二丙酸倍氯米松气雾剂、布地奈德（普米克都保）、沙美特罗替卡松粉吸入剂（舒利迭）等。

（2）口服给药：用于吸入激素无效或需短期强化治疗的患者，常用泼尼松、泼尼松龙等。泼尼松的起始剂量为每天 30～60 mg，症状缓解后逐渐减量至每天

≤10 mg,然后停用,改用吸入剂。不建议长期口服激素用于维持哮喘控制治疗。

(3)静脉给药:严重哮喘发作时,应及早经静脉给予琥珀酸氢化可的松或甲泼尼龙。

2.β₂受体激动剂

起到舒张支气管、缓解哮喘症状的作用。

(1)短效 β₂受体激动剂:治疗哮喘急性发作的首选药物,作用时间维持 4～6 小时。用药方法有定量气雾剂(metered dose inhaler,MDI)吸入、干粉吸入、持续雾化吸入等,也可经口服或静脉注射。首选定量吸入法,常用沙丁胺醇、特布他林等。严重哮喘时,沙丁胺醇静脉滴注。

(2)长效 β₂受体激动剂不能单独用于哮喘的治疗。与吸入型糖皮质激素联合用药是目前最常用的哮喘控制方法,作用时间维持 10～12 小时。也可按需用于哮喘急性发作的治疗。常用药物有沙美特罗、福莫特罗等。目前常用吸入型糖皮质激素加长效 β₂受体激动剂的联合制剂包括氟替卡松/沙美特罗吸入干粉剂、布地奈德/福莫特罗吸入干粉剂。

3.白三烯(LT)调节剂

具有抗炎和舒张支气管平滑肌的作用,是目前除吸入型糖皮质激素外唯一可单独应用的哮喘控制性药物,可作为轻度哮喘吸入型糖皮质激素的替代治疗药物和中、重度哮喘的联合用药,尤适用于治疗运动性哮喘、阿司匹林哮喘和伴有过敏性鼻炎哮喘患者,如口服孟鲁司特、扎鲁司特等。

4.茶碱类药物

具有舒张支气管平滑肌和抗炎作用,也具有强心、利尿、扩张冠状动脉、兴奋呼吸中枢和呼吸肌等作用,是目前治疗哮喘的有效药物之一。

(1)口服给药:氨茶碱和控(缓)释茶碱用于轻、中度哮喘急性发作及维持治疗。常用剂量为每天 6～10 mg/kg,口服控(缓)释茶碱尤适用于控制夜间哮喘症状。小剂量控(缓)释茶碱与吸入型糖皮质激素联合是目前常用的哮喘控制性药物之一。

(2)静脉给药:氨茶碱加入葡萄糖溶液中,首剂负荷剂量是 4～6 mg/kg,缓慢静脉注射或静脉滴注,维持量为 0.6～0.8 mg/(kg·h),适用于重症和危重症哮喘。每天最大用量(包括口服和静脉用药)一般不超过 1.0 g。

5.抗胆碱药

具有舒张支气管、减少黏液分泌的作用,但舒张支气管的作用比 β₂受体激动剂弱。包括短效吸入型抗胆碱能药物(维持 4～6 小时)和长效抗胆碱药(维持

24 小时)两种。短效吸入型抗胆碱能药物主要用于治疗哮喘急性发作,常与 β_2 受体激动剂联合用药,常用的异丙托溴铵有 MDI 和雾化溶液两种剂型。长效抗胆碱药主要用于哮喘合并慢性阻塞性肺疾病及慢性阻塞性肺疾病患者的长期治疗,常用的噻托溴铵是 M_1、M_3 受体阻滞剂,目前只有干粉吸入剂,特点是作用更强、时间更久。

6.抗 IgE 抗体

临床使用时间较短,远期疗效和安全性还有待进一步观察。主要用于经吸入糖皮质激素和长效 β_2 受体激动剂联合治疗后症状仍未控制且血清 IgE 水平增高的重症哮喘患者。用法为每 2 周皮下注射 1 次,持续至少 3～6 个月。

(三)急性发作期的治疗

哮喘急性发作的治疗目的是尽快缓解气道痉挛,纠正低氧血症,恢复肺功能,预防进一步恶化或再次发作,防治并发症。一般依据病情分度进行综合性治疗。

1.轻度

经 MDI 吸入短效 β_2 受体激动剂,效果不佳时可加服 β_2 受体激动剂控释片或小量茶碱控释片(每天 200 mg),或加用抗胆碱药如异丙托溴铵气雾剂吸入。

2.中度

吸入短效 β_2 受体激动剂(常用雾化吸入),第 1 小时内可持续雾化吸入。可联合应用雾化吸入短效抗胆碱药、激素混悬液,必要时可联合静脉注射茶碱类。若治疗效果欠佳,尤其是在控制性药物治疗基础上发生的急性发作,应尽早口服糖皮质激素,同时吸氧。

3.重度至危重度

持续雾化吸入短效 β_2 受体激动剂,联合雾化吸入短效抗胆碱药、激素混悬液及静脉滴注氨茶碱或沙丁胺醇。吸氧。尽早静脉滴注糖皮质激素,待病情控制和缓解后改口服。维持水、电解质、酸碱平衡。经上述治疗后临床症状和肺功能无改善甚至继续恶化的哮喘持续状态,需及时给予机械通气治疗,其指征主要为呼吸肌疲劳、$PaCO_2 \geq 6.0$ kPa(45 mmHg)、意识状态变化(应进行有创机械通气)。此外还需预防呼吸道感染等。

(四)哮喘慢性持续期的治疗方案

哮喘经过急性期治疗后症状一般可以得到控制,但哮喘的慢性炎症改变仍存在,必须进行慢性持续期治疗。哮喘患者长期治疗方案分为 5 级。慢性持续期的治疗应在评估和监测患者哮喘控制水平的基础上,定期根据长期治疗分级方案进行调整。

(五)其他

1.免疫疗法

分为特异性和非特异性两种,前者是指将诱发哮喘发作的特异性变应原的提取液作定期反复皮下注射、舌下含服或其他途径用药,使其脱敏。非特异性疗法如注射卡介苗及其衍生物、转移因子、疫苗等生物制品,抑制变应原反应的过程,有一定的辅助疗效。

2.不典型哮喘的治疗

咳嗽变异性哮喘的治疗原则同典型哮喘,疗程可短于典型哮喘,若治疗不及时可发展为典型哮喘。

3.难治性哮喘的治疗

难治性哮喘是指采用包括吸入糖皮质激素和长效 β_2 受体激动剂两种或多种的控制药物,规范治疗 6 个月仍不能达到良好控制的哮喘。治疗包括:①首先排除患者治疗依从性不佳,并排除诱发加重或使哮喘难控制的因素;②给予高剂量吸入型糖皮质激素联合/不联合口服激素,加用白三烯调节剂、抗 IgE 抗体联合治疗;③其他可选择的治疗如免疫抑制剂、支气管热成形术等。

六、护理诊断/问题

(1)低效性呼吸形态与支气管平滑肌痉挛、气道炎症、气道阻力增加有关。

(2)清理呼吸道无效与支气管平滑肌痉挛、痰液黏稠、无效咳嗽等有关。

(3)焦虑与哮喘发作时呼吸困难、濒死感及反复发作有关。

(4)知识缺乏:缺乏正确使用定量雾化吸入器用药的相关知识。

(5)潜在并发症:气胸、慢性阻塞性肺疾病、支气管扩张症、肺纤维化和肺源性心脏病等。

七、护理措施

(一)一般护理

1.环境与体位

有明确过敏原者应尽快脱离,提供安静、舒适、温湿度适宜的环境,保持室内清洁、空气流通。室内不宜摆放花草、不养宠物,避免使用皮毛、羽绒或蚕丝织物等。根据病情协助患者取舒适体位,端坐呼吸者提供床旁桌支撑以减少体力消耗。

2.饮食护理

约 20%的成年患者和 50%的患儿可因不恰当的饮食而诱发或加重哮喘,应提供清淡、易消化、足够热量的饮食,避免进食硬、冷、油炸、有刺激性的食物。若能找出与哮喘发作有关的食物,如鱼、虾、蟹、蛋类、牛奶等,应避免食用。有些食物添加剂如酒石黄和亚硝酸盐可诱发哮喘发作,需引起注意。有烟酒嗜好患者应指导其戒除。哮喘急性发作时,患者呼吸增快、出汗,常伴脱水、痰液黏稠,形成痰栓阻塞小支气管加重呼吸困难。应鼓励患者每天饮水 2 500～3 000 mL,以补充丢失的水分,稀释痰液。重症者应建立静脉通道,遵医嘱及时、充分补液,纠正水、电解质、酸碱平衡紊乱。

3.口腔与皮肤护理

哮喘急性发作时,患者常会大量出汗,应及时给患者温水擦浴,勤换衣物与床单,保持皮肤的清洁、干燥和舒适。协助并鼓励患者咳嗽后用温水漱口,必要时行特殊口腔护理,保持口腔清洁,预防口腔感染。

(二)病情观察

哮喘常在夜间和凌晨发作,应加强巡视与观察。观察哮喘发作的前驱症状,如鼻咽痒、喷嚏、流涕、眼痒等黏膜过敏症状。哮喘发作时,密切观察患者呼吸频率、节律、深度、类型及意识状态,是否有辅助呼吸肌参与呼吸运动、皮肤黏膜是否发绀等,监测呼吸音、哮鸣音变化,监测动脉血气分析、肺功能情况,观察有无水、电解质、酸碱平衡紊乱,了解病情和治疗效果。哮喘严重发作时,如经治疗病情无缓解,需做好机械通气的准备工作。有咳嗽与咳痰者,应观察患者咳嗽的能力与方法,注意痰液的颜色、量、性状及黏稠度,痰液黏稠者可定时给予雾化吸入,指导患者进行有效咳嗽,协助翻身叩背,促进痰液排出。无效者可用负压吸引器吸痰。

(三)症状体征护理

重症哮喘患者常伴有不同程度的缺氧,应遵医嘱给予鼻导管或面罩吸氧,吸氧流量为每分钟 1～3 L,吸入氧浓度一般不超过 40%。为避免气道干燥或寒冷气流的刺激而引起气道痉挛,吸入的氧气应尽量温暖、湿润。在给氧过程中,监测动脉血气分析,注意呼吸的频率、节律和深度,观察神志、发绀情况,评价氧疗效果。若哮喘严重发作,经一般药物治疗无效,或患者出现神志改变,$PaO_2 < 8.0$ kPa(60 mmHg),$PaCO_2 \geqslant 6.0$ kPa(45 mmHg)时,应做好机械通气

准备。

(四)用药护理

遵医嘱用药,注意观察药物疗效和不良反应。

1.糖皮质激素

吸入药物治疗的全身性不良反应少,但少数患者可出现口腔念珠菌感染、声音嘶哑和咽部不适,指导患者吸药后用清水漱口可减轻局部反应和胃肠吸收。为减轻吸入大量激素的不良反应,可采用低、中剂量吸入型糖皮质激素与长效 β_2 受体激动剂、白三烯调节剂或缓释茶碱联合应用。口服用药宜在饭后服药,以减少对胃肠道黏膜的刺激。气雾吸入糖皮质激素可减少其口服量,当用吸入剂替代口服剂时,通常需同时使用 2 周后再逐步减少口服量。地塞米松由于在体内半衰期较长、不良反应较多,应慎用,一般每天 10～30 mg。指导患者不得自行减量或停药。

2.β₂受体激动剂

遵医嘱指导患者按需间歇用药,不宜长期、单一、大量使用,因为长期应用可引起 β_2 受体功能下降和气道反应性增高,出现耐药性。静脉滴注沙丁胺醇时应控制滴速(2～4 $\mu g/min$)。用药过程中观察有无心悸、骨骼肌震颤、低钾血症等不良反应。指导患者正确使用雾化吸入器,以保证药物的疗效,具体方法如下。

(1)定量雾化吸入器(MDI):MDI 的使用需要患者协调呼吸动作,正确使用是保证吸入治疗成功的关键。①介绍雾化吸入器具:依据患者文化层次、学习能力等,提供雾化吸入器的学习资料。②演示 MDI 的使用方法:打开瓶盖,摇匀药液,深呼气至不能再呼时张口,将 MDI 喷嘴置于口中,双唇包住咬口,以慢而深的方式经口吸气,同时用手指按压喷药,至吸气末屏气 10 秒,使较小的雾粒沉降在气道远端,然后缓慢呼气,休息 3 分钟后可再重复使用 1 次。③反复练习使用:医护人员演示后,指导患者反复练习,直到患者完全掌握。④特殊 MDI 的使用:对不易掌握 MDI 吸入方法的儿童或重症患者,可在 MDI 上加储药罐,可简化操作,增加吸入到下呼吸道和肺部的药物量,减少雾滴在口咽部沉积引起刺激,增加雾化吸入疗效。

(2)干粉吸入器常用的是都保装置和准纳器。①都保装置:即储存剂量型涡流式干粉吸入器,如信必可都保(布地奈德福荧特罗粉吸入剂)、普米克都保和奥克斯都保。指导患者使用都保装置的方法如下。旋转并拔出都保瓶盖,确保红色旋柄在下方。拿直都保,握住底部红色部分和都保中间部分,向某一方向旋转到底,再向反方向旋转到底,即可完成一次装药。在此过程中可听到一次"咔嗒"声。先呼气,切勿对吸嘴呼气,双唇包住吸嘴,力深长地吸气,然后将吸嘴从嘴部移开,继续屏气 5 秒后恢复正常呼吸。②准纳器:常用的有沙美特罗替卡松粉吸入剂(舒利迭)等。指导患者使用准纳器的方法,具体如下。一手握住准纳器外壳,另一手拇指向外推动准纳器的滑动杆直至听到"咔嗒"声,表明准纳器已做好吸药的准备。握住准纳器并远离嘴,在保证平稳呼吸的前提下,先尽量呼气。将吸嘴含入口中,深深平稳地吸气,将药物吸入口中,屏气约 10 秒。拿出准纳器,缓慢恢复呼吸,关闭准纳器(听到咔嗒声表示关闭)。

3.茶碱类

静脉注射时浓度不宜过高,速度不宜过快[不宜超过 $0.25\ mg/(kg \cdot min)$],注射时间宜在 10 分钟以上,以防中毒症状发生。不良反应主要包括恶心、呕吐、心律失常、血压下降和尿多,偶有呼吸中枢兴奋,严重者可引起抽搐甚至死亡。有条件者用药期间应监测血药浓度可减少不良反应的发生,其安全有效浓度为 $6\sim15\ mg/L$。发热,妊娠,小儿或老年,患有心、肝、肾功能障碍及甲状腺功能亢进者不良反应增加,尤须慎用。合用喹诺酮类、西咪替丁、大环内酯类药物等可影响茶碱代谢,使其排泄减慢,应减少用药量并加强观察。茶碱缓(控)释片有控释材料,不能嚼服,须整片吞服。

4.其他

白三烯调节剂的不良反应主要是较轻微的胃肠道症状,少数有皮疹、血管性水肿、转氨酶水平升高,停药后可恢复正常。抗胆碱药吸入后,少数患者可有口苦或口干等不良反应。

(五)心理护理

精神心理因素在哮喘的发生发展过程中起重要作用,培养良好的情绪和战胜疾病的信心是治疗和护理哮喘的重要内容。哮喘新近发生和重症发作的患者,通常会感到紧张、焦虑甚至惊恐不安,应多巡视患者,耐心解释病情和治疗措施,通过暗示、诱导等方法分散患者注意力,使身心放松,缓解过度紧张情绪。对危重哮喘患者,护士应尽量守护在床旁,给予安慰与心理支持,使其产生信任和安全感,以减轻哮喘发作的症状和控制病情。指导慢性持续期哮喘患者保持有规律的生活和乐观情绪,积极参加体育锻炼,最大程度保持劳动能力,可有效减轻患者的不良心理反应。此外,患者常有社会适应能力下降、自信心下降、交际减少等表现,应指导患者充分利用社会支持系统,动员患者家属及朋友参与对哮喘患者的管理,为其身心康复提供各方面的支持。

(六)健康教育

1.疾病知识指导

(1)哮喘治疗目标:通过长期规范治疗能够有效控制哮喘。

(2)哮喘的本质、发病机制。

(3)避免危险因素的方法。

(4)哮喘长期治疗方法。

(5)药物吸入装置及使用方法。

(6)自我监测。

(7)哮喘先兆、哮喘发作征象和相应自我处理方法,何时就医。

(8)哮喘治疗药物知识。

(9)心理因素在哮喘发病中的作用。

(10)如何根据自我监测结果判定控制水平,选择治疗。学会利用峰流速仪来监测最大呼气峰流速(peak expiratory flow rate,PEFR),坚持记录哮喘日记,为疾病预防和治疗提供参考资料。峰流速仪的使用方法:取站立位,尽可能深吸一口气,然后用嘴包住口含器后,以最快的速度,用一次最有力的呼气吹动游标滑动,游标最终停止的刻度,就是这一次峰流速值。峰流速测定是发现早期哮喘发作最简便易行的方法,在没有出现症状之前,PEFR下降,表示将出现哮喘的急性发作。临床实验观察证实,每天测量PEFR并与标准PEFR进行比较,不仅能早期识别哮喘发作,还能判断哮喘控制的程度和选择治疗措施。如果PEFR经常有规律地保持在80%~100%,即安全区,说明哮喘控制理想;PEFR 50%~80%是警告区,说明哮喘加重,需及时调整治疗方案;PEFR<50%是危险区,说明哮喘严重,需立即到医院就诊。通过有效的哮喘教育与管理,通常可以实现哮喘控制,提高患者的生活质量。

2.疾病预防指导

针对患者个体情况,指导患者有效控制可诱发哮喘发作的各种因素,如避免使用引起过敏的食物;避免强烈的精神刺激和剧烈运动;避免持续喊叫等过度换气动作;家里不养宠物;避免接触刺激性气体及预防呼吸道感染;戴围巾或口罩,避免冷空气刺激;在缓解期应加强体育锻炼、耐寒锻炼及耐力训练,以增强体质提高免疫力。

第二节 肺 炎

一、肺炎概述

肺炎指肺泡、远端气道和肺间质的炎症,可由病原微生物、理化因素、免疫损伤、过敏及药物所致。最常见的肺炎是细菌性肺炎,也是最常见的感染性疾病之一。社区获得性肺炎与医院获得性肺炎每年发病率分别约为 12/1 000(人口)和 5～10/1 000(住院患者)。近年来,尽管新的强力抗生素和有效的疫苗不断投入临床应用,但其发病率和病死率并没有降低,甚至有上升趋势,其原因与社会人口老龄化、吸烟、伴有基础疾病和免疫功能低下、病原体变迁、医院获得性肺炎发病率增高、病原学诊断困难、不合理使用抗生素导致细菌耐药性增加,尤其是多耐药(multidmg-resistant,MDR)病原体增加等有关。

二、病因与分类

正常的呼吸道免疫防御机制使气管隆凸以下的呼吸道保持无菌。是否发生肺炎取决于两方面因素:病原体和宿主因素。若病原体数量多、毒力强和/或宿主呼吸道局部和全身免疫防御系统损害,即可导致肺炎。感染是最常见病因,如细菌、病毒、真菌、寄生虫等,还有理化因素、免疫损伤、过敏及药物等因素。病原体可经空气吸入、血行播散、邻近感染部位蔓延及上呼吸道定植菌的误吸途径引起社区获得性肺炎,医院获得性肺炎还可经误吸胃肠道的定植菌和经人工气道吸入致病菌引起。

(一)按病因分类

病因学分类对肺炎的治疗有决定性意义。

1.细菌性肺炎

最常见的肺炎,如肺炎链球菌、金黄色葡萄球菌、甲型溶血性链球菌等需氧革兰氏阳性球菌;肺炎克雷伯杆菌、铜绿假单胞菌、流感嗜血杆菌等需氧革兰氏阴性杆菌;棒状杆菌、梭形杆菌等厌氧杆菌。

2.病毒性肺炎

由冠状病毒、腺病毒、呼吸道合胞病毒、麻疹病毒、流感病毒、巨细胞病毒等引起。

3.非典型病原体所致肺炎

由支原体、衣原体和军团菌等引起。

4.肺真菌病

由白念珠菌、曲菌、毛菌、隐球菌、肺孢子菌等引起。

5.其他病原体所致肺炎

由立克次体(如 Q 热立克次体)、弓形虫(如鼠弓形虫)、原虫(如卡氏肺囊虫)、寄生虫(如肺包虫、肺吸虫、肺血吸虫)等引起。

6.理化因素所致肺炎

放射性损伤可引起放射性肺炎;胃酸吸入可引起化学性肺炎,对吸入或内源性脂类物质产生炎症反应的类脂性肺炎等。

(二)按解剖分类

1.大叶性肺炎

亦称肺泡性肺炎,致病菌以肺炎链球菌最为常见。病原体先在肺泡引起炎症,经肺泡孔向其他肺泡扩散,导致部分肺段或整个肺段、肺叶发生炎症。典型者表现为肺实质炎症,通常不累及支气管。X 线胸片显示肺叶或肺段的实变阴影。

2.小叶性肺炎

亦称支气管性肺炎,致病菌有肺炎链球菌、葡萄球菌、病毒、肺炎支原体及军团菌等。病原体经支气管入侵,导致细支气管、终末细支气管及肺泡炎症。常继发于支气管炎、支气管扩张及长期卧床的危重患者。X 线胸片显示病灶融合成不规则的斑片状阴影,边缘密度浅而模糊,且不受肺叶和肺段限制,区别于大叶性肺炎,无实变征象,肺下叶常受累。

3.间质性肺炎

可由细菌、支原体、衣原体、病毒或肺孢子菌等引起。以肺间质为主的炎症,累及支气管壁及其周围组织,有肺泡壁增生及间质水肿。由于病变仅在肺间质,故呼吸道症状较轻,异常体征较少,病变广泛则可出现明显呼吸困难。X 线胸片显示为一侧或双侧肺下部的不规则毛玻璃状或网格状阴影。

(三)按患病环境分类

因细菌学检查阳性率低,培养结果报告相对滞后,在临床上按病因分类应用较困难,因此,基于病原体流行病学调查资料,按患病环境分类可协助肺炎的诊治,有利于指导经验治疗。

1.社区获碍性肺炎(community acquired pneumonla,CAP)

亦称医院外获得性肺炎,是指在医院外罹患的感染性肺实质炎症,包括具有明确潜伏期的病原体感染而在入院后平均潜伏期内发病的肺炎。常见病原体是肺炎链球菌、支原体、衣原体、流感嗜血杆菌和呼吸道病毒等。传播途径包括吸入飞沫、空气或血源传播。临床诊断依据:①新近出现的咳嗽、咳痰,或原有的呼吸道症状加重,出现脓性痰,伴或不伴胸痛;②发热;③肺实变体征和/或湿啰音;④外周血白细胞>10×10^9/L 或<4×10^9/L,伴或不伴中性粒细胞核左移;⑤胸部 X 线检查示新出现片状、斑片状浸润性阴影或间质性改变,伴或不伴胸腔积液。上述①—④项中出现任何 1 项并有第⑤项,除外非感染性疾病即可做出诊断。

2.医院获得性肺炎(hospital acquired pneumonia,HAP)

亦称医院内肺炎,指患者在入院时既不存在、也不处于感染潜伏期,而在入院≥48 小时后在医院内发生的肺炎,也包括在出院后 48 小时内发生的肺炎。其中以呼吸机相关肺炎(venti-lator associated pneumoma,VAP)最为多见,治疗和预防较困难。常见病原体包括肺炎链球菌、流感嗜血杆菌、铜绿假单胞菌、大肠埃希菌、肺炎克雷伯杆菌、金黄色葡萄球菌等。目前多耐药病原体引起的HAP 有增加趋势,如耐甲氧两林金黄色葡萄球菌、铜绿假单胞菌及鲍曼不动杆菌等。临床诊断依据应符合以下三项要求:①至少行两次胸部 X 线检查(对无心、肺基础疾病者可行一次检查),并至少符合"新出现或进行性发展且持续存在的肺部浸润阴影、实变、空洞形成"三项中的一项;②至少符合"体温>38 ℃且无其他明确原因/外周血白细胞>12×10^9/L 或<4×10^9/L/年龄≥70 岁的老年人没有其他明确病因而出现神志改变"三项中的一项;③至少符合"新出现的脓痰或痰的性状发生变化或呼吸道分泌物增加或需要吸痰次数增多、新出现的咳嗽或呼吸困难或呼吸频率加快或原有的咳嗽或呼吸困难或呼吸急促加重、肺部啰音或支气管呼吸音、气体交换情况恶化或氧需求量增加或需要机械通气支持"四项中的两项。

三、临床表现

1.症状

细菌性肺炎的症状取决于病原体和宿主的状态,症状可轻可重。常见症状包括咳嗽、咳痰,或原有呼吸道症状加重,甚至出现脓痰或脓血,伴或不伴胸痛。患者多数有发热。病变范围大者可出现呼吸困难、呼吸窘迫。严重者可出现神志和血压改变,甚至休克。

2.体征

早期无明显肺部异常体征,重症者可出现呼吸频率加快、鼻翼翕动、三凹征或发绀。肺实变者出现叩诊浊音、触觉语颤增强和支气管呼吸音等,部分可闻及湿啰音。并发胸腔积液者患侧胸部叩诊浊音、触觉语颤增强、呼吸音减弱。

3.并发症

感染性休克、呼吸衰竭、胸膜炎、脓胸、肺脓肿、脑膜炎和关节炎等。

四、诊断要点

(一)确定肺炎诊断

1.症状与体征

首先必须将肺炎与呼吸道感染区别开来。呼吸道感染也有咳嗽、咳痰及发热等症状,但上、下呼吸道感染无肺实质浸润,胸部 X 线检查可鉴别。另外还需将肺炎与其他类似肺炎的疾病(如肺结核、肺癌、肺血栓栓塞症、非感染性肺部浸润)区别开来。

2.实验室及其他检查

(1)血常规检查:细菌性肺炎可见血白细胞计数和中性粒细胞增高,并出现核左移,或细胞内见中毒颗粒。年老体弱、酗酒、免疫力低下者血白细胞计数可不增高,但中性粒细胞比例仍增高。

(2)胸部 X 线检查:可为肺炎发生的部位、严重程度和病原学提供重要依据。

(二)评估严重程度

如果肺炎诊断成立,评估病情的严重程度对于决定在门诊或是入院甚至ICU 治疗及预测预后至关重要。肺炎的严重性主要取决于肺部局部炎症程度、肺部炎症的播散程度和全身炎症反应程度 3 个方面因素。重症肺炎目前尚无普遍认同的诊断标准,一般认为若肺炎患者需要通气支持、循环支持和需要加强监护与治疗为重症肺炎。美国感染疾病学会/美国胸科学会 2007 年发表的成人社区获得性肺炎处理共识指南,其重症肺炎诊断标准如下。

1.主要标准

需有创机械通气,感染性休克需血管收缩剂治疗。

2.次要标准

呼吸频率≥30 次分,氧合指数(PaO_2/FiO_2)≤250,多肺叶浸润,意识障碍/定向障碍,尿素氮(BUN)≥7 mmol/L,WBC<$4.0×10^9$/L,血小板<10.0×

10^9/L,体温＜36 ℃,血压＜12.0/8.0 kPa(90/60 mmHg),需强力的液体复苏。

符合 1 项主要标准或 3 项次要标准以上者即可诊断为重症肺炎,应考虑收入重症监护病房(ICU)治疗。

(三)确定病原体

明确病原体有助于指导临床治疗。在采集呼吸道标本行细菌培养时应尽可能在使用抗生素前采集,避免污染且及时送检才能使结果对治疗起到指导作用。目前最常用的病原学检测方法是痰涂片镜检及痰培养,具有简便、无创等优点,但由于口咽部存在大量定植菌,经口咳出的痰标本易受污染,标本采集操作须规范,必要时可通过经纤维支气管镜或人工气道吸引、防污染样本毛刷、支气管肺泡灌洗、经皮细针吸检和开胸肺活检获取标本。有胸腔积液时应做胸腔积液培养,疑有菌血症时应做血培养。此外还可通过尿抗原试验、血清学方法检测某些肺炎病原的抗原、抗体以得出病原学诊断。

五、处理原则

1.抗感染治疗

最关键环节。一旦怀疑为肺炎应立即给予初始抗生素治疗,越早治疗预后越好。治疗原则:初始采取经验性治疗;初始治疗后根据病原学的培养结果、临床表现及药物敏感试验,给予敏感的抗生素治疗。此外,还需结合患者的年龄、有无基础疾病、有无误吸、在普通病房还是 ICU 治疗、住院时间及肺炎严重程度等选用抗生素及给药途径。抗生素治疗后 48～72 小时应对病情进行评价,治疗有效时表现为体温下降、症状改善、临床状态稳定、白细胞数和 C 反应蛋白水平逐渐降低或恢复正常,而 X 线胸片病灶吸收较迟缓。

2.对症和支持治疗

包括祛痰,降温,吸氧,维持水、电解质、酸碱平衡,改善营养并加强机体免疫功能等治疗。

3.预防并及时处理并发症

肺炎链球菌肺炎、葡萄球菌肺炎、革兰氏阴性杆菌肺炎等引起严重败血症或毒血症可并发感染性休克,应及时给予抗休克治疗。并发肺脓肿、呼吸衰竭等应给予相应治疗。

六、肺炎链球菌肺炎

肺炎链球菌肺炎是由肺炎链球菌引起的肺炎,或称肺炎球菌肺炎,居社区获得性肺炎首位,约占半数。本病主要为散发,可借助飞沫传播,冬季与初春多见,常与呼吸道病毒感染并行。患者多为原来健康的青壮年或老年与婴幼儿,男性较多见。吸烟者、痴呆者、支气管扩张、慢性支气管炎、慢性病患者及免疫抑制者等易感染。感染后可获得特异性免疫,同型菌二次感染少见。临床通常急骤起病,以高热、寒战、咳嗽、血痰及胸痛为特征。本病一般预后较好,但老年人,病变广泛、多叶受累,有并发症或原有心、肺、肾等基础疾病,及存在免疫缺陷者预后较差。

(一)病因与发病机制

肺炎链球菌是革兰氏阳性球菌,多成双排列或短链排列,根据荚膜多糖的抗原特性,肺炎链球菌可分为 86 个血清型。成人致病菌多属 1～9 型及 12 型,以第 3 型毒力最强。儿童则多是 6、14、19 及 23 型。肺炎链球菌在干燥痰中可存活数月,对紫外线及加热均敏感,阳光直射 1 小时或加热至 52 ℃后 10 分钟即可被杀灭,对苯酚等消毒剂也较敏感。

肺炎链球菌是寄居在上呼吸道的正常菌群,当机体免疫力下降或有免疫缺陷时,肺炎链球菌可进入下呼吸道而致病。肺炎链球菌不产生毒素,其致病力是荚膜中的多糖体对组织的侵袭作用,首先引起肺泡壁水肿,出现白细胞、红细胞与纤维蛋白渗出,之后含菌的渗出液经肺泡孔向中央部分扩散,甚至累及几个肺段或整个肺叶。因病变开始于肺的外周,故肺叶间分界清楚,易累及胸膜而致渗出性胸膜炎。

典型病理改变有充血期、红色肝变期、灰色肝变期及消散期。肝变期病理阶段实际并无明确分界,因早期应用抗生素治疗,典型的病理分期已很少见。病变消散后肺组织结构多无破坏,不留纤维瘢痕,极个别患者由于机体反应性差,纤维蛋白不能完全吸收而形成机化性肺炎。

(二)临床表现

由于年龄、病程、免疫力、对抗生素治疗的反应不同,其临床表现多样。

1.症状

发病前常有淋雨、受凉、醉酒、疲劳、病毒感染史和生活在拥挤环境等诱因,多有上呼吸道感染的前驱症状。临床以起病急剧、寒战、高热、全身肌肉酸痛为特征。患者体温在数小时内达 39～40 ℃,高峰在下午或傍晚,呈稽留热,脉率随之增快。可有患侧胸痛并放射至肩部或腹部,咳嗽或深呼吸时加剧,故患者常取患侧卧位。痰少,可带血丝,24～48 小时后可呈铁锈色痰,与肺泡内浆液渗出和红细胞、白细胞渗出有关。偶有恶心、呕吐、腹痛或腹泻,易被误诊为急腹症。

2.体征

患者呈急性热病容,鼻翼扇动,面颊绯红,口角和鼻周有单纯疱疹,皮肤灼热、干燥,病变广泛者可有发绀、心动过速、心律不齐。脓毒症者可出现皮肤、黏膜出血点,巩膜黄染。早期肺部无明显异常体征,随病情加重可出现患侧呼吸运动减弱,叩诊音稍浊,听诊可有呼吸音减弱及胸膜摩擦音。肺实变期有典型肺实变体征;消散期可闻及湿啰音。重症者有肠胀气,甚至有上腹部压痛。重症感染者可伴休克、急性呼吸窘迫综合征及神经精神异常。

本病自然病程1～2周。发病5～10天后体温可自行骤降或逐渐消退;使用有效抗生素后,体温于1～3天内恢复正常。患者的其他症状与体征亦随之逐渐消失。

3.并发症

近年其并发症已很少见。若未及时治疗,5%～10%的患者可并发脓胸,10%～20%的患者可并发脑膜炎、心内膜炎、心包炎和关节炎等。感染严重时可发生感染性休克,尤其是老年人。

(三)实验室及其他检查

1.血常规检查

白细胞计数升高,中性粒细胞比例多>80%,并有核左移,细胞内可见中毒颗粒。年老体弱、酗酒免疫功能低下者可仅有中性粒细胞增多。

2.细菌学检查

痰直接涂片作革兰染色及荚膜染色镜检,如有革兰氏阳性、带荚膜的双球菌或链球菌,可做出初步病原诊断。痰培养24～48小时可确定病原体。10%～20%患者合并菌血症,应做血培养,血培养检出肺炎链球菌有确诊价值。聚合酶链反应(PCR)检测及荧光标记抗体检测可提高病原学诊断水平。

3.胸部X线检查

呈多样性,早期仅见肺纹理增粗,或受累的肺段、肺叶稍模糊。随着病情进展,可呈斑片状或大片状实变阴影,在病变区可见多发性蜂窝状小脓肿,叶间隙下坠。消散期,因炎性浸润逐渐吸收,可有片状区域吸收较快而呈现"假空洞"征。一般起病3～4周后才完全消散。

(四)诊断要点

根据寒战、高热、胸痛、咳铁锈色痰、鼻唇疱疹等典型症状与肺实变体征,结合胸部X线检查,容易做出初步诊断。病原菌检测是本病确诊的主要依据。

(五)处理原则

1.抗感染治疗

一旦确诊即用抗生素治疗,无须等待细菌培养结果。对青霉素过敏或耐药者,可用氟唑诺酮类、头孢噻肟、头孢曲松、万古霉素、利奈唑胺等药物。抗生素疗程一般为5～7天,或热退后3天停药,或由静脉用药改为口服,维持数天。

2.对症及支持治疗

患者卧床休息,饮食补充足够的热量、蛋白质和维生素,鼓励每天饮水1 000～2 000 mL,入量不足者静脉补液,以及时纠正脱水,维持水电解质平衡。剧烈胸痛者,给予少量镇痛药,如可卡因15 mg;当 $PaO_2 < 8.0$ kPa(60 mmHg)时,应给予吸氧;有明显麻痹性肠梗阻或胃扩张时,应暂时禁食、禁饮和胃肠减压;烦躁不安、谵妄、失眠者酌情给予地西泮肌内注射或水合氯醛保留灌肠,禁用抑制呼吸的镇静药。

3.并发症治疗

高热常在抗生素治疗后24小时内消退,或数天内逐渐下降。如3天后体温降后复升或仍不降,应考虑肺炎链球菌的肺外感染或其他疾病存在的可能性,如脓胸、心包炎,关节炎等。若持续发热应查找其他原因。若治疗不当并发脓胸时应积极引流排脓。密切观察病情变化,注意防治感染性休克。

七、葡萄球菌肺炎

葡萄球菌肺炎是指葡萄球菌引起的肺部急性化脓性炎症。常发生于糖尿病、血液病、慢性肝病、艾滋病及其他慢性消耗性疾病患者,长期应用激素、抗肿瘤药物与其他免疫抑制剂,长期应用广谱抗生素而致体内菌群失调者及静脉吸毒者或儿童患麻疹时,均易罹患。其多急骤起病,病情较重,常表现为高热、寒战、胸痛、咳脓痰,早期可出现循环衰竭,细菌耐药率高,预后与是否治疗及时、有无并发症相关。痊愈者中少数可遗留支气管扩张症。

(一)病因与发病机制

葡萄球菌为革兰染色阳性球菌,可分为凝固酶阳性的葡萄球菌(主要是金黄色葡萄球菌,简称金葡菌)及凝固酶阴性的葡萄球菌(如表皮葡萄球菌)。化脓性感染的主要原因是致病力强的金葡菌引起。致病物质主要是毒素与酶,如凝固酶、溶血毒素、肠毒素、杀白细胞素等,有溶血、坏死、杀白细胞和引起血管痉挛等作用。

医院内获得性肺炎中凝固酶阴性的葡萄球菌感染比例增多。近年来有耐甲氧西林金黄色葡萄球菌在医院内暴发流行的报道。

葡萄球菌感染途径主要有两种:①经呼吸道吸入,常见于儿童流感或麻疹后;②血行感染,自皮肤感染灶(疖、痈、伤口感染、毛囊炎、蜂窝织炎)或静脉导管置入污染,葡萄球菌经血液循环抵达肺部,引起多处肺炎、肺实变、组织破坏并形成单个或多发肺脓肿。

(二)临床表现

1.症状

多急骤起病,临床特点为寒战、高热,体温高达 39～40 ℃,胸痛,伴咳嗽及咳痰,痰液多,呈脓性,可由咳黄脓痰演变为脓血痰或粉红色乳样痰,无臭味。通常毒血症状突出,表现为衰弱,乏力,大汗,全身肌肉、关节酸痛,体质衰弱,精神萎靡。重症患者胸痛和呼吸困难进行性加重,并出现血压下降、少尿等周围循环衰竭表现。院内感染者常隐匿起病,体温逐渐升高。老年人症状可不典型,起病较缓慢,体温逐渐上升,痰量少。

2.体征

肺部体征早期不明显,常与严重中毒症状和呼吸道症状不平行。然后一侧或双侧肺部可闻及散在湿啰音。典型的肺实变体征少见,如病变较大或融合时可有肺实变体征。气胸或脓气胸有相应体征。血源性感染者应注意观察肺外病灶。

(三)实验变及其他检查

1.血常规检查

白细胞计数明显增高,中性粒细胞比例增加及核左移,有中毒颗粒。在抗生素治疗前采集血和痰培养可明确诊断。

2.胸部 X 线检查

显示肺段或肺叶实变,早期可形成空洞,或肺部多发性浸润病变,常有液平面。另外,X 线影像病灶存在易变性,表现为一处炎性浸润消失而在另一处出现新病灶,或很小的单一病灶发展为大片阴影。治疗有效时病变消散,阴影密度逐渐降低,2～4 周后病变可完全消失,偶见遗留少许条索状阴影或肺纹理增多等。

(四)诊断要点

根据全身毒血症状,咳嗽、咳脓痰,白细胞计数增高、中性粒细胞比例增加、核左移并有中毒颗粒及胸部 X 线征象可做出初步判断,胸部 X 线检查随访追踪肺部病变的变化对诊断有帮助。细菌学检查可确诊。

(五)处理原则

强调早期清除和引流原发病灶,选用敏感的抗生素治疗,加强支持疗法,积极预防并发症。

1.抗感染治疗

选用敏感的抗生素是治疗的关键。治疗应首选耐青霉素酶的半合成青霉素或头孢菌素,如苯唑西林钠、头孢呋辛钠、氯唑西林等,联合氨基糖苷类如阿米卡星有较好疗效。青霉素过敏者可选用红霉素、林可霉素、克林霉素等;耐甲氧西林金黄色葡萄球菌感染选用万古霉素、替考拉宁、利奈唑胺等静脉滴注。本病抗生素治疗总疗程较其他肺炎长,常早期、联合、足量、静脉给药,不宜频繁更换抗生素。

2.对症及支持治疗

患者宜卧床休息,避免疲劳、酗酒等使病情加重的因素。饮食富含足够热量、蛋白质及维生素,多饮水。有发绀者给予吸氧。剧烈胸痛者给予少量镇痛药,如可卡因 15 mg。对气胸或脓气胸应尽早引流治疗。密切观察病情变化,注意预防并及时处理感染性休克。

八、常见革兰氏阴性杆菌肺炎

革兰氏阴性杆菌肺炎常见于克雷伯杆菌(又称肺炎杆菌)、铜绿假单胞菌、流感嗜血杆菌、大肠埃希菌等感染,是医院获得性肺炎的常见致病菌。其中克雷伯杆菌是医院获得性肺炎的主要致病菌,且耐药株不断增加,病情危重、病死率高,成为防治难点。革兰氏阴性杆菌肺炎的共同点是肺实变或病变融合,易形成多发性脓肿,双侧肺下叶都可受累。

肺炎杆菌肺炎多见于年龄 40 岁以上者,男性占 90%,长期酗酒、久病体弱,尤其慢性呼吸系统疾病、糖尿病、恶性肿瘤、免疫功能低下或全身衰竭的住院患者。肺炎克雷伯杆菌存在于正常人的上呼吸道及肠道,当机体免疫力低下时,可经呼吸道吸入肺内而致病。本病起病急骤,咳嗽、胸痛、呼吸困难、寒战和高热,体温波动范围 39~40 ℃。典型痰液为黏稠血性、黏液样或胶冻样痰或灰绿色痰,无臭味,临床描述为无核小葡萄干性胶冻样痰,量大,有时可发生咯血。胸部X线检查典型的表现是肺实变体征,尤其是右上叶实变伴叶间隙下坠,常伴有脓肿形成。

铜绿假单胞菌在正常人皮肤(如腋下、会阴部和耳道内)、呼吸道和肠道均存在,是一种条件致病菌。感染途径一部分来自患者自身,另一部分来源于其他患者或带菌的医务人员,经手、飞沫或污染的器械而传播。易感人群为老年人、有严重基础疾病或免疫功能低下者,如慢性阻塞性肺疾病、多器官功能障碍综合征、白血病、糖尿病、住监护室、接受人工气道或机械通气的患者。中毒症状明显,常有发热,体温波动大,高峰在早晨,伴菌血症;咳嗽,咳大量脓痰,少数患者咳典型的翠绿色脓痰;心率相对缓慢;可出现神志模糊等精神症状。病变范围广泛者易导致呼吸衰竭。

流感嗜血杆菌肺炎高发于 6 个月至 5 岁的婴幼儿和有基础疾病的成人。秋冬季高发,起病前常有上呼吸道感染症状。婴幼儿多急骤起病,寒战、高热、咽痛、咳脓痰、气促,可迅速出现呼吸衰竭与周围循环衰竭,易并发脑膜炎。成人常在慢性肺部疾病基础上继发感染,起病缓慢,表现为发热、原有咳嗽加剧、咳脓痰或痰中带血,严重者可出现气急、呼吸衰竭。免疫功能低下者常起病急,临床表现与肺炎链球菌肺炎相似。

(一)诊断要点

根据基础病因和患病环境,结合痰液、支气管分泌物和血液的病原菌检查及肺部 X 线表现的特点,多能明确诊断。本病临床表现易与基础病相混淆,应注意观察鉴别。

(二)处理原则

在营养支持、补充水分、痰液引流的基础上,早期合理使用抗生素是治愈的关键。一经诊断应立即根据药敏试验给予敏感有效的抗生素治疗,宜采用剂量大、疗程长的联合用药,以静脉滴注为主。常见治疗如下。

1.肺炎杆菌肺炎

第二、三或四代头孢菌素类和氨基糖苷类是目前治疗肺炎杆菌肺炎的首选药物,如头孢曲松、阿米卡星静脉滴注,或氨基糖苷类和 β-内酰胺类合用。重症患者常联合用药,但联合用药可能增加肾毒性的危险,应严密监测肾功能。

2.铜绿假单胞菌肺炎

有效的抗菌药物有 β-内酰胺类、氨基糖苷类及喹诺酮类。铜绿假单胞菌对两类药物有交叉耐药的菌株较少,临床上联合用药可选择头孢曲松＋阿米卡星。铜绿假单胞菌肺炎多发生于有严重基础疾病或免疫低下者,故在抗感染同时应重视对基础疾病的治疗,加强局部引流和全身支持治疗,提高免疫功能。

3.流感嗜血杆菌肺炎

首选氨苄西林,但耐药菌株较多见。近年来产 β-内酰胺酶的耐药菌株日趋增多,可选择第二、三代头孢菌素或新型大环内酯类抗生素如阿奇霉素、克拉霉素等。

九、肺炎支原体肺炎

肺炎支原体肺炎是由肺炎支原体引起的呼吸道和肺部的急性炎症病变,常同时有咽炎、支气管炎和肺炎。全年均可发病,秋、冬季较多见,但季节性差异并不显著。以儿童及青年人居多,婴儿间质性肺炎也应考虑本病的可能。肺炎支原体是介于细菌与病毒之间、兼性厌氧、能独立生活的最小微生物,经口、鼻分泌物在空气中传播,健康人经吸入而感染。肺炎支原体感染主要经呼吸道传播,容易造成家庭内或相对封闭的集体生活人群如幼儿园成员间的传播,引起散发感染或小流行。发病前2~3天至病愈数周,皆可在呼吸道分泌物中发现肺炎支原体,其致病性可能是患者对支原体或其代谢产物的变态反应有关。病理特点:肺部病变为支气管肺炎、间质性肺炎和细支气管炎;胸腔可有纤维蛋白渗出和少量渗出液。

(一)临床表现

潜伏期一般为2~3周,起病缓慢,继而出现咳嗽、咽痛、发热、头痛、乏力、肌痛、食欲缺乏、耳痛等症状。咳嗽多为发作性刺激性呛咳,可逐渐加重,有时夜间更为明显,可咳出少量黏液。由于持续咳嗽患者可有胸痛。发热可持续2~3周,体温通常在37.8~38.5 ℃,并伴有畏寒,体温恢复正常后仍可有咳嗽。偶感胸骨后疼痛。肺外表现更常见,如斑丘疹和多形红斑等。查体可见咽部充血,儿童偶见鼓膜炎或中耳炎及颈部淋巴结肿大,肺部体征不明显,与肺部病变程度常不相称。

(二)实验室及其他检查

血白细胞计数多正常或略增高,以中性粒细胞为主。发病2周后,约2/3的患者冷凝集试验阳性,效价≥1:32,若滴度逐步升高更有诊断价值。血清肺炎支原体IgM抗体阳性可作为急性感染的指标,尤其是儿科患者。直接检测呼吸道标本中肺炎支原体抗原可用于临床早期快速判断。应用PCR技术、单克隆抗体免疫印迹法和核酸杂交技术等进行检测可提高诊断的敏感性和特异性。胸部X线检查呈多种形态的浸润影,呈节段性分布,以肺下野多见。病变可于3~4周后自行消散。部分患者出现少量胸腔积液。

(三)诊断要点

结合临床症状、胸部X线检查特点及血清学检查结果可明确诊断。血清学实验有一定的参考价值,尤其血清抗体效价有 4 倍增高者可进一步确诊,但多为回顾性诊断。培养分离出肺炎支原体虽然对诊断有决定性意义,但检出率较低、技术条件要求较高,且所需时间长。

(四)处理原则

本病有自限性,多数患者不经治疗可自愈。早期使用适当的抗生素可减轻症状并缩短病程,首选大环内酯类抗生素,可给予红霉素,也可选用同类的胃肠道反应较轻的罗红霉素、阿奇霉素。对大环内酯类抗生素不敏感者可选用呼吸氟喹诺酮类抗生素,如左氧氟沙星、莫西沙星等。对剧烈呛咳者,可适当给予镇咳药。家庭中发病应注意呼吸道隔离,避免传播。

十、肺炎衣原体肺炎

肺炎衣原体肺炎是由肺炎衣原体引起的急性肺部炎症,常累及上、下呼吸道,引起咽炎、喉炎、扁桃体炎、鼻窦炎、支气管炎和肺炎。肺炎衣原体的感染方式可能为人与人之间通过呼吸道飞沫传播,也可能通过污染物传播。因此,在聚居的场所如学校、家庭、军队,以及其他人群集中的区域可出现小范围的流行,通常所有的家庭成员均感染,但 3 岁以下儿童患病较少。年老体弱、营养不良、慢性阻塞性肺疾病、免疫力低下者易被感染,感染后免疫力低下,易反复感染。

(一)临床表现

多隐匿起病,最早出现上呼吸道感染症状,与支原体肺炎颇为相似,症状通常较轻,发热、寒战、肌痛、干咳,非胸膜炎性胸痛,头痛、不适与乏力,偶有咯血。发生咽喉炎者有咽喉痛、声音嘶哑,有些患者表现为双阶段病程:开始表现为咽炎经对症处理后好转,上呼吸道感染症状逐渐减退;1~3 周后临床表现以支气管炎和肺炎为主,咳嗽加重。少数患者可无症状。也可伴有肺外表现,如中耳炎、关节炎、脑炎、甲状腺炎、吉兰-巴雷综合征等。体格检查病变部位偶可闻及干、湿啰音。

(二)实验室及其他检查

血白细胞计数正常或稍高,红细胞沉降率加快。可从呼吸道标本中直接分离出肺炎衣原体。也可用 PCR 技术对呼吸道标本进行 DNA 扩增。血清微量免疫荧光试验(MIF)检测肺炎衣原体抗体是目前最常用而敏感的诊断方法,咽拭子分离出肺炎衣原体是诊断的金标准。胸部 X 线检查开始表现为单侧、下叶肺泡浸润,以后可进展为双侧间质和肺泡浸润,病变可持续几周。

(三)诊断要点

结合呼吸道和全身症状、胸部 X 线检查、病原学与血清学检查综合分析。确诊主要依据有关特殊检查,如病原体分离和血清学检查。注意与肺炎支原体肺炎相鉴别。

(四)处理原则

肺炎衣原体肺炎的治疗与肺炎支原体肺炎相似。首选红霉素,亦可选用多西环素、克拉霉素、阿奇霉素、呼吸氟喹诺酮类抗生素等。同时对症治疗。

十一、病毒性肺炎

病毒性肺炎是由上呼吸道病毒感染向下蔓延引起的肺部炎症。常见病毒有甲、乙型流感病毒,腺病毒,副流感病毒,呼吸道合胞病毒和冠状病毒等。病毒主要经飞沫吸入,也可通过污染的餐具或玩具,以及与患者直接接触而传播,且传播广泛而迅速。病毒侵入细支气管上皮引起细支气管炎,感染可波及肺间质和肺泡导致肺炎。本病大多发生于冬春季节,呈暴发或散发流行。免疫功能正常或下降的个体均可患病,密切接触的人群或有心肺疾病者易罹患,婴幼儿、老人、原有慢性心肺疾病等免疫力差者或妊娠妇女的病情较重,甚至可导致死亡。

(一)临床表现

以冬春季多见。多为急性起病,但症状通常较轻,与支原体肺炎症状相似,鼻塞、咽痛、头痛、发热、全身肌肉酸痛、倦怠等全身症状较突出,累及肺部后出现咳嗽、少痰或白色黏液痰。小儿或老年人易发生重症病毒性肺炎,表现为呼吸困难、发绀、嗜睡、精神萎靡,甚至发生休克、呼吸衰竭、心力衰竭等并发症。肺部体征多不明显,病情严重者有呼吸浅速、心率增快、发绀,部分患者或可闻及少量干、湿啰音。

(二)实验室及其他检查

血白细胞计数正常、稍高或偏低。痰涂片所见的白细胞以单核细胞为主。痰培养常无致病细菌生长。胸部 X 线检查征象以间质性肺炎表现为主,可见肺纹理增多,磨砂玻璃状阴影,严重时可见双肺弥漫性结节性浸润。

(三)诊断要点

依据临床症状及胸部 X 线检查改变明确诊断,并排除其他病原体所致的肺炎。免疫学检查、病毒分离及抗原检测是确诊依据,但对早期诊断作用有限。

(四)处理原则

以对症治疗为主。卧床休息,注意保暖,保持室内空气流通,采取呼吸道隔离,预防交叉感染。提供含足够蛋白质、维生素的软食,少量多餐,多饮水。必要时酌情给予输液和吸氧。协助痰液较多的患者保持呼吸道通畅,及时有效清除分泌物。

选用有效的病毒抑制剂,利巴韦林口服、静脉或雾化给药,其他还有阿昔洛韦、更昔洛韦、奥司他韦、阿糖腺苷、金刚烷胺等药物。同时可辅以中药和生物制剂治疗。明确合并有细菌感染时,应及时应用敏感的抗生素。糖皮质激素对病毒性肺炎疗效仍有争议,不同的病毒性肺炎对激素的反应可能存在差异,应酌情应用。本病多数预后良好。

十二、肺真菌病

肺真菌病是由真菌引起的肺部疾病,主要指肺和支气管的真菌性炎症或相关病变,是最常见的深部真菌病。引起肺真菌病的真菌目前以曲菌、念珠菌、荚膜组织胞浆菌、放线菌最为常见。

健康人对真菌有高度的抵抗力,当机体免疫力下降时,通过呼吸道吸入或寄生于口腔及体内其他部位的真菌导致肺真菌病的机会增加,包括:①患有某些慢性基础疾病,如糖尿病、肺结核、营养不良、恶性肿瘤等;②长期大量使用广谱抗生素;③长期使用糖皮质激素、免疫抑制剂、经化学治疗或放射性治疗后,开展器官移植;④体内长期留置导管、插管等。病理改变有过敏、化脓性炎症或形成慢性肉芽肿。

(一)临床表现

临床表现为持续发热、咳嗽、咳痰(呈黏液痰或呈乳白色、棕黄色痰,也可有血痰)、胸痛、消瘦、乏力等症状,肺部体征、胸部 X 线检查均无特异性变化,痰液培养检出真菌有助于诊断,确诊有赖于肺组织病理学检查。

(二)处理原则

轻症患者在去除诱因后病情常可逐渐好转。肺真菌病重在预防,合理应用抗生素、糖皮质激素,改善营养状况,加强口鼻腔的清洁护理,是减少肺真菌病的主要措施。念珠菌感染常使用氟康唑、伊曲康唑、氟胞嘧啶治疗;肺曲霉病首选伏立康唑治疗。肺隐球菌病治疗上可选用氟康唑、伊曲康唑或两性霉素 B、两性霉素 B 不良反应大,应溶于 5% 葡萄糖溶液中静脉滴注,注意避光和控制滴速,并观察畏寒、发热、心律失常和肝肾功能损害等不良反应。肺孢子菌肺炎首选复方磺胺甲噁唑,也可选用氨苯砜、克林霉素+伯氨喹及阿托伐醌等。

十三、肺炎的护理

(一)护理诊断/问题

1.体温过高

与肺部感染有关。

2.清理呼吸道无效

与胸痛、气道分泌物增多、痰液黏稠、咳嗽无力等有关。

3.气体交换受损

与肺实质炎症,呼吸面积减少有关。

4.疼痛:胸痛

与肺部炎症累及壁层胸膜有关。

5.潜在并发症

感染性休克、呼吸衰竭。

(二)护理措施

1.一般护理

(1)休息与环境 高热患者应卧床休息,以减少氧耗量,缓解头痛、肌肉酸痛等症状。尽可能保持病室安静并维持适宜的温、湿度。

(2)饮食护理 给予足够热量、蛋白质和富含维生素的流质或半流质饮食,以补充因发热引起的营养物质消耗。鼓励患者多饮水,每天 1 000~2 000 mL,以保证足够的入量并利于稀释痰液。

(3)口腔护理 做好口腔护理,鼓励患者经常用清水或含漱液漱口,口唇疱疹者局部涂抗病毒软膏,防止继发感染。

2.病情观察

重点观察儿童、老年人、久病体弱者的病情变化。①生命体征:监测并记录生命体征,有无心率加快、脉搏细速、血压下降、脉压变小、体温不升或高热、呼吸困难等,必要时进行心电监护。②精神和意识状态:有无精神萎靡、表情淡漠、烦躁不安、神志模糊等。③皮肤、黏膜:有无发绀、肢端湿冷。④出入量:有无尿量减少,疑有感染性休克者应测每小时尿量。⑤辅助检查:有无血气分析等指标的异常。

3.症状、体征护理

高热时可采用温水擦浴、冰袋、冰帽等物理降温措施,以逐渐降温为宜,防止虚脱。必要时遵医嘱使用解热药。遵医嘱静脉补液,补充因发热而丢失较多的水分和盐,加快毒素排泄和热量散发。心脏病或老年人应注意补液速度,避免过快导致急性肺水肿。儿童要预防惊厥,不宜用阿司匹林或其他解热药。患者大汗时,应及时协助擦拭和更换衣服,避免受凉。

4.用药护理

遵医嘱使用抗生素,观察其疗效和不良反应。应用头孢唑林钠可出现发热、皮疹、胃肠道不适等不良反应;喹诺酮类药物偶见皮疹、恶心等不良反应,还可影响骨骼发育,因此儿童不宜使用;氨基糖苷类抗生素有肾、耳毒性,因此老年人或肾功能减退者应特别注意有无耳鸣、头晕、唇舌发麻等不良反应,患者一旦出现严重不良反应,应及时与医师沟通,并作相应处理。

5.感染性休克的抢救配合

发现异常情况,应立即通知医师,并备好抢救品,积极配合抢救治疗。

(1)体位患者取仰卧中凹位,抬高头胸部约 20°,抬高下肢约 30°,有利于呼吸和静脉血回流。

(2)吸氧给予中、高流量吸氧,维持 $PaO_2 > 8.0$ kPa(60 mmHg),改善缺氧状况。

(3)补充血容量快速建立两条以上静脉通道,遵医嘱给予平衡液或右旋糖酐补液,以维持有效血容量,降低血液黏滞度,防止弥散性血管内凝血(DIC)。随时监测患者生命体征、意识状态的变化,必要时留置导尿以监测每小时尿量、尿比重;补液速度的调整应考虑患者的年龄和基础疾病,尤其是患者的心功能状况,中心静脉压可作为调整补液速度的指标,中心静脉压<0.5 kPa(5 cmH_2O)可适当加快补液速度;中心静脉压≥1.0 kPa(10 cmH_2O)时,补液速度则不宜过快,以免诱发急性心力衰竭。下列证据表示血容量已补足:口唇红润,肢端温暖,收缩压>12.0 kPa(90 mmHg),尿量>30 mL/h 以上。在血容量已基本补足的情况下,尿量仍<20 mL/h,尿比重<0.018,应及时报告医师,警惕急性肾衰竭的发生。

(4)用药护理①遵医嘱输入多巴胺、间羟胺等血管活性药物。根据血压调整滴速,维持收缩压在 12.0~13.3 kPa(90~100 mmHg)为宜,以保证重要器官的血液供应,改善微循环。输液过程中注意防止药液溢出血管外引起局部组织坏死。②有明显酸中毒时可应用 5% $NaHCO_3^-$ 静脉滴注,因其配伍禁忌较多,宜单独输入。③联合使用广谱抗菌药物控制感染时,应注意药物疗效和不良反应。

6.健康教育

(1)疾病知识指导:对患者及家属进行有关肺炎知识的讲解,使其了解肺炎的病因和诱因。指导患者遵医嘱按疗程规范用药,出院后定期随访。出现高热、心率增快、咳嗽、咳痰、胸痛等症状及时到医院就诊。

(2)疾病预防指导:避免上呼吸道感染、淋雨受寒、醉酒、吸烟等诱因。注意休息,劳逸结合,避免过度劳累。加强体育锻炼,增强体质,增加营养。易感人群如年老体弱、慢性病,长期卧床患者应注意经常改变体位、翻身、拍背,随时咳出气道内痰液,也可接种流感疫苗、肺炎疫苗等,以预防发病。

第三节 心力衰竭

心力衰竭是由于心脏收缩机能及(或)舒张功能障碍,不能将静脉回心血量充分排出心脏,造成静脉系统淤血及动脉系统血液灌注不足而出现的综合征。

一、病因

(一)基本病因

1.心肌损伤

任何大面积(大于心室面积的40%)的心肌损伤都会导致心脏收缩及(或)舒张功能的障碍。

2.心脏负荷过重

压力负荷(后负荷)过重,心脏排血阻力增大,心排血量降低,心室收缩期负荷过度,引起心室肥厚性心力衰竭;容量负荷(前负荷)过重,心脏舒张期容量增大,心排血量减低,引起心室扩张性心力衰竭。

3.机械障碍

腱索或乳头肌断裂,心室间隔穿孔,心脏瓣膜严重狭窄或关闭不全等引起的心脏机械功能衰退,导致心力衰竭。

4.心脏负荷不足

如缩窄性心包炎,大量心包积液,限制性心肌病等,使静脉血液回心受限,因而心室心房充盈不足,腔静脉及门脉系统淤血,心排血量减低。

5.血液循环容量过多

如静脉过多过快输液,尤其在无尿少尿时超量输液,急性或慢性肾炎引起高度水钠潴留,高度水肿等均引起血液循环容量急剧膨胀而致心力衰竭。

(二)诱发因素

1.感染

感染可增加基础代谢,增加机体耗氧,增加心脏排血量而诱发心力衰竭,尤其呼吸道感染较多见。

2.体力过劳

正常心脏在体力活动时,随身体代谢增高心脏排血量也随之增加。而有器质性心脏病患者体力活动时,心率增快,心肌耗氧量增加,心排血量减少,冠状动脉血液灌注不足,导致心肌缺血,心慌气急,诱发心力衰竭。

3.情绪激动

情绪激动促使儿茶酚胺释放,心率增快,心肌耗氧增加,动脉与静脉血管痉挛,增加心脏前后负荷而诱发心力衰竭。

4.妊娠与分娩

风湿性心脏病或先天性心脏病患者,心功能低下,在妊娠32~34周,分娩期及产褥期最初3天内心脏负荷最重,易诱发心力衰竭。

5.动脉栓塞

心脏病患者长期卧床,静脉系统长期处于淤血状态,容易形成血栓,一旦血栓脱落导致肺栓塞,加重肺循环阻力诱发心力衰竭。

6.水、钠摄入量过多

心功能减退时,肾脏排水排钠机能减弱,如果水、钠摄入量过多可引起水钠潴留,血容量扩增。

7.心律失常

心动过速可使心脏无效收缩次数增加而加重心脏负荷;心脏舒张期缩短使心室充盈受限进而降低心排血量,同时心脏氧渗透期缩短不利于心肌代谢。

8.冠脉痉挛

冠状动脉粥样硬化,易发生冠脉痉挛,引起心肌缺血导致心脏收缩或舒张功能障碍。

9.药物反应

因用药或停药不当导致的心力衰竭或心力衰竭恶化不在少数。慢性心力衰竭不该停用强心剂而停用,服用过量洋地黄、利尿药或抗心律失常药,都可导致心力衰竭恶化。

二、病理生理

(一)心脏的代偿机制

正常心脏有比较充足的储备能力,以适应一般生活需要所增加的心脏负担。当心脏功能减退,心排血量降低不足以供应机体需要时,机体将同时通过神经、体液等机制进行调整,力争恢复心排血量。

(1)反射性交感神经兴奋,迷走神经抑制,代偿性心率加快及心肌收缩力加强,以维持心排血量。由于交感神经兴奋,周围血管及,小动脉收缩可使血压维持正常而不随心排血量降低而下降;小静脉收缩可使静脉回心血量增加,从而使心搏血量增加。

(2)心肌肥厚:长期的负荷加重,使心肌肥厚和心室扩张,维持心排血量。然而,扩大和肥厚的心脏虽然完成较多的工作,但它耗氧量也随之增加,可是心肌内毛细血管数量并没有相应的增加,所以,扩大肥厚的心肌细胞相对的供血不足。

(3)心率增快:心率加快在一定范围内使心排血量增加,但如果心率太快则心脏舒张期显著缩短,使心室充盈不足,导致心排血量降低及静脉淤血加重。

(二)心脏的失代偿机制

当心脏储备力耗损至不能适应机体代谢的需要时,心功能便由代偿转为失代偿阶段,即心力衰竭。

心力衰竭时,心排血量相对或绝对的降低,一方面供给各器官的血流不足,引起各器官组织的功能改变,血液重新分配,首先为保证心、脑、肾血液供应,皮肤、内脏、肌肉的供血相应有较大的减少。肾血流量减少时,可使肾小球滤过率降低和肾素分泌增加,进而促使肾上腺皮质的醛固酮分泌增加,引起水、钠潴留,血容量增加,静脉和毛细血管充血和压力增加。另一方面,心脏收缩力减弱,不能完全排出静脉回流的血液,心室收缩末期残留血量增多,心室舒张末期压力升高,遂使静脉回流受阻,引起静脉淤血和静脉压力升高,从而引起外周毛细血管的漏出增加,水分渗入组织间隙引起各脏器淤血水肿;肝脏淤血时对醛固酮的灭活减少;以及抗利尿激素分泌增加,肾排水量进一步减少,水、钠潴留进一步加重,这也是水肿发生和加重的原因。

根据心脏代偿功能发挥的情况及失代偿的程度,可将心力衰竭分为三度,或心功能Ⅳ级。①Ⅰ级:有心脏病的客观证据,而无呼吸困难,心悸,水肿等症状

（心功能代偿期）。②Ⅱ级：日常劳动并无异常感觉，但稍重劳动即有心悸，气急等症状（心力衰竭一度）。③Ⅲ级：普通劳动亦有症状，但休息时消失（心力衰竭二度）。④Ⅳ级：休息时也有明显症状，甚至卧床仍有症状（心力衰竭三度）。

三、临床表现

心力衰竭在早期可仅有一侧衰竭，临床上以左心衰竭为多见，但左心衰竭后，右心也相继发生功能损害，最后导致全心力衰竭。临床表现的轻重，常依病情发展的快慢和患者的耐受能力的不同而不同。

（一）左心衰竭

1.呼吸困难

轻症患者自觉呼吸困难，重者同时有呼吸困难和短促的征象。早期仅发生于劳动或运动时，休息后很快消失。这是由于劳动促使回心血量增加，肺淤血加重的缘故。随着病情加重，轻度劳动即感到呼吸困难，严重者休息时亦感呼吸困难，以致被迫采取半卧位或坐位，为端坐呼吸。

2.阵发性呼吸困难

阵发性呼吸困难多发生于夜间，故又称为阵发性夜间性呼吸困难。患者常在熟睡中惊醒，出现严重呼吸困难及窒息感，被迫坐起，咳嗽频繁，咯粉红色泡沫样痰液。轻者数分钟，重者经1～2小时逐渐停止。阵发性呼吸困难的发生原因，可能为：①睡眠时平卧位，回心血量增加，超过左心负荷的限度，加重了肺淤血。②睡眠时，膈肌上升，肺活量减少。③夜间迷走神经兴奋性增高，使冠状动脉和支气管收缩，影响了心肌的血液供应，发生支气管痉挛，降低心肌收缩性能和肺通气量，肺淤血加重。④熟睡时中枢神经敏感度降低，因此，肺淤血必须达到一定程度后方能使患者因气喘惊醒。

3.急性肺水肿

急性肺水肿是左心衰竭的重症表现，是阵发性呼吸困难的进一步发展。常突然发生，呈端坐呼吸，表情焦虑不安，频频咳嗽，咯大量泡沫状或血性泡沫性痰液，严重时可有大量泡沫样液体由鼻涌出，面色苍白，口唇青紫，皮肤湿冷，两肺布满湿啰音及哮鸣音，血压可下降，甚至休克。

4.咳嗽和咯血

咳嗽和咯血为肺泡和支气管黏膜淤血所致，多与呼吸困难并存，咯白色泡沫样黏痰或血性痰。

5.其他症状

其他症状可有疲乏无力、失眠、心悸、发绀等。严重患者脑缺氧缺血时可出现陈-施氏呼吸、嗜睡、眩晕、意识丧失、抽搐等。

6.体征

除原有心脏病体征外,可有舒张期奔马律、交替脉、肺动脉瓣区第 2 心音亢进。轻症肺底部可听到散在湿性啰音,重症则湿啰音满布全肺。有时可伴哮鸣音。

7.X 线及其他检查

X 线检查可见左心扩大及肺淤血,肺纹理增粗。急性肺水肿时可见由肺门伸向肺野呈蝶形的云雾状阴影。心电图检查可出现心率快及左心室肥厚图形。臂舌循环时间延长(正常 10~15 秒),臂肺时间正常(4~8 秒)。

(二)右心衰竭

1.水肿

皮下水肿是右心衰竭的典型症状。在水肿出现前,由于体内已有钠、水潴留,体液潴留达5 kg以上才出现水肿,故多只有体重增加。水肿多先见于下肢,卧床患者则在腰,背及骶部等低重部位明显,呈凹陷性水肿。重症则波及全身。水肿多于傍晚发生或加重,休息一夜后消失或减轻,伴有夜间尿量增加。这是由于夜间休息时,回心血量比白天活动时增多,心脏能将静脉回流血量排出,心室收缩末期残留血量减少,静脉和毛细血管压力有所减轻,因而水肿减轻或消退。

少数患者可出现胸腔积液和腹水。胸腔积液可同时见于左、右两侧胸腔,但以右侧较多,其原因不甚明了。由于壁层胸膜静脉回流体静脉,而脏层胸膜静脉血流入肺静脉,因而胸腔积液多见于左右心衰竭并存时。腹水多由心源性肝硬化引起。

2.颈静脉怒张和内脏淤血

坐位或半卧位时可见颈静脉怒张,其出现常较皮下水肿或肝大出现为早,同时可见舌下、手臂等浅表静脉异常充盈。肝大并压痛可先于皮下水肿出现。长期肝淤血,缺氧,可引起肝细胞变性、坏死,并发展为心源性肝硬化,肝功能检查异常或出现黄疸。若有三尖瓣关闭不全并存,肝脏触诊呈扩张性搏动。胃肠道淤血常引起消化不良,食欲减退,腹胀,恶心和呕吐等症状。肾淤血致尿量减少,尿中可有少量蛋白和细胞。

3.发绀

右心衰竭患者多有不同程度发绀,首先见于指端,口唇和耳郭,较单纯左心功能不全者为显著,其原因除血红蛋白在肺部氧合不全外,与血流缓慢,组织自身毛细血管中吸取较多的氧而使还原血红蛋白增加有关。严重贫血者则不出现发绀。

4.神经系统症状

可有神经过敏,失眠,嗜睡等症状。重者可发生精神错乱,可能是脑淤血,缺氧或电解质紊乱等原因引起。

5.心脏及其他检查

心脏及其他检查主要为原有心脏病体征,由于右心衰竭常继发于左心衰竭的基础上,因而左、右心均可扩大。右心扩大引起了三尖瓣关闭不全时,在三尖瓣音区可听到收缩期吹风样杂音。静脉压增高。臂肺循环时间延长,因而臂舌循环时间也延长。

(三)全心力衰竭

左、右心功能不全的临床表现同时存在,但患者或以左心衰竭的表现为主或以右心衰竭的表现为主,左心衰竭肺充血的临床表现可因右心衰竭的发生而减轻。

四、护理

(一)护理要点

(1)减轻心脏负担,预防心力衰竭的发生。

(2)合理使用强心,利尿,扩血管药物,改善心功能。

(3)密切观察病情变化,及时救治急性心力衰竭。

(4)健康教育。

(二)减轻心脏负担,预防心力衰竭

休息可减少全身肌肉活动,减少氧的消耗,也可减少静脉回心血量及减慢心率,从而减轻心脏负担。根据患者病情适当安排其生活和劳动,可以尽量减轻心脏负荷。对于轻度心力衰竭患者,可仅限制其体力活动,并规定充分的午睡时间或较正常人多一些的夜间睡眠时间。较重的心力衰竭患者均应卧床休息,并尽可能使卧床休息患者的体位舒适。当心力衰竭表现有明显改善时,应尽快允许和鼓励患者逐渐恢复体力活动,恢复体力活动的速度和程度视患者心力衰竭的严重程度和发作时间的长短及患者对治疗的反应等而定。如心脏功能已完全恢复正常或接近正常,则每天可作轻度的体力活动。

饮食应少食多餐,给予低热量、多维生素、易消化食物,避免过饱,加重心脏负担。目前由于利尿剂应用方便。对钠盐限制不必过于严格,一般轻度心力衰

竭患者每天摄入食盐 5 g 左右(正常人每天摄入食盐 10 g 左右),中度心力衰竭患者给予低盐饮食(含钠 2~4 g),重度心力衰竭患者给予无钠饮食。如果经一般限盐、利尿,病情未能很好控制者,则应进一步严格限盐,摄入量不超过 1 g。饮水量一般不加限制,仅在并发稀释性低钠血症者,限制每天入水量 500 mL 左右。

(三)合理使用强心药物并观察毒性反应

洋地黄类强心苷是目前治疗心力衰竭的主要药物,能直接加强心肌收缩力,增加心排血量,从而使心脏收缩末期残余血量减少,舒张末期压力下降,有利于缓解各器官的淤血,增加尿量,减慢心率。常用的给药方法:负荷量加维持量,在短期内,1~3 天给予一定的负荷量,以后每天用维持量,适用于急性心力衰竭,较重的心力衰竭或需尽快控制病情的患者;单用维持量,近年来证实,洋地黄类药物治疗剂量的大小与其增强心肌收缩力作用呈线性关系,故对较轻的心力衰竭和易发生中毒的患者可用较小的剂量,而不采用惯用的洋地黄负荷量法,尤其对慢性心力衰竭更适用。

洋地黄用量的个体差异大,且治疗剂量与中毒剂量较接近,故用药期间需要密切观察洋地黄的毒性反应。洋地黄毒性反应有如下几种。①消化道反应:食欲缺乏、恶心、呕吐、腹泻等。②神经系统反应:头痛、眩晕,视觉改变(黄视或绿视)。③心脏反应:可发生各种心律失常,常见的心律失常类型为:室性期前收缩,尤其是呈二联、三联或呈多源性者。其他有房性心动过速伴有房室传导阻滞,交界性心动过速,各种不同程度的房室传导阻滞,室性心动过速,心房纤维颤动等。④血清洋地黄含量:放射性核素免疫法测定血清地高辛含量<2.0 ng/mL,或洋地黄毒苷<20 μg/mL 为安全剂量。中毒者多数大于以上浓度。

使用洋地黄类药物时注意事项:①服药前要先了解病史,如询问已用洋地黄情况,利尿剂的使用情况及电解质浓度如何,如果存在低钾,低镁易诱发洋地黄中毒。②心力衰竭反复发作,严重缺氧,心脏明显扩大的患者对洋地黄药物耐受性差,宜小剂量使用。③询问有无合并使用增加或降低洋地黄敏感性的药物,如心得安、利血平、利尿剂、抗甲状腺药物、异搏停、胺碘酮、肾上腺素等可增加洋地黄敏感性;而消胆胺,抗酸药物,降胆固醇药及巴比妥类药则可降低洋地黄敏感性。④了解肝脏肾脏功能,地高辛主要自肾脏排泄,肾功能不全的,宜减少用量;洋地,黄毒苷经肝脏代谢胆管排泄,部分转化为地高辛。⑤密切观察洋地黄毒性反应。⑥静脉给药时应用5%~20%的 GS 溶液稀释,混匀后缓慢静脉推注,一般不少于 10~15 分钟,用药时注意听诊心率及节律的变化。

(四)观察应用利尿剂后的反应

慢性心力衰竭患者,首选噻嗪类药,采用间歇用药,即每周固定服药 2～3 天,停用 4～5 天。若无效可加服氨苯蝶啶或螺内酯(安体舒通)。如果上两药联用效果仍不理想可以呋塞米(速尿)代替噻嗪类药物。急性心力衰竭或肺水肿者,首选呋塞米或利尿酸钠等快速利尿药。在应用利尿剂 1 小时后,静脉缓慢注射氨茶碱0.25 g,可增加利尿效果。应用利尿剂后要密切观察尿量,每天测体重,准确记录 24 小时液体出入量,大量利尿者应测血压,脉搏和抽血查电解质,观察有无利尿过度引起的脱水,低血容量和电解质紊乱的表现,尤其是应用排钾利尿剂后有无乏力、恶心、呕吐、腹胀等低钾表现。对于利尿反应差者,应找出利尿不佳的原因,如了解肾脏功能情况,是否存在低血压、低血钾、低血镁或稀释性低钠血症,及用药是否合理等。

(五)合理使用扩血管药物并观察用药反应

血管扩张剂可以扩张周围小动脉,减轻心脏排血时的阻力,而减轻心脏后负荷;又可以扩张周围静脉,减少回心血量,减轻心脏前负荷,进而改善心功能。常用的扩张静脉为主的药物有:硝酸甘油、硝酸脂类及吗啡类药物;扩张动脉为主的药物有:肼苯达嗪、硝苯吡啶;兼有扩张动脉和静脉的药物有:硝普钠、哌唑嗪及卡托普利等。在开始使用血管扩张剂时,要密切观察病情和用药前后血压,心率的变化,慎防血管扩张过度,心脏充盈不足,血压下降,心率加快等不良反应。用血管扩张药注意,应从小剂量开始,用药前后对比心率,血压变化情况或床边监测血流动力学。根据具体情况,每 5～10 分钟测量 1 次,若用药后血压较用药前降低 1.33～2.66 kPa,应谨慎调整药物浓度或停用。

(六)急性肺水肿的救治及护理

急性肺水肿为急性左心功能不全或急性左心衰竭的主要表现。多因突发严重的左心室排血不足或左心房排血受阻引起肺静脉及肺毛细血管压力急剧升高所致。当肺毛细血管压升高超过血浆胶体渗透压时,液体即从毛细血管漏到肺间质、肺泡甚至气道内,引起肺水肿。典型发作表现为突然严重气急,每分钟呼吸可达 30～40 次,端坐呼吸,阵发咳嗽,面色苍白,大汗,常咯出泡沫样痰,严重者可从口腔和鼻腔内涌出大量粉红色泡沫液体。发作时心率、脉搏增快,血压在起始时可升高,以后降至正常或低于正常。两肺内可闻及广泛的水泡音和哮鸣音。心尖部可听到奔马律。

1.治疗原则

(1)减少肺循环血量和静脉回心血量。

(2)增加心搏量,包括增强心肌收缩力和降低周围血管阻力。

(3)减少血容量。

(4)减少肺泡内液体漏出,保证气体交换。

2.护理措施

(1)使患者取坐位或半卧位,两腿下垂,减少下肢静脉回流,减少回心血量。

(2)立即皮下注射吗啡 10 mg 或哌替啶 50～100 mg,使患者安静及减轻呼吸困难。但对昏迷、严重休克、有呼吸道疾病或痰液极多者忌用,年老,体衰,瘦小者应减量。

(3)改善通气-换气功能,轻度肺水肿早期高流量氧气吸入,开始是 2～3 L/min,以后逐渐增至 4～6 L/min,氧气湿化瓶内加 75 %酒精或选用有机硅消泡沫剂,以降低肺泡内泡沫的表面张力,使泡沫破裂,改善通气功能。肺水肿明显出现即应作气管插管进行加压辅助呼吸,改善通气与氧的弥散,减少肺内分流,提高血氧分压。肺水肿基本控制后,可采用呼吸机间歇正压呼吸,如果动脉血氧分压<9.31 kPa时,可改为持续正压呼吸。

(4)速给西地兰 0.4 mg 或毒毛花苷 K 0.25 mg,加入葡萄糖溶液中缓慢静脉推注。

(5)快速利尿,如呋塞米 20～40 mg 或利尿酸钠 25 mg 静脉注射。

(6)静脉注射氨茶碱 0.25 g 用 50%葡萄糖液 20～40 mL 稀释后缓慢注入,减轻支气管痉挛,增加心肌收缩力和促进尿液排出。

(7)氢化可的松 100～200 mg 或地塞米松 10 mg 溶于葡萄糖中静脉注射。

(七)健康教育

随着人们生活水平的不断提高,人们对生活质量的要求也越来越高。心力衰竭的转归及治愈程度将直接影响患者的生活质量,预防心力衰竭发生以保证患者的生活质量就显得更为重要。首先要避免诱发因素,如气候转换时要预防感冒,及时添加衣服;以乐观的态度对待生活,情绪平稳,不要大起大落过于激动;体力劳动不要过重;适当掌握有关的医学知识以便自我保健等。其次,对已明确心功能Ⅱ级、Ⅲ级的患者要按一般治疗标准,合理正确按医嘱服用强心、利尿、扩血、管药物,注意休息和营养,并定期门诊随访。

第四节 心 律 失 常

正常心律起源于窦房结,并沿正常房室传导系统顺序激动心房和心室,频率为60～100次/分(成人),节律基本规则。心律失常是指心脏冲动的起源、频率、节律、传导速度和传导顺序等异常。

一、分类

心律失常按其发生机制分为冲动形成异常和冲动传导异常两大类。

(一)冲动形成异常

1.窦性心律失常

(1)窦性心动过速。

(2)窦性心动过缓。

(3)窦性心律不齐。

(4)窦性停搏等。

2.异位心律

(1)主动性异位心律:①期前收缩(房性、房室交界区性、室性)。②阵发性心动过速(房性、房室交界区性、室性)。③心房扑动、心房颤动。④心室扑动、心室颤动。

(2)被动性异位心律:①逸搏(房性、房室交界区性、室性)。②逸搏心律(房性、房室交界区性、室性)。

(二)冲动传导异常

1.生理性

干扰及房室分离。

2.病理性

(1)窦房传导阻滞。

(2)房内传导阻滞。

(3)房室传导阻滞。

(4)室内传导阻滞(左、右束支及左束支分支传导阻滞)。

3.房室间传导途径异常

预激综合征。

此外,临床上依据心律失常发作时心率的快慢分为快速性心律失常和缓慢性心律失常。

二、病因及发病机制

(一)生理因素

健康人均可发生心律失常,特别是窦性心律失常和期前收缩等。情绪激动、精神紧张、过度疲劳、大量吸烟、饮酒、喝浓茶或咖啡等常为诱发因素。

(二)器质性心脏病

各种器质性心脏病是引发心律失常的最常见原因,以冠心病、心肌病、心肌炎、风湿性心脏病多见,尤其发生心力衰竭或心肌梗死时。

(三)非心源性疾病

除了心脏病外,其他系统的严重疾病,均可引发心律失常,如急性脑血管病、甲状腺功能亢进、慢性阻塞性肺病等。

(四)其他

电解质紊乱(低钾血症、低钙血症、高钾血症等)、药物作用(洋地黄、肾上腺素等)、心脏手术或心导管检查、中暑、电击伤等均可引发心律失常。

心律失常发生的基本原理是由于多种原因引起心肌细胞的自律性、兴奋性、传导性改变,导致心脏冲动形成异常、冲动传导异常,或两者兼而有之。

三、诊断要点

通过病史、体征可以做出初步判定。确定心律失常的类型主要依靠心电图,某些心律失常尚需做心电生理检查。

(一)病史

心律失常的诊断应从详尽采集病史入手,让患者客观描述发生心悸等症状时的感受。症状的严重程度取决于心律失常对血流动力学的影响,轻者可无症状或出现心悸、头晕;严重者可诱发心绞痛、心力衰竭、晕厥甚至猝死,增加心血管病死亡的危险性。

(二)体格检查

体格检查包括心脏视诊、触诊、叩诊、听诊的全面检查,并注意检查患者的神志、血压、脉搏频率及节律。

（三）辅助检查

心电图是诊断心律失常最重要的一项无创性检查技术。应记录多导联心电图,并记录能清楚显示P波导联的心电图长条以备分析,通常选择Ⅱ或V_1导联。其他辅助诊断的检查还有动态心电图、运动试验和食管心电图等。临床心电生理检查,如食管心房调搏检查、心室内心电生理检查对明确心律失常的发病机制、治疗、预后均有很大帮助。

四、常见护理诊断

（一）活动无耐力

其与心律失常导致心排血量减少有关。

（二）焦虑

其与心律失常致心跳不规则、停跳及反复发作、治疗效果不佳有关。

（三）潜在并发症

心力衰竭、猝死。

六、护理措施

（一）一般护理

1.体位与休息

当心律失常发作患者出现胸闷、心悸、头晕等不适时,应采取高枕卧位、半卧位或其他舒适体位,尽量避免左侧卧位。有头晕、晕厥发作或曾有跌倒病史者应卧床休息,加强生活护理。

2.饮食护理

给予清淡易消化、低脂和富于营养的饮食,且少量多餐,避免刺激性饮料。有心力衰竭患者应限制钠盐摄入,对服用利尿剂者应鼓励多进食富含钾盐的食物,避免出现低钾血症而诱发心律失常。

（二）病情观察

（1）评估心律失常可能引起的临床症状,如心悸、乏力、胸闷、头晕、晕厥等,注意观察和询问这些症状的程度、持续时间,以及给患者日常生活带来的影响。

（2）定期测量心率和心律,判断有无心动过速、心动过缓、过早搏动、房颤等心律失常发生。对于房颤患者,两名护士应同时测量患者心率和脉率一分钟,并记录,以观察脉短绌的变化发生情况。

（3）心电图检查是判断心律失常类型及检测心律失常病情变化的最重要的手段，护士应掌握心电图机的使用方法，在患者心律失常突然发作时及时描记心电图并表明日期和时间。行 24 小时动态心电图检查的患者，应嘱其保持平素的生活和活动，并记录症状出现的时间及当时所从事的活动，以利于发现病情及查找病因。

（4）对持续心电监测的患者，应注意观察是否出现心律失常及心律失常的类型、发作次数、持续时间、治疗效果等情况。当患者出现频发、多源性室性早搏、R-on-T 现象、阵发性室性心动过速、二度Ⅱ型及三度房室传导阻滞时，应及时通知医师。

（三）用药护理

严格遵医嘱按时按量应用抗心律失常药物，静脉注射抗心律失常药物时速度应缓慢，静脉滴注速度严格按医嘱执行。用药期间严密监测脉率、心律、心率、血压及患者的反应，及时发现因用药而引起的新的心律失常和药物中毒，做好相应的护理。

1.奎尼丁

毒性反映较重，可致心力衰竭、窦性停搏、房室传导阻滞、室性心动过速等心脏毒性反应，故在给药前要测量血压、心率、心律，如有血压低于 12.0/8.0 kPa（90/60 mmHg），心率慢于 60 次/分，或心律不规则时需告知医师。

2.普罗帕酮

该药可引起恶心、呕吐、眩晕、视物模糊、房室传导阻滞，诱发和加重心力衰竭等。餐时或餐后服用可减少胃肠道刺激。

3.利多卡因

该药有中枢抑制作用和心血管系统不良反应，剂量过大可引起震颤、抽搐，甚至呼吸抑制和心脏停搏等，应注意给药的剂量和速度。对心力衰竭、肝肾功能不全、酸中毒和老年人应减少剂量。

4.普萘洛尔

该药可引起低血压、心动过缓、心力衰竭等，并可加重哮喘与慢性阻塞性肺部疾病。在给药前应测量患者的心率，当心率低于 50 次/分时应及时停药。糖尿病患者可能引起低血糖、乏力。

5.胺碘酮

该药可致胃肠道反应、肝功能损害、心动过缓、房室传导阻滞，久服可影响甲状腺功能和引起角膜碘沉着，少数患者可出现肺纤维化，是其最严重的不良反应。

6.维拉帕米

该药可出现低血压、心动过缓、房室传导阻滞等。严重心力衰竭、高度房室传导阻滞及低血压者禁用。

7.腺苷

该药可出现面部潮红、胸闷、呼吸困难,通常持续时间小于1分钟。

(四)特殊护理

当患者发生较严重心律失常时应采取如下护理措施。

(1)嘱患者卧床休息,保持情绪稳定,以减少心肌耗氧量和对交感神经的刺激。

(2)给予鼻导管吸氧,改善因心律失常造成血流动力学改变而引起的机体缺氧。立即建立静脉通道,为用药、抢救做好准备。

(3)准备好纠正心律失常的药物、其他抢救药品及除颤器、临时起搏器等。对突然发生室扑或室颤的患者,应立即施行非同步直流电除颤。

(4)遵医嘱给予抗心律失常药物,注意药物的给药途径、剂量、给药速度,观察药物的作用效果和不良反应。用药期间严密监测心电图、血压,及时发现因用药而引起的新的心律失常。

(五)健康教育

1.疾病知识指导

向患者及家属讲解心律失常的常见病因、诱因及防治知识,使患者和家属能充分了解该疾病,而与医护人员配合共同控制疾病。

2.生活指导

快速心律失常患者应改变不良的生活习惯,如吸烟、饮酒、喝咖啡、浓茶等;避开造成精神紧张激动的环境,保持乐观稳定的情绪,分散注意力,不要过分注意心悸的感受。使患者和亲属明确无器质性心脏病的良性心律失常对人的影响主要是心理因素。帮助患者协调好活动与休息,根据心功能情况合理安排,注意劳逸结合。运动有诱发心律失常的危险,建议做较轻微的运动或最好在有家人陪同的条件下运动。心动过缓者应避免屏气用力的动作,以免兴奋迷走神经而加重心动过缓。

3.用药指导

让患者认识服药的重要性,按医嘱继续服用抗心律失常药物,不可自行减量或撤换药物。教会患者观察药物疗效和不良反应,必要时提供书面材料,嘱有异常时及时就医。对室上性阵发性心动过速的患者和家属,教会采用刺激迷走神经的方法,如刺激咽后壁诱发恶心;深吸气后屏气再用力呼气,上述方法可终止或缓解室上速。教会患者家属徒手心肺复苏的方法,以备紧急需要时应用。

4.自我监测指导

教会患者及家属测量脉搏的方法,每天至少一次,每次应在一分钟以上并做好记录。告诉患者和家属何时应来医院就诊:①脉搏过缓,少于 60 次/分,并有头晕、目眩或黑蒙。②脉搏过快,超过100 次/分,休息及放松后仍不减慢。③脉搏节律不齐,出现漏搏、期前收缩超过5 次/分。④原本整齐的脉搏出现脉搏忽强忽弱、忽快忽慢的现象。⑤应用抗心律失常药物后出现不良反应。出现上述情形应及时就诊,并能按时随诊复查。

第五节　原发性高血压

原发性高血压的病因复杂,不是单个因素引起,与遗传有密切关系,是环境因素与遗传相互作用的结果。要诊断高血压,必须根据患者与血压对照规定的高血压标准,在未服降压药的情况下,测两次或两次以上非同日多次重复的血压所得的平均值为依据,偶然测得一次血压增高不能诊断为高血压,必须重复和进一步观察。测得高血压时。要做相应的检查以排除继发性高血压,若患者是继发性高血压,未明确病因即当成原发性高血压而长期给予降压治疗,不但疗效差,而且原发性疾病严重发作常可危及生命。

一、一般表现

原发性高血压通常起病缓慢,早期常无症状,可以多年自觉良好而偶于体格检查时发现血压升高,少数患者则在发生心、脑、肾等并发症后才被发现。高血压患者可有头痛、眩晕、气急、疲劳、心悸、耳鸣等症状,但并不一定与血压水平呈正比。往往是在患者得知患有高血压后才注意到。

高血压病初期只是在精神紧张、情绪波动后血压暂时升高,随后可恢复正常,以后血压升高逐渐趋于明显而持久,但一天之内白昼与夜间血压水平仍可有明显的差异。

高血压病后期的临床表现常与心、脑、肾功能不全或器官并发症有关。

二、实验室检查

（1）为了原发性高血压的诊断、了解靶器官（主要指心、脑、肾、血管）的功能状态并指导正确选择药物治疗，必须进行下列实验室检查：血、尿常规、肾功能、血尿酸、脂质、糖、电解质、心电图、胸部 X 线和眼底检查。早期患者上述检查可无特殊异常，后期高血压患者可出现尿蛋白增多及尿常规异常，肾功能减退，胸部 X 线可见主动脉弓迂曲延长、左心室增大，心电图可见左心室肥大劳损。部分患者可伴有血清总胆固醇、甘油三酯、低密度脂蛋白胆固醇的增高和高密度脂蛋白胆固醇的降低，亦常有血糖或尿酸水平增高。目前认为，上述生化异常可能与原发性高血压的发病机制有一定的内在联系。

（2）眼底检查有助于对高血压严重程度的了解，眼底分级法；标准如下：Ⅰ级，视网膜动脉变细、反光增强；Ⅱ级，视网膜动脉狭窄、动静脉交叉压迫；Ⅲ级，上述血管病变基础上有眼底出血、棉絮状渗出；Ⅳ级，上述基础上出现视盘水肿。大多数患者仅为Ⅰ、Ⅱ级变化。

（3）动态血压监测（ABPM）与通常血压测量不同，动态血压监测是由仪器自动定时测量血压，可每隔 15～30 分钟自动测压（时间间隔可调节），连续 24 小时或更长。可测定白昼与夜间各时间段血压的平均值和离散度，能较敏感、客观地反映实际血压水平。

正常人血压呈明显的昼夜波动，动态血压曲线呈双峰一谷，即夜间血压最低，清晨起床活动后血压迅速升高，在上午 6～10 时及下午 4～8 时各有一高峰，继之缓慢下降。中、轻度高血压患者血压昼夜波动曲线与正常类似，但血压水平较高。早晨血压升高可伴有血儿茶酚胺浓度升高，血小板聚集增加及纤溶活性增高会变化，可能与早晨较多发生心脑血管急性事件有关。

血压变异性和血压昼夜节律与靶器官损害及预后有较密切的关系，即伴明显靶器官损害或严重高血压患者其血压的昼夜节律可消失。

目前尚无统一的动态血压正常值，但可参照采用以下正常上限标准：24 小时平均血压值<17.3/10.7 kPa，白昼均值<18.0/11.3 kPa，夜间<16.7/10.0 kPa。夜间血压均值比白昼降低＞10%，如降低不及 10%，可认为血压昼夜节律消失。

动态血压监测可用于：诊断"白大衣性高血压"，即在诊所内血压升高，而诊所外血压正常；判断高血压的严重程度，了解其血压变异性和血压昼夜节律；指导降压治疗和评价降压药物疗效；诊断发作性高血压或低血压。

三、原发性高血压危险度的分层

原发性高血压的严重程度并不单纯与血压升高的水平有关,必须结合患者总的心血管疾病危险因素及合并的靶器官损害做全面的评价,治疗目标及预后判断也必须以此为基础。心血管疾病危险因素包括吸烟、高脂血症、糖尿病、年龄>60岁、男性或绝经后女性、心血管疾病家族史(发病年龄女性<65岁,男性<55岁)。靶器官损害及合并的临床疾病包括心脏疾病(左心室肥大、心绞痛、心肌梗死、既往曾接受冠状动脉旁路手术、心力衰竭),脑血管疾病(脑卒中或短暂性脑缺血发作),肾脏疾病(蛋白尿或血肌酐升高),周围动脉疾病,高血压视网膜病变(≥Ⅲ级)。危险度的分层是把血压水平及危险因素及合并的器官受损情况相结合分为低、中、高和极高危险组。治疗时不仅要考虑降压,还要考虑危险因素及靶器官损害的预防及逆转。

低度危险组:高血压1级,不伴有上列危险因素,治疗以改善生活方式为主,如6个月后无效,再给药物治疗。

中度危险组:高血压1级伴12个危险因素或高血压2级不伴有或伴有不超过2个危险因素者。治疗除改善生活方式外,给予药物治疗。

高度危险组:高血压1～2级伴至少3个危险因素者,必须药物治疗。

极高危险组:高血压3级或高血压1～2级伴靶器官损害及相关的临床疾病者(包括糖尿病),必须尽快给予强化治疗。

四、临床类型

原发性高血压大多起病及进展均缓慢,病程可长达十余年至数十年,症状轻微,逐渐导致靶器官损害。但少数患者可表现为急进重危,或具特殊表现而构成不同的临床类型。

(一)高血压急症

高血压急症是指高血压患者血压显著的或急剧的升高[收缩压>26.7 kPa(200 mmHg),舒张压>17.3 kPa(130 mmHg)],常同时伴有心、脑、肾及视网膜等靶器官功能损害的一种严重危及生命的临床综合征,其舒张压>20.0 kPa和(或)收缩压>29.3 kPa,无论有无症状,也应视为高血压急症。高血压急症包括高血压脑病、高血压危象、急进型高血压、恶性高血压,高血压合并颅内出血、急性冠状动脉功能不全、急性左心衰竭、主动脉夹层血肿,以及子痫、嗜铬细胞瘤危象等。

(二)恶性高血压

1%～5%的中、重度高血压患者可发展为恶性高血压,其发病机制尚不清楚,可能与不及时治疗或治疗不当有关。病理上以肾小动脉纤维样坏死为突出特征。临床特点:①发病较急骤;多见于中、青年;②血压显著升高,舒张压持续≥17.3 kPa。③头痛、视力模糊、眼底出血、渗出和乳盘水肿。④肾脏损害突出,表现为持续蛋白尿、血尿及管型尿,并可伴肾功能不全。⑤进展迅速,如不给予及时治疗,预后不佳,可死于肾衰竭、脑卒中或心力衰竭。

(三)高血压危重症

1.高血压危象

在高血压病程中,由于周围血管阻力的突然上升,血压明显升高,出现头痛、烦躁、眩晕、忍心、呕吐、心悸、气急及视力模糊等症状。伴靶器官病变者可出现心绞痛、肺水肿或高血压脑病。血压以收缩压显著升高为主,也可伴舒张压升高。发作一般历时短暂、控制血压后病情可迅速好转;但易复发。危象发作时交感神经活动亢进,血中儿茶酚胺升高。

2.高血压脑病

高血压脑病是指在高血压病程中发生急性脑血液循环障碍,引起脑水肿和颅内压增高而产生的临床征象。发生机制可能为过高的血压突破了脑血管的自身调节机制,导致脑灌注过多,液体渗入脑血管周围组织,引起脑水肿。临床表现有严重头痛、呕吐、神志改变,较轻者可仅有烦躁、意识模糊,严重者可发生抽搐、昏迷。

(四)急进型高血压

占高血压患者中1%～8%,多见于年轻人,男性居多。临床特点:①收缩压,舒张压均持续升高,舒张压常持续≥17.3 kPa(130 mmHg),很少有波动。②症状多而明显进行性加重,有一些患者高血压是缓慢病程,但后突然迅速发展,血压显著升高。③出现严重的内脏器官损害,常在1～2年发生心、脑、肾损害和视网膜病变,出现脑卒中、心梗、心衰、尿毒症及视网膜病变(眼底Ⅲ级以上改变)。

(五)缓进型高血压

这种类型占95%以上,临床上又称之为良性高血压。因其起病隐匿,病情发展缓慢,病程较长,可达数十年,多见于中老年人。临床表现:①早期可无任何明显症状,仅有轻度头痛或不适,休息之后可自行缓解。偶测血压时才发现高血压。②逐渐发展,患者表现为头痛、头晕、失眠、乏力、记忆力减退症状,血压也随着病情发展是逐步升高并趋向持续性,波动幅度也随之减小并伴随着心、脑、肾等器官的器质性损害。

此型高血压病由于病程长,早期症状不明显所以患者容易忽视其治疗,思想上不重视,不能坚持服药,最终造成不可逆的器官损害,危及生命。

(六)老年人高血压

年龄超过 60 岁达高血压诊断标准者即为老年人高血压。临床特点:①半数以上以收缩压为主;即单纯收缩期高血压(收缩压>18.7 kPa;舒张压<12.0 kPa),此与老年人大动脉弹性减退、顺应性下降有关,使脉压增大。流行病资料显示,单纯收缩压的升高也是心血管病致死的重要危险因素。②部分老年人高血压是由中年原发性高血压延续而来,属收缩压和舒张压均增高的混合型。③老年人高血压患者心、脑、肾器官常有不同程度损害,靶器官并发症如脑卒中、心衰、心肌梗死和肾功能不全较为常见。④老年人压力感受路敏感性减退;对血压的调节功能降低、易造成血压波动及直立性低血压,尤其在使用降压药物治疗时要密切观察。老年人选用高血压药物时宜选用平和、缓慢的制剂,如利尿剂和长效钙通道阻滞剂及 ACEI 等;常规给予抗凝剂治疗;定期测量血压以予调整剂量。

(七)难治性高血压

难治性高血压又称顽固性或有抵抗性的高血压。临床特点:①治疗前血压≥24.0/15.3 kPa,经过充分的、合理的、联合应用 3 种药物(包括利尿剂),血压仍不能降至 21.3/7.5 kPa 以下。②治疗前血压<24.0/15.3 kPa,而适当的三联药物治疗仍不能达到:<18.7/12.0 kPa,则被认为是难治性高血压。③对于老年单纯收缩期高血压,如治疗前收缩压>26.7 kPa,经三联治疗,收缩压不能降至22.7 kPa 以下,或治疗前收缩压 21.3~26.7 kPa,而治疗后不能降至21.3 kPa 以下及至少低 1.3 kPa,亦称为难治性高血压。充分的合理的治疗应包括至少 3 种不同药理作用的药物,包括利尿剂并加之以下两种:β受体阻滞剂,直接的血管扩张药,钙通道阻滞剂或血管紧张素转化酶抑制剂。应当说明的是,并不是所有严重的高血压都是难治性高血压,也不是难治性高血压都是严重高血压。

诊断难治性高血压应排除假性高血压及白大衣高血压,并排除继发性高血压,如嗜铬细胞瘤、原发性醛固酮增生症、肾血管性高血压等;中年或老年患者过去有效的治疗以后变得无效,则强烈提示肾动脉硬化及狭窄,肾动脉造影可确定诊断肾血管再建术可能是降低血压的唯一有效方法。

难治性高血压的主要原因可能有以下几种:①患者的依从性不好即患者没有按医师的医嘱服药,这可能是最主要的原因。依从性不好的原因可能药物方案复杂或服药次数频繁,患者未认识到控制好血压的重要性,药物费用及不良反应等。②患者食盐量过高(>5 g/d),或继续饮酒,体重控制不理想。应特别注意来自加工食品中的盐,如咸菜、罐头、腊肉、香肠、酱油、酱制品、咸鱼、成豆制品等,应劝说患者戒烟、减肥,肥胖者减少热量摄入量。③医师不愿使用利尿药或使用多种作用机制相同的药物。④药物相互作用,如阿司匹林或非甾体消炎药因抑制前列腺素合成而干扰高血压的控制,拟交感胺类可使血压升高,麻黄素、口服避孕药、雄性激素、过多的甲状腺素、糖皮质激素等可使血压升高或加剧原先的高血压;考来烯胺可妨碍抗高血压药物的经肠道吸收。三环类抗忧郁药,苯异丙胺、抗组胺、单胺氧化酶抑制剂及可卡因干扰胍乙啶的药理作用。

(八)儿童高血压

关于儿童高血压的诊断标准尚未统一。如 WHO 规定:13 岁以上正常上限为 18.7/12.0 kPa,13 岁以下则为 18.0/11.3 kPa。《实用儿科学》中规定:8 岁以下舒张压>10.7 kPa,8 岁以上>12.0 kPa;或收缩压>16.0 kPa 与舒张压>10.7 kPa 为高血压。儿童血压测量方法与成年人有所不同:①舒张压以 Korotloff 第四音为难。②根据美国心脏病协会规定,使用袖带的宽度为:1 岁以下为 2.5 cm,1～4 岁为 5～6 cm,5～8 岁为 8～9 cm,成人为 12.5 cm,否则将会低估或高估血压的高度。诊断儿童高血压应十分慎重,特别是轻度高血压者应加强随访。一经确诊为儿童高血压后,首先除外继发性高血压。继发性高血压中最常见的病因是肾脏疾病,其次是肾动脉血栓、肾动脉狭窄、先天性肾动脉异常、主动脉缩窄、嗜铬细胞瘤等。

临床特点:①5%的患者有高血压的家族史。②早期一般无明显症状,部分患者可有头痛,尤在剧烈运动时易发生。③超体重肥胖者达 50%。④平素心动过速,心前区搏动明显,呈现高动力循环状态。⑤尿儿茶酚胺水平升高,尿缓激肽水平降低,血浆肾素活性轻度升高,交感神经活性增高。⑥对高血压的耐受力强,一般不引起心、肾、脑及眼底的损害。

(九)青少年高血压

青少年时期高血压的研究已越来越被人们重视。大量调查发现,青少年原发性高血压起源于儿童期,并认为青少年高血压与成人高血压及并发症有密切关系,同儿童期高血压病因相似,常见于继发性高血压,在青春期继发性高血压病例中,肾脏疾病仍然是主要的病因。大量的调查发现青少年血压与年龄有直接相关,青少年高血压诊断标准在不同时间(每次间隔 3 个月以上)3 次测量坐位血压,收缩压和(或)舒张压高于 95 百分位以上可诊断为高血压。见表 9-1。

表 9-1 我国青少年年龄血压百分位值表

年龄	男性/P95	女性/P95
1~12	128/81	119/82
13~15	133/84	124/81
16~18	136/89	127/82

(十)精神紧张性高血压

交感神经系统在发病中起着重要作用。交感神经系统活性增强可导致:①血浆容量减少,血小板聚集,因而易诱发血栓形成。②激活肾素-血管紧张素系统,再加上儿茶酚胺的作用,引起左心室肥厚的血管肥厚,肥厚的血管更易引起血管痉挛。③副交感神经系统活性较低和交感神经系统活性增强,是易引起心律失常,心动过速的因素。④降低骨骼肌对胰岛素的敏感性,其主要机制为:在紧急情况下;交感神经系统活性增高引起血管收缩,导致运输至肌肉的葡萄糖减少;去甲肾上腺素刺激 β 受体也可引起胰岛素耐受,持续的交感神经系统还可以造成肌肉纤维类型由胰岛素耐受性慢收缩纤维转变成胰岛素耐受性快收缩纤维,这些变化可致血浆胰岛素浓度水平升高,并促进动脉粥样硬化。

(十一)白大衣性高血压

白大衣性高血压(WCH)是指在诊疗单位内血压升高,但在诊疗单位外血压正常。有人估计,在高血压患者中,约有 20％～30％为白大衣高血压,故近年来提出患者自我血压监测(HBPM)。HBPM 有下列好处:①能更全面更准确地反应患者的血压。②没有"白大衣效应"。③提高患者服药治疗和改变生活方式的顺从性。④无观察者的偏倚现象。自测血压可使用水银柱血压计,亦可使用动态血压监测(ABPM)的方法进行判断。有人认为白大衣性高血压也应予以重视,它可能是早期高血压的表现之一。我国目前的参考诊断标难为 WCH 患者诊室收缩压＞21.3 kPa 和(或)舒张压＞12.0 kPa 并且白昼动态血压收缩压＜18.0 kPa,舒张压＜10.7 kPa,这还需要经过临床的验证和评价。

白大衣性高血压多见于女性、年轻人、体型瘦,以及诊所血压升高、病程较短者。在这类患者中,规律性的反复出现的应激方式,例如上班工作,不会引起血压升高。ABPM 有助于诊断白大衣性高血压。其确切的自然史与预后还不很清楚。

(十二)应激状态

偏快的心率是处于应激状态的一个标志,心动过速是交感神经活性增高的一个可靠指标,同时也是心血管病死亡率的一个独立危险因素。心率增快与血压升高、胆固醇升高、甘油三酯升高、血球压积升高、体质指数升高、胰岛素抵抗、血糖升高、高密度脂蛋白-胆固醇降低等密切相关。

(十三)夜间高血压

24小时动态血压监测发现部分患者的血压正常节律消失,夜间收缩压或舒张压的降低小于日间血压平均值的10%,甚至夜间血压反高于日间血压。夜间高血压常见于某些继发性高血压(如嗜铬细胞瘤、原发性醛固酮增多症、肾性高血压)、恶性高血压和合并心肌梗死、脑卒中的原发性高血压。夜间高血压的产生机制与神经内分泌正常节律障碍、夜间上呼吸道阻塞、换气过低和睡眠觉醒有关,其主要症状是不规则的打鼾、夜间呼吸暂停及日间疲乏和嗜睡。这种患者常伴有超重、易发生脑卒中、心肌梗死、心律失常和猝死。

(十四)肥胖型高血压

肥胖者易患高血压,其发病因素是多方面的,伴随的危险因素越多,则预后越差。本型高血压患者心、肾、脑、肺功能均较无肥胖者更易受损害,且合并糖尿病、高脂血症、高尿酸血症者多,患冠心病、心力衰竭、肾功能障碍者明显增加。

(十五)夜间低血压性高血压

是指日间为高血压(特别是老年收缩期性高血压),夜间血压过度降低,即夜间较日间血压低超过20%。其发病机制与血压调节异常、血压节律改变有关。该型高血压易发生腔隙性脑梗死,可能与夜间脑供血不足、高凝状态有关。治疗应注意避免睡前使用降压药(尤其是能使夜间血压明显降低的药物)。

(十六)顽固性高血压

顽固性高血压是指高血压患者服用3种以上的不同作用机制的全剂量降压药物,测量血压仍不能控制在18.7/12.7 kPa以下或舒张压(DBP)≥13.3 kPa,老年患者血压仍>21.3/12.0 kPa,或收缩压(SBP)不能降至18.7 kPa以下。顽固性高血压的原因:①治疗不当。应采用不同机制的降压药物联合应用。②对药物的不能耐受。由于降压药物引起不良反应;而中断用药,常不服药或间断服药,造成顺应性差。③继发性高血压。当患者血压明显升高并对多种治疗药物呈抵抗状态的,应考虑排除继发因素。常见肾动脉狭窄、肾动脉粥样斑块形成、肾上腺疾病等。④精神因素。工作繁忙造成白天血压升高,夜间睡眠时血压正常。⑤过度摄钠。尤其是对高血压人群中,约占50%的盐敏感性高血压,例如老年患者和肾功能减退者,盐摄入量过高更易发生顽固性高血压,而低钠饮食可改善其对药物的抵抗性。

五、护理评估

(一)病史

应注意询问患者有无高血压家族史,个性特征,职业、人际关系、环境中有无引发本病的应激因素,生活与饮食习惯、烟酒嗜好,有无肥胖、心脏病、肾脏病、糖尿病、高脂血症、痛风、支气管哮喘等病史及用药情况。

(二)身体状况

高血压病根据起病和病情进展缓急分为缓进型和急进型两类,前者多见,后者占高血压病的1%～5%。

1.一般表现

缓进型原发性高血压起病隐匿,病程进展缓慢,早期多无症状,偶在体格检查时发现血压升高,少数患者在发生心、脑、肾等并发症后才被发现。高血压患者可在精神紧张、情绪激动或劳累后有头晕、头痛、眼花、耳鸣、失眠、乏力、注意力不集中等症状,但症状与血压增高程度并不一定一致。

患者血压随季节、昼夜、情绪等因素有较大波动,表现为冬季较夏季高、清晨较夜间高、激动时较平静时高等特点。体检时可听到主动脉瓣区第二心音亢进、主动脉瓣区收缩期杂音,少数患者在颈部或腹部可听到血管杂音。长期持续高血压可有左心室肥厚。

高血压病早期血压仅暂时升高,去除原因和休息后可恢复,称为波动性高血压阶段。随病情进展,血压呈持久增高,并有脏器受损表现。

2.并发症

主要表现心、脑、肾等重要器官发生器质性损害和功能性障碍。

(1)心脏:血压长期升高,增加了左心室的负担。左心室因代偿而心肌肥厚,继而扩张,形成高血压性心脏病。在心功能代偿期,除有劳累性心悸外,其他症状不明显。心功能失代偿时,则表现为心力衰竭。由于高血压后期可并发动脉粥样硬化,故部分患者可并发冠心病,发生心绞痛、心肌梗死。

(2)脑:重要的脑血管病变表现有一时性(间歇性)脑血管痉挛:可使脑组织

缺血,产生头痛、一时性失语、失明、肢体活动不灵或偏瘫。可持续数分钟至数天,一般在 24 小时内恢复。脑出血:一般在紧张的体力或脑力劳动时容易发生,例如情绪激动、搬重物等时突然发生。其临床表现因出血部位不同而异,最常见的部位在脑基底节豆状核,故常损及内囊,又称内囊出血。其主要表现为突然摔倒,迅速昏迷,头、眼转向出血病灶的同侧,出血病灶对侧的"三偏"症状,即偏瘫、偏身感觉障碍和同侧偏盲。呼吸深沉而有鼾声,大小便失禁。瘫痪肢体开始完全弛缓,腱反射常引不出。数天后瘫痪肢体肌张力增高,反射亢进,出现病理反射。脑动脉血栓形成:多在休息睡眠时发生,常先有头晕、失语、肢体麻木等症状,然后逐渐发生偏瘫,一般无昏迷。随病情进展,可发生昏迷甚至死亡。上述脑血管病变的表现,祖国医学统称为"中风"或"卒中",现代医学统称为"脑血管意外"。高血压脑病:是指脑小动脉发生持久而严重的痉挛、脑循环发生急性障碍,导致脑水肿和颅内压增高,可发生于急进型或严重的缓进型高血压病患者。表现血压持续升高,常超过 26.7/16.0 kPa(200/120 mmHg),剧烈头痛、恶心、呕吐、眩晕、抽搐、视力模糊、意识障碍,直至昏迷。发作可短至数分钟,长者可达数小时或数天。

(3)肾的表现:长期高血压可致肾小动脉硬化,当肾功能代偿时,临床上无明显肾功能不全表现。当肾功能转入失代偿期时,可出现多尿、夜尿增多、口渴、多饮,提示肾浓缩功能减低,尿比重固定在 1.010 左右,称为等渗尿。当肾功能衰退时,可发展为尿毒症,血中肌酐、尿素氮增高。

(4)眼底视网膜血管改变:目前我国采用 Keith-Wegener4 级眼底分级法。Ⅰ级,视网膜动脉变细;Ⅱ级,视网膜动脉狭窄,动脉交叉压迫;Ⅲ级,眼底出血或棉絮状渗出;Ⅳ级,视盘水肿。眼底的改变可反映高血压的严重程度。

3.急进型高血压病

急进型高血压占高血压病的 1‰左右,可由缓进型突然转变而来,也可起病即为急进型。多见于青年和中年。基本的临床表现与缓进型高血压病相似,但各种症状更为突出,具有病情严重、发展迅速、肾功能急剧恶化和视网膜病变(眼底出血、渗出、乳头水肿)等特点。血压显著增高,舒张压持续在 17.3～18.6 kPa(130～140 mmHg)或更高,常于数月或 1～2 年出现严重的心、脑、肾损害,最后常为尿毒症死亡,也可死于急性脑血管疾病或心力衰竭。经治疗后,少数病情亦可转稳定。

高血压危象:是指短期内血压急剧升高的严重临床表现。它是在高血压的基础上,交感神经亢进致周围小动脉强烈痉挛,这是血压进一步升高的结果,常表现为剧烈头痛、神志改变、恶心、呕吐、心悸、呼吸困难等。收缩压可高达34.7 kPa(260 mmHg),舒张压达16.0 kPa(120 mmHg)以上。

(三)实验室及其他检查

1.尿常规检查

可阴性或有少量蛋白和红细胞,急进型高血压患者尿中常有大量蛋白、红细胞和管型,肾功能减退时尿比重降低,尿浓缩和稀释功能减退,血中肌酐和尿素氮增高。

2.X线检查

轻者主动脉迂曲延长或扩张、并发高血压性心脏病时,左心室增大,心脏至靴形样改变。

3.超声波检查

心脏受累时,二维超声显示:早期左心室壁搏动增强,第Ⅱ期多见室间隔肥厚,继则左心室后型肥厚;左心房轻度扩大;超声多普勒于二尖瓣上可测出舒张期血流速度减慢,舒张末期速度增快。

4.心电图和心向量图检查

心脏受累的患者又可见左心室增厚或兼有劳损,P波可增宽或有切凹,P环振幅增大,特别终末向后电力更为明显。偶有心房颤动或其他心律失常。

5.血浆肾素活性和血管紧张素Ⅱ浓度测定

二者可增高,正常或降低。

6.血浆心钠素浓度测定

心钠素浓度降低。

六、护理目标

(1)头痛减轻或消失。

(2)焦虑减轻或消失。

(3)血压维持在正常水平,未发生意外伤害。

(4)能建立良好的生活方式,合理膳食。

七、护理措施

(一)一般护理

(1)头痛、眩晕、视力模糊的患者应卧床休息,抬高床头,保证充足的睡眠。指导患者使用放松技术,如缓慢呼吸、心理训练、音乐治疗等,避免精神紧张、情绪激动和焦虑,保持情绪平稳。保持病室安静,减少声光刺激和探视,护理操作动作要轻巧并集中进行,少打扰患者。对因焦虑而影响睡眠的患者遵医嘱应用镇静剂。

(2)有氧运动可降压减肥、改善脏器功能、提高活动耐力、减轻胰岛素抵抗,指导轻症患者选择适当的运动,如慢跑、健身操、骑自行车、游泳等(避免竞技性、力量型的运动),一般每周 3~5 次,每次 30~40 分钟,出现头晕、心慌、气短、极度疲乏等症状时应立即停止运动。

(3)合理膳食,每天摄钠量不超过 6 g,减少热量、胆固醇、脂肪摄入,适当增加蛋白质,多吃蔬菜、水果,摄入足量的钾、镁、钙,避免过饱,戒烟酒及刺激性的饮料,可以降低血压,减轻体重,防止高血脂和动脉硬化,防止便秘,减轻心脏负荷。

(二)病情观察与护理

(1)注意神志、血压、心率、尿量、呼吸频率等生命体征的变化,每天定时测量并记录血压。血压有持续升高时,密切注意有无剧烈头痛、呕吐、心动过速、抽搐等高血压脑病和高血压危象的征象。出现上述现象时应给予氧气吸入,建立静脉通路,通知病危,准备各种抢救物品及急救药物,详细书写特别护理记录单;配合医师采取紧急抢救措施,加快速降压、制止抽搐,以防脑血管疾病的发生。

(2)注意用药及观察:高血压患者服药后应注意观察服药反应,并根据病情轻重、血压的变化决定用药剂量与次数,详细做好记录。若有心、脑、肾严重并发症,则药物降压不宜过快,否则供血不足易发生危险。血压变化大时,要立即报告医师予以及时处理。要告诉患者按时服药及观察,忌乱用药或随意增减剂量与擅自停药。用降压药期间要经常测量血压并做好记录,以提供治疗参考,注意起床动作要缓慢,防止直立性低血压引起摔倒。用利尿剂降压时注意记出入量,排尿多的患者应注意补充含钾高的食物和饮料,如玉米面、海带、蘑菇、枣、桃、香蕉、橘子汁等。用普萘洛尔要逐渐减量、停药,避免突然停用引起心绞痛发作。

(3)患者如出现肢体麻木,活动欠灵,或言语含糊不清时,应警惕高血压并发脑血管疾病。对已有高血压心脏病者,要注意有无呼吸困难、水肿等心力衰竭表现;同时检查心率、心律有无心律失常的发生。观察尿量及尿的化验变化,以发现肾脏是否受累。发现上述并发症时,要协助医师相应的治疗及做好护理工作。

(4)高血压急症时,应迅速准确按医嘱给予降压药、脱水剂及镇痉药物,注意观察药物疗效及不良反应,严格按药物剂量调节滴速,以免血压骤降引起意外。

(5)出现脑血管意外、心力衰竭、肾衰竭者,给予相应抢救配合。

八、健康教育

(1)向患者提供有关本病的治疗知识,注意休息和睡眠,避免劳累。

(2)同患者共同讨论改变生活方式的重要性,低盐、低脂、低胆固醇、低热量饮食,禁烟、酒及刺激性饮料。肥胖者节制饮食。

(3)教会患者进行自我心理平衡调整,自我控制活动量,保持良好的情绪,掌握劳逸适度,懂得愤怒会使舒张压升高,恐惧焦虑会使收缩压升高的道理,并竭力避免之。

(4)定期、准确、及时服药,定期复查。

(5)保持排便通畅,规律的性生活,避免婚外性行为。

(6)教会患者怎样测量血压及记录。让患者掌握药物的作用及不良反应,告诉患者不能突然停药。

(7)指导患者适当地进行运动,可增加患者的健康感觉和松弛紧张的情绪,增高 HDL-C。推荐作渐进式的有氧运动,如散步、慢跑;也可打太极拳、练气功;避免举高重物及进行等长运动(如举重、哑铃)。

九、高血压合并常见病的护理

(一)高血压合并脑卒中的护理要点

1.生活起居护理

(1)外感风寒者,病室宜温暖,汗出时忌当风,恶风严重时,头部可用毛巾包裹或戴帽,以免复感外邪。

(2)阴虚阳亢者病室宜凉润通风,阳虚者病室宜温暖、阳光充足。

(3)眩晕发作时卧床休息,闭目养神,起坐下床动作要缓慢,尽量减少头部的活动,防止跌仆,协助其生活护理。座椅、床铺避免晃动、摇动。

(4)神昏或脑卒中患者加强口腔、眼睛、皮肤及会阴的护理,用盐水或中药漱口液清洗口腔;眼睑不能闭合者,覆盖生理盐水湿纱布,并按医嘱滴眼药水或眼药膏;保持床单清洁,定时为患者翻身拍背;尿失禁患者给予留置导尿。

2.情志护理

(1)脑卒中患者多心肝火盛,易心烦易怒,可安抚鼓励患者,使其舒神开心,指导患者适当看一些哀伤电影、小说和怡心悦目的金色、杏色或白色的图片,听大自然的轻音乐,对应中医学的音乐疗法,五音调试可选角调,如《碧叶烟云》,其音韵可清肝泻火、平肝清阳,可缓解头晕胀痛、烦躁易怒、失眠多梦等。

(2)合并郁证患者可用"喜疗法",所谓"喜则气和志达,营卫通利"。指导患者看笑话集、喜剧以及红色、紫色、绿色等色彩鲜艳的五行图片,多交友谈心,听一些喜庆的音乐,如徵调《雨后彩虹》、角调的《春江花月夜》与宫调的《青花瓷》。还可运用中医学芳香治疗法,如选择柠檬可以轻度兴奋,缓解压力,减轻消沉和抑郁。

3.饮食护理

(1)宜清淡、低盐低脂饮食,忌辛辣、肥甘厚味、咸食等,禁烟、浓茶、咖啡等。

(2)吞咽困难、饮水呛咳者,指导患者取平卧位喂食流质食物,取坐位或半卧位进食半流或固体食物。

(3)风痰上扰证应多食雪梨、橘子、杏仁、冰糖、萝卜等,忌食肥腻、公鸡肉等助痰生风的食物。

(4)肝阳上亢证宜食山楂、淡菜、紫菜、甲鱼、芹菜、海蜇、香菇等。

(5)痰湿中阻证可多食薏苡仁、红小豆、西瓜、冬瓜、玉米、竹笋等清热利湿的食物。

(6)气血两亏者应着重补益,如黑芝麻、胡桃肉、红枣、怀山药、羊肝、猪肾等。

4.用药护理

(1)外感风寒者,中药宜热服,服药后可饮热粥或热汤以助药力。其他中药宜温服。恶心呕吐较重者,可少量多次频服,或舌上滴姜汁数滴。

(2)长期服药者,不可擅自骤然停药,以免引起病情反复。若停药一定要遵医嘱缓慢逐步减量,直至停药。注意观察药物引起的不良反应及不良反应。

(3)服降压药、利尿脱水药时,应观察血压变化,防止头晕,注意安全。

5.病情观察

(1)严密观察神志、瞳孔、生命体征、汗出、肢体活动、大小便失禁、出入量等,防止脑疝及脱证的发生。

(2)观察疾病发作的时间、性质、程度、伴随症状、诱发因素等,做好实时记录。

6.脑卒中的急症处理

(1)应就地处理,予吸氧,针刺人中、十宣、涌泉穴等紧急救治,遵医嘱使用降压药、脱水药或镇静药。

(2)脑卒中患者取头高脚低位,尽量避免搬动。保持呼吸道通畅,头转向一侧,除去义齿,清除口咽部分泌物,解开其衣领、衣扣、腰带,及时吸痰。使用压舌板、舌钳和牙垫防止舌后坠、舌咬伤、颊部咬伤。

(3)严重者应专人守护,注意安全,卧床设床拦,防止坠床,必要时使用保护性约束,防止意外伤害。抽搐时切忌强拉、捆绑患者拘急挛缩的肢体,以免造成骨折。床旁备气管切开包、气管插管、呼吸机等急救用物。

(4)做好鼻饲、导尿的护理。

7.健康指导

(1)起居:有常,劳逸有节,适寒温,防外感,保证充足睡眠,避免用脑过度,不宜长时间看书学习等。

(2)饮食:辨证施食。可多食健脑的食物,如灵芝、桂圆、核桃、蚕豆、动物的骨髓等。忌辛辣、肥甘厚味、咸食等,禁烟、浓茶、咖啡等。

(3)情志:顺其自然,为所能为。

(4)用药:遵医嘱用药,不可擅自停药和减量。

(5)康复:脑卒中患者常有肢体瘫痪、语言不利、吞咽困难等功能障碍。应根据患者的具体情况,指导其做被动或主动的肢体功能活动、语言训练及吞咽功能训练。运用针灸、推拿、按摩、理疗等治疗方法,帮助患者恢复功能。预防或减少失用性萎缩、失语等并发症的发生。注意患肢保暖防寒,保持肢体功能位置。

(6)强身:散步、打太极拳、做脑或颈保健操,以疏通经脉,调畅气血,濡养脑髓。

(7)定期复查,不适随诊。

(二)高血压合并糖尿病的护理要点

1.生活起居护理

(1)病室要保持整洁安静、光线柔和,室温在 18～22 ℃,相对湿度 50％～70％为宜。

(2)根据患者具体情况选择运动疗法:如快步走、打太极拳、练八段锦、骑自行车等。时间安排在饭后 1 小时开始,每次持续 20～30 分钟。以运动后脉搏在 120 次/分左右、不感到疲劳为宜。外出时携带糖果、饼干和水,以预防低血糖。

(3)指导患者注意个人卫生,保持全身和局部清洁,加强口腔、皮肤和阴部的清洁,做到勤换内衣。

(4)衣服鞋袜穿着要宽松,寒冷季节要注意四肢关节末端保暖。肢痛、肢麻者应避免局部刺激,可用乳香、当归、红花煎水熏洗,要注意温度,以免烫伤。

(5)注意保护足部,鞋袜不宜过紧,保持趾间干燥、清洁。经常检查有无外伤、鸡眼、水泡、趾甲异常等,并及时处理。剪趾甲时注意剪平,不要修剪过短。

(6)出现视物模糊者,应减少活动和外出时需有专人陪同。

2.情志护理

(1)消渴患者多为肝失调畅,气机紊乱,应多与患者沟通,正确对待疾病,针对每个患者的病情和心理、性格特点,循循善诱,耐心开导,让患者保持乐观情绪,积极配合治疗。

(2)源于《黄帝内经》"形神合一""天人合一""悲哀愁忧则心动,心动则五脏六腑皆摇"。用五行音乐疗法,根据病情辨证施治。①上消:肺热津伤型用金调音带。②中消:胃热炽盛型用宫调音带。③下消:肾虚型用羽调音带。

(3)嘱患者选用情调悠然、节奏徐缓、旋律清逸高雅、风格隽秀的古典乐曲与轻音乐,如《烛影摇红》《平湖秋月》《春江花月夜》《江南好》,以及平静舒缓、朴实自然的牧曲等,优美悦耳的音乐可改善糖尿病患者孤独、忧郁、烦恼、沮丧等不良情绪。

(4)嘱患者在室外可选择花园、湖畔,以及依山傍水、绿树成荫之处。选择的环境使人精神愉快,情绪稳定从而加强治疗的效果。

3.饮食护理

(1)计算标准体重,控制总热量。严格定时定量进餐,饮食搭配均匀。

(2)碳水化合物、蛋白质、脂肪分配比例占总热量的 $55\%\sim65\%$,$10\%\sim15\%$,$20\%\sim25\%$。

(3)宜选用的食物:粗、杂粮、燕麦、玉米面和黄豆及其制品、新鲜蔬菜等;少吃的食物:奶油、动物油及内脏、芋头、莲藕、葵花籽等。

(4)禁食糖、烟酒和高淀粉的食物,如薯类、香蕉等,少食煎炸食品。可适当增加蛋白质如瘦肉、鱼、牛奶、豆制品等。可食用洋葱、黄瓜、南瓜、茭白、怀山药等有治疗作用的蔬菜。按规定进食仍感饥饿者,应以增加水煮蔬菜充饥。

(5)在血糖和尿糖控制平稳后,可在两餐间限量吃一些梨、西瓜、橙子等。

4.用药护理

(1)中药宜饭后温服。

(2)了解各类降糖药物的作用、剂量、用法、掌握药物的不良反应和注意事项,指导患者正确服用,及时纠正不良反应。

(3)观察患者的血糖、尿糖、尿量和体重变化,评价药物疗效。

5.病情观察

(1)询问既往饮食习惯,饮食结构和进食情况及生活方式、休息状况、排泄状况、有无特殊嗜好、有无糖尿病家族史、有无泌尿道和皮肤等感染、有糖尿病慢性并发症的患者,注意观察有无血管、神经系统异常。

(2)定期检查空腹和饭后 2 小时的血糖变化。

(3)准确记录 24 小时出入量,每周定时测体重。

(4)观察患者饮水、进食量,尿量及尿的颜色和气味。观察患者的神志、视力、血压、舌象、脉象和皮肤情况,做好记录。如观察到以下情况应立即报告医师,医护协作处理:①患者突然心慌头晕、出虚汗、软弱无力等低血糖现象时。应该马上检查血糖情况,如果是低血糖,应按低血糖处理。②头痛头晕、食欲缺乏、恶心呕吐、烦躁不安,甚至呼吸有烂苹果气味的酮症酸中毒时。③出现神昏、呼吸深快、血压下降、肢冷脉微欲绝等症状。

6.健康指导

(1)饮食护理:①定时定量进餐,避免进食时间延迟或提早,没有低血糖时避免吃糖。②避免吃浓缩的碳水化合物,避免饮用乙醇饮料,避免食用高胆固醇、高脂肪食物。

(2)胰岛素使用:①向患者解释所使用胰岛素的作用时间及注意事项。②指导低血糖反应的表现和紧急处理措施。

(3)测血糖:指导患者掌握正确的血糖测试方法。

(4)足部护理:①定期检查足部皮肤,以早期发现病变。②促进足部血液循环,以温水浸泡双脚,时间不可过长,5 分钟左右,冬季应注意保暖,避免长时间暴露于冷空气中。③以润滑剂按摩足部,避免穿过紧的长裤、袜、鞋。④避免穿拖鞋、凉鞋、赤脚走路,禁用暖水袋,以免因感觉迟钝而造成踢伤、烫伤。

(5)注意个人卫生:①勤洗澡,不可用过热的水,以免烫伤。②女患者阴部用温水清洗,以减轻不适。③阴部及脚趾皮肤避免潮湿,应随时保持干燥。

(6)休息:适当的休息,睡眠时间以能够恢复精神为原则。

(7)运动:运动可减少身体对胰岛素的需要量,依患者喜好和能力,共同计划规律运动,鼓励肥胖患者多运动。

(8)其他:保持情绪稳定,生活规律。按医嘱服用降糖药,定期复查,如有不适,随时就诊。

(三)高血压合并心力衰竭的护理要点

1.生活起居护理

(1)创造安静舒适的环境是本证护理工作的关键,避免一切不良刺激,特别要避免突然而来的噪声、高音。病室空气要清新,经常通气换气,温湿度适宜。注意保暖、避风寒、防外感,保证充足的睡眠。

(2)久病体弱、动则心悸怔忡、饮停心下、水邪泛滥水肿及重症卧床患者,一切活动应由护理人员协助,加强生活护理,预防压疮等并发症发生;取半卧位,两腿下垂,配合吸氧、强心、利尿等不同的治疗。

(3)指导患者排便时勿过于用力,养成每天定时排便习惯,平时饮食中可增加粗纤维食物或蜂蜜等润肠之物。便秘者适当应用缓泻剂。

(4)病症轻者适当进行锻炼:打太极拳、八段锦、气功等,以利脏腑气血的功能调节;但久病怔忡或心阳不足的患者应卧床休息为宜,以免劳力耗伤心气加重病情。

2.饮食护理

(1)本证以虚证多见,需注意加强营养补益气血:多用莲子、桂圆、大枣、怀山药、甲鱼等;水肿者要限制水盐的摄入,忌食肥甘厚味、生冷、辛辣、烈酒、烟、浓茶、咖啡等刺激性物品。

(2)体虚者可配以养血安神八宝粥(原料:芡实、薏苡仁、白扁豆、莲肉、怀山药、红枣、桂圆、百合各 6 g、粳米 150 g)。实证者则多配用重镇安神之物如:朱砂安神丸(朱砂、黄连、生地黄、当归、甘草)。

(3)饮食宜有节制,定时定量、少食多餐、不宜过饱。

(4)适当饮用低度红酒有温阳散寒,活血通痹的作用,可少量饮用。

(5)适当控制钠盐及液体摄入量,保持热量供应的正常,进食蛋白质含量多的食物,如:瘦肉、鸡蛋、鱼等。

3.用药护理

(1)补益药宜早晚温服;使用中成药或西药者,要严格按照医嘱的剂量和时间给药,不应发给患者自行掌握服用。

(2)服用洋地黄类药、扩冠药及抗心律失常药物等抢救药物时要注意观察药物不良反应。附子过量后出现乌头碱中毒表现:心律失常,久煎 1～2 小时可减毒;洋地黄中毒可出现心率减慢、恶心呕吐、头痛、黄视、绿视等毒性反应。

(3)安神定志药物宜在睡前 0.5～1 小时服用。

4.情志护理

(1)情志不遂是诱发本病的重要因素。故应做好情志护理,注重消除患者紧张、惧怕、焦虑等不良情绪,要使患者怡情悦志,避免思虑过度伤脾。

(2)当病症发作时,患者常自觉六神无主、心慌不宁、恐惧,此时应在旁守护患者以稳定情绪,使其感到放心,同时进行救治。

5.病情观察

(1)本病症常在夜间发作及加重,故夜间应加强巡视及观察。

（2）若见脉结代、呼吸不畅、面色苍白等心气衰微表现时，立即予吸氧，通知医师，可予口服红参粉或按医嘱给服救心丸、丹参滴丸同时针刺心俞、内关、神门、三阴交或耳针心、肾、副交感等穴。

（3）对阵发性心悸的患者，发作时脉搏明显加速而并无结代者，可试用憋气法、引吐法、压迫眼球法、压迫颈动脉窦法来控制心悸。

（4）中医适宜技术：根据不同辨证分型可给予中药泡脚、熏蒸、中频脉冲电刺激、穴位敷贴、耳穴埋豆、拔火罐、艾灸等方法进行辅助治疗。

6.健康指导

（1）起居：有序，居住环境安静，避免恶性刺激及突发而来的高音、噪声，忌恼怒、紧张。

（2）饮食：有节，食勿过饱，勿食肥甘厚味，戒烟慎酒，忌浓茶、咖啡及烈性酒；限制钠盐摄入。保持二便通畅，忌用力过大。

（3）情志：重视自我调节情志，保持乐观开朗的情绪，丰富生活内容，怡情悦志，使气机条达，心气和顺。

（4）用药：积极防治有关的疾病，如痰饮、肺胀、喘证、消渴等症。

（5）强身：注意锻炼身体，以增强心脏、肺脏的功能，预防外邪的侵袭，保持充足的睡眠。

（6）器质性心脏病的妇女不宜胎产，怀孕时应予终止妊娠。

（7）定期复查：指导患者按照医嘱定时服药，定时复诊，随身携带急救药如硝酸甘油、硝酸异山梨酯（消心痛）、速效救心丸等，以便发作时服用，及时缓解症状。

（四）高血压患者自我调护要点

自我调护与高血压的发生、发展及预后有密切的关系。正确的自我调护可以改善血压。

1.养成良好的生活习惯

如坚持起床三部曲：醒来睁开眼睛后，继续平卧半分钟，再在床上坐半分钟，然后双腿下垂床沿半分钟，最后才下地活动。

2.穿衣宜松

高血压患者穿衣宜松不宜紧，保持三松（衣领宜松、腰带宜松、穿鞋宜松）。

3.居住环境宜舒适

环境应保持舒适、安静、整洁，室内保持良好的通风。

4.正确洗漱

每天早晚坚持温水洗漱、漱口最为适宜,因水过热、过凉都会刺激皮肤感受器,引起周围血管的舒缩,影响血压;洗澡时间不能过长,特别要注意安全,防止跌倒。

5.正确作息

坚持午休30～60分钟/天,如无条件,可闭目养神或静坐,有利于降压。夜间睡前,可用温水浸泡双足或按摩脚底穴位,可促进血液循环,提高睡眠质量。老年人每天睡眠时间为6～8小时即可。

6.其他

(1)戒烟限酒,控制体重。

(2)预防便秘:增加粗纤维食物摄入、腹部穴位按摩促进肠蠕动,或晨起空腹喝一大杯白开水,必要时可在医师指导下于药物辅助通便。

(3)掌握血压监测的方法、预防和处理直立性低血压。

(4)自行进行耳穴、体穴按压,用指尖或指节按压所选的穴位,每次按压5～10分钟,以有酸胀感觉为宜,14天1个疗程。

(5)自行足疗法:双足浸泡,尽量让水浸没过足踝(有足浴桶者可至膝以下),水温保持在40 ℃,每天可进行2次,下午与晚间各1次,每次30～40分钟。

随着医学的不断发展,人们已开始日益重视高血压的危害,护理人员及家庭应不断更新调护观念,拓宽知识面,学习心理学、教育学等其他学科知识,把握教学技巧,不断提高整体素质,为患者提供最佳的服务,最终达到降低高血压人群心脑血管病的目标。

(五)预防和处理直立性低血压

1.直立性低血压的表现

乏力、头晕、心悸、出汗、恶心、呕吐等临床表现,在联合用药、服首剂药物或加量时应特别注意。

2.指导患者预防直立性低血压的方法

(1)避免长时间站立,尤其在服药后最初几个小时。

(2)改变姿势,特别是从卧、坐位起立时动作宜缓慢。

(3)服药时间可选在平静休息时,服药后继续休息一段时间再下床活动,如在睡前服药,夜间起床排尿时应注意。

(4)避免用太热的水洗澡或蒸汽浴,更不宜大量饮酒。

(5)指导患者在直立性低血压发生时采取下肢抬高平卧,以促进下肢血液回流。

第六节 胃　炎

慢性胃炎是指由多种原因引起的胃黏膜慢性炎症。其发病率在各种胃病中居首位,男性多于女性,各个年龄段均可发病,且随年龄增长发病率逐渐增高。慢性胃炎的分类方法很多,2000 年全国慢性胃炎研讨会共识意见中采纳了国际上新悉尼系统的分类方法,将慢性胃炎分为浅表性(又称非萎缩性)、萎缩性和特殊类型三大类。慢性浅表性胃炎是指不伴有胃黏膜萎缩性改变的慢性炎症,幽门螺杆菌感染是其主要病因;慢性萎缩性胃炎是指胃黏膜已经发生了萎缩性改变,常伴有肠上皮化生,又分为多灶萎缩性胃炎和自身免疫性胃炎两大类;特殊类型胃炎种类很多,临床上较少见。

一、病因及诊断检查

(一)致病因素

1.幽门螺杆菌感染

幽门螺杆菌感染是慢性浅表性胃炎最主要的病因。幽门螺杆菌具有鞭毛,其分泌的黏液素可直接侵袭胃黏膜,释放的尿素酶可分解尿素产生 NH_3 中和胃酸,使幽门螺杆菌在胃黏膜定居和繁殖,同时可损伤上皮细胞膜;幽门螺杆菌产生的细胞毒素还可引起炎症反应和菌体壁诱导自身免疫反应的发生,导致胃黏膜慢性炎症。

2.饮食因素

高盐饮食,长期饮烈酒、浓茶、咖啡,摄取过热、过冷、过于粗糙的食物等,均易引起慢性胃炎。

3.自身免疫

患者血液中存在自身抗体,如抗壁细胞抗体和抗内因子抗体,可使壁细胞数目减少,胃酸分泌减少或缺失,还可使维生素 B_{12} 吸收障碍导致恶性贫血。

4.其他因素

各种原因引起的十二指肠液反流入胃,削弱或破坏胃黏膜的屏障功能;老年胃黏膜退行性病变;胃黏膜营养因子缺乏,如促胃液素(胃泌素)缺乏;服用非甾体抗炎药等,均可引起慢性胃炎。

(二)身体状况

慢性胃炎起病缓慢,病程迁延,常反复发作,缺乏特异性症状。由幽门螺杆菌感染引起的慢性胃炎患者多数无症状;部分患者有上腹不适、腹部隐痛、腹胀、食欲缺乏、恶心和呕吐等消化不良的表现;少数患者可有少量上消化道出血;自身免疫性胃炎患者可出现明显厌食、体重减轻和贫血。体格检查可有上腹部轻压痛。

(三)心理-社会状况

病情反复、病程迁延不愈可使患者出现烦躁、焦虑等不良情绪。

(四)实验室及其他检查

1.胃镜及活组织检查

胃镜及活组织检查是诊断慢性胃炎最可靠的方法。慢性浅表性胃炎可见红斑(点、片状或条状)、黏膜粗糙不平、出血点或出血斑;慢性萎缩性胃炎可见黏膜呈颗粒状、黏膜血管显露、色泽灰暗、皱襞细小。

2.幽门螺杆菌检测

可通过侵入性(如快速尿素酶试验、组织学检查和幽门螺杆菌培养等)和非侵入性(如^{13}C或^{14}C尿素呼气试验、粪便幽门螺杆菌抗原检测和血清学检查等)方法检测幽门螺杆菌。

3.胃液分析

自身免疫性胃炎时,胃酸缺乏;多灶萎缩性胃炎时,胃酸分泌正常或偏低。

4.血清学检查

自身免疫性胃炎时,血清抗壁细胞抗体和抗内因子抗体可呈阳性,血清胃泌素水平明显升高;多灶萎缩性胃炎时,血清胃泌素水平正常或偏低。

二、护理诊断及医护合作性问题

(一)疼痛

腹痛与胃黏膜炎性病变有关。

(二)营养失调

营养失调与厌食、消化吸收不良等有关。

(三)焦虑

焦虑与病情反复、病程迁延有关。

(四)潜在并发症

癌变。

(五)知识缺乏

缺乏对慢性胃炎病因和预防知识的了解。

三、治疗及护理措施

(一)治疗要点

治疗原则是积极祛除病因,根除幽门螺杆菌感染,对症处理,防治癌前病变。

1.病因治疗

根除幽门螺杆菌感染:目前多采用的治疗方案是以胶体铋剂或质子泵抑制药为基础加上2种抗生素的三联治疗方案。如常用奥美拉唑或枸橼酸铋钾,与阿莫西林及甲硝唑或克拉霉素3种药物联用,2周为1个疗程。治疗失败后再治疗比较困难,可换用2种抗生素,或采用胶体铋剂和质子泵抑制药合用的四联疗法。

其他病因治疗:因非甾体抗炎药引起者,应立即停药并给予制酸药或硫糖铝;因十二指肠液反流引起者,应用硫糖铝或氢氧化铝凝胶吸附胆汁;因胃动力学改变引起者,应给予多潘立酮或莫沙必利等。

2.对症处理

有胃酸缺乏和贫血者,可用胃蛋白酶合剂等以助消化;对于上腹胀满者,可选用胃动力药、理气类中药;有恶性贫血时可肌内注射维生素 B_{12}。

3.胃黏膜异型增生的治疗

异型增生是癌前病变,应定期随访,给予高度重视。对不典型增生者可给予维生素 C、维生素 E、β-胡萝卜素、叶酸和微量元素硒预防胃癌的发生;对已经明确的重度异型增生可手术治疗,目前多采用内镜下胃黏膜切除术。

(二)护理措施

1.病情观察

主要观察有无上腹不适、腹胀、食欲缺乏等消化不良的表现;观察腹痛的部位、性质,呕吐物与大便的颜色、量及性状;评估实验室及胃镜检查结果。

2.饮食护理

(1)营养状况评估:观察并记录患者每天进餐次数、量和品种,以了解机体的营养摄入状况。定期监测体重,监测血红蛋白浓度、血清蛋白等有关营养指标的变化。

(2)制订饮食计划:①与患者及其家属共同制订饮食计划,以营养丰富、易消化、少刺激为原则。②胃酸低者可适当食用刺激胃酸分泌或酸性的食物,如浓肉汤、鸡汤、山楂、食醋等;胃酸高者应指导患者避免食用酸性和多脂肪食物,可进食牛奶、菜泥、面包等。③鼓励患者养成良好的饮食习惯,进食应规律,少食多餐,细嚼慢咽。④避免摄入过冷、过热、过咸、过甜、辛辣和粗糙的食物,戒除烟酒。⑤提供舒适的进餐环境,改进烹饪技巧,保持口腔清洁卫生,以促进患者的食欲。

3.药物治疗的护理

(1)严格遵医嘱用药,注意观察药物的疗效及不良反应。

(2)枸橼酸铋钾:宜在餐前半小时服用,因其在酸性环境中方起作用;服药时要用吸管直接吸入,防止将牙齿、舌染黑;部分患者服药后出现便秘或黑粪,少数患者有恶心、一过性血清转氨酶升高,停药后可自行消失,极少数患者可能出现急性肾衰竭。

(3)抗菌药物:服用阿莫西林前应详细询问患者有无青霉素过敏史,用药过程中要注意观察有无变态反应的发生;服用甲硝唑可引起恶心、呕吐等胃肠道反应及口腔金属味、舌炎、排尿困难等不良反应,宜在餐后半小时服用。

(4)多潘立酮及西沙必利:应在餐前服用,不宜与阿托品等解痉药合用。

4.心理护理

护理人员应主动安慰、关心患者,向患者说明不良情绪会诱发和加重病情,经过正规的治疗和护理慢性胃炎可以康复。

5.健康指导

向患者及家属介绍本病的有关知识、预防措施等;指导患者避免诱发因素,保持愉快的心情,生活规律,养成良好的饮食习惯,戒除烟酒;向患者介绍服用药物后可能出现的不良反应,指导患者按医嘱坚持用药,定期复查,如有异常及时复诊。

第七节　消化性溃疡

消化性溃疡是一种常见的胃肠道疾病,简称溃疡病,通常指发生在胃或十二指肠球部的溃疡,并分别称为胃溃疡或十二指肠溃疡。事实上,本病可以发生在与酸性胃液相接触的其他胃肠道部位,包括食管下端、胃肠吻合术后的吻合口及其附近的肠袢,以及含有异位胃黏膜的Meckel憩室。

消化性溃疡是一组常见病、多发病,人群中患病率高达5%～10%,严重危害人们的健康。本病可见于任何年龄,以20～50岁之间为多,占80%,10岁以下或60岁以上者较少。胃溃疡(GU)常见于中年和老年人,男性多于女性,二者之比约为3:1。十二指肠球部溃疡(DU)多于胃溃疡,患病率是胃溃疡的5倍。

一、病因及发病机制

消化性溃疡病因和发病机制尚不十分明确,学说甚多,归纳起来有3个方面:损害因素的作用,即化学性、药物性等因素的直接破坏作用;保护因素的减弱;易感及诱发因素(遗传、性激素、工作负荷等)。目前认为胃溃疡多以保护因素减弱为主,而十二指肠球部溃疡则以损害因素的作用为主。

(一)损害因素作用

1.胃酸及胃蛋白酶分泌异常

31%～46%的DU患者胃酸分泌率高于正常高限(正常男11.6～60.6 mmol/h,女8.0～40.1 mmol/h)。因胃蛋白酶原随胃酸分泌,故患者中胃蛋白酶原分泌增加的百分比大致与胃酸分泌增加的百分比相同。

多数GU患者酸分泌率正常或低于正常,仅少数患者(如卓-艾综合征)酸分泌率高于正常。虽然如此,并不能排除胃酸及胃蛋白酶是某些GU的病因。通常认为在胃酸分泌高的溃疡患者中,胃酸和胃蛋白酶是导致发病的重要因素。

基础胃酸分泌增加可由下列因素所致:①胃泌素分泌增加(卓-艾综合征等)。②乙酰胆碱刺激增加(迷走神经功能亢进)。③组织胺刺激增加(系统性肥大细胞病或嗜碱性粒细胞白血病)。

2.药物性因素

阿司匹林、糖皮质激素、非甾体抗炎药等可直接破坏胃黏膜屏障,被认为与消化性溃疡的发病有关。

3.胆汁及胰液反流

胆酸、溶血卵磷脂及胰酶是引起一些消化性溃疡的致病因素,尤其见于某些GU。这些GU患者幽门括约肌功能不全,胆汁和(或)胰酶反流入胃造成胃炎,继发GU。

胆汁及胰液损伤胃黏膜的机制可能是改变覆盖上皮细胞表面的黏液,损伤胃黏膜屏障,使黏膜更易受胃酸和胃蛋白酶的损害。

(二)保护因素减弱

1.黏膜防护异常

胃黏膜屏障由黏膜上皮细胞顶端的一层脂蛋白膜所组成,使黏膜免受胃内容损伤或在损伤后迅速地修复。黏液的分泌减少或结构异常均能使凝胶层黏液抵抗力减弱。胃黏膜血流减少导致细胞损伤与溃疡。胃黏膜缺血是严重内、外科疾病患者发生急性胃黏膜损伤的直接原因。胃小弯处易发溃疡可能与其侧枝血管较少有关。黏膜碳酸氢盐和前列腺素分泌减少亦可使黏膜防御功能降低。

2.胃肠道激素

胃肠道黏膜与胰腺的内分泌细胞分泌多种肽类和胺类胃肠道激素(胰泌素、胆囊收缩素、血管活性肠肽、高血糖素、肠抑胃肽、生长抑素、前列腺素等)。它们具有一定生理作用,主要参与食物消化过程,调节胃酸/胃蛋白酶分泌,并能营养和保护胃肠黏膜,一旦这些激素分泌和调节失衡,即易产生溃疡。

(三)易感及诱发因素

1.遗传倾向

消化性溃疡有相当高的家族发病率。曾有报告20％～50％的患者有家族史,而一般人群的发病率仅为5％～10％。许多临床调查研究表明,DU患者的血型以"O"型多见,消化性溃疡伴并发症者也以"O"型多见,这与50％DU患者和40％GU患者不分泌ABH血型物质有关。DU与GU的遗传易感基因不同。提示GU与DU是两种不同的疾病。GU患者的子女患GU风险为一般人群的3倍,而DU患者的子女的风险则并不比一般人群高。曾有报道62％的儿童DU患者有家族史。消化性溃疡的遗传因素还直接表现为某些少见的遗传综合征。

2.性腺激素因素

国内报道消化性溃疡的男女性别比(3.9～8.5)∶1,这种差异被认为与性激素作用有关。女性激素对消化道黏膜具有保护作用。生育期妇女罹患消化性溃疡明显少于绝经期后妇女,妊娠期妇女的发病率亦明显低于非妊娠期。现认为女性性腺激素,特别是黄体酮,能阻止溃疡病的发生。

3.心理-社会因素

研究认为,消化性溃疡属于心理生理疾患的范畴,特别是DU与心理-社会因素的关系尤为密切。与溃疡病的发生有关的心理-社会因素主要有以下几方面。

(1)长期的精神紧张:不良的工作环境和劳动条件,长期的脑力活动造成的精神疲劳,加之睡眠不足,缺乏应有的休息和调节导致精神过度紧张。

(2)强烈的精神刺激:重大的生活事件,生活情景的突然改变,社会环境的变迁,如丧偶、离婚、自然灾害、战争动乱等造成的心理应激。

(3)不良的情绪反应:指不协调的人际关系,工作生活中的挫折,无所依靠而产生的心理上的"失落感"和愤怒、抑郁、忧虑、沮丧等不良情绪。消化系统是情绪反应的敏感器官系统,所以这些心理-社会因素就会在其他一些内外致病因素的综合作用下,促使溃疡病的发生。

4.个性和行为方式

个性特点和行为方式与本病的发生也有一定关系,它既可作为本病的发病基础,又可改变疾病的过程,影响病的转归。溃疡病患者的个性和行为方式有以下几个特点。

(1)竞争性强,雄心勃勃。有的人在事业上虽取得了一定成就,但其精神生活往往过于紧张,即使在休息时,也不能取得良好的精神松弛。

(2)独立和依赖之间的矛盾,生活中希望独立,但行动上又不愿吃苦,因循守旧、被动、顺从、缺乏创造性、依赖性强,因而引起心理冲突。

(3)情绪不稳定,遇到刺激,内心情感反应强烈,易产生挫折感。

(4)惯于自我克制。情绪虽易波动,但往往喜怒不形于色,即使在愤怒时,也常常是"怒而不发",情绪反应被阻抑,导致更为强烈的自主神经系统功能紊乱。

(5)其他,性格内向、孤僻、过分关注自己、不好交往、自负、焦虑、易抑郁、事无巨细、刻求井井有条等。

5.吸烟

吸烟与溃疡发病是否有关,尚不明确。但流行病学研究发现溃疡患者中吸烟比例较对照组高;吸烟量与溃疡病流行率呈正相关;吸烟者死于溃疡病者比不吸烟者多;吸烟者的 DU 较不吸烟者难愈合;吸烟者的 DU 复发率比不吸烟者高。吸烟与 GU 的发病关系则不清楚。

6.乙醇及咖啡饮料

两者都能刺激胃酸分泌,但缺乏引起胃十二指肠溃疡的确定依据。

二、症状和体征

(一)疼痛

溃疡疼痛的确切机制尚不明确。较早曾提出胃酸刺激是溃疡疼痛的直接原因。因溃疡疼痛发生于进餐后一段时期,此时胃内胃酸浓度达到最高水平。然而,以酸灌注溃疡病患者却不能诱发疼痛;"酸理论"亦不能解释十二指肠溃疡疼痛。由于溃疡痛与胃内压力的升高同步,故胃壁肌紧张度增高与十二指肠球部痉挛均被认为是溃疡痛的原因。溃疡周围水肿与炎症区域的肌痉挛,或溃疡基底部与胃酸接触可引起持续烧灼样痛。给溃疡病患者服用安慰剂,发现其具有与抗酸剂同样的缓解疼痛疗效,进食在有些患者反而会加重疼痛,因此溃疡疼痛的另一种机制可能与胃、十二指肠运动功能异常有关。

1.疼痛的性质与强度

溃疡痛常为绞痛、针刺样痛、烧灼样痛和钻痛,也可仅为烧灼样感或类似饥饿性胃收缩感以至难与饥饿感相区别。疼痛的程度因人而异,多数呈钝痛,可忍受,无须立即停止工作。老年人感觉迟钝,疼痛往往较轻。少数则剧痛,需使用止痛剂才可缓解。约10%的患者在病程中不觉疼痛,直至出现并发症时才被诊断,故被称为无痛性溃疡。

2.疼痛的部位和放射

无并发症的GU的疼痛部位常在剑突下或上腹中线偏左;DU多在剑突下偏右,范围较局限。疼痛常不放射。一旦发生穿透性溃疡或溃疡穿孔,则疼痛向背部、腹部其他部位,甚至肩部放射。有报道在一些吸烟的溃疡病患者,疼痛可向左下胸放射,类似心绞痛,称为胃心综合征。患者戒烟和溃疡治愈后,左下胸痛即消失。

3.疼痛的节律性

消化性溃疡病中一项最特别的表现是疼痛的出现与消失呈节律性,这与胃的充盈和排空有关。疼痛常与进食有明显关系。GU疼痛多在餐后0.5~2小时出现,至下餐前消失,即有"进食→疼痛→舒适"的规律。DU疼痛多在餐后3~4小时出现,进食后可缓解,即有"进食→舒适→疼痛"的规律。疼痛还可出现在晚间睡前或半夜痛醒,称为夜间痛。

4.疼痛的周期性

消化性溃疡的疼痛发作可延续数天或数周后自行缓解,称为溃疡痛小周期。每逢深秋至冬春季节交替时疼痛发作,构成溃疡痛的大周期。溃疡病病程的周期性原因不明,可能与机体全身反应,特别是神经系统兴奋性的改变有关,也与气候变化和饮食失调有关。一般饮食不当,情绪波动,气候突变等可加重疼痛;进食、饮牛奶、休息、局部热敷、服制酸药物可缓解疼痛。

(二)胃肠道症状

1.恶心、呕吐

溃疡病的呕吐为胃性呕吐,属反射性呕吐。呕吐前常有恶心且与进食有关。但恶心与呕吐并非是单纯性胃十二指肠溃疡的症状。消化性溃疡患者发生呕吐很可能伴有胃潴留或与幽门附近溃疡刺激有关。刺激性呕吐于进食后迅速发生,患者在呕吐大量胃内容物后感觉轻松。幽门梗阻胃潴留所致呕吐很可能发生于清晨,呕吐物中含有隔宿的食物,并带有酸馊气味。

2.嗳气与胃灼热

(1)嗳气可见于溃疡病患者,此症状无特殊意义。多见于年轻的 DU 患者,可伴有幽门痉挛。

(2)胃灼热(亦称烧心)是位于心窝部或剑突后的发热感,见于 60%~80% 溃疡病患者,患者多有高酸分泌。可在消化性溃疡发病之前多年发生。胃灼热与溃疡痛相似,有在饥饿时与夜间发生的特点,且同样具有节律性与周期性。胃灼热发病机制仍有争论,目前多认为是由于反流的酸性胃内容物刺激下段食管的黏膜引起。

3.其他消化系统症状

消化性溃疡患者食欲一般无明显改变,少数有食欲亢进。由于疼痛常与进食有关,往往不敢多食。有些患者因长期疼痛或并发慢性胃十二指肠炎,胃分泌与运动功能减退,导致食欲减退,这较多见于慢性 GU。有些 DU 患者有周期性唾液分泌增多,可能与迷走神经功能亢进有关。

痉挛性便秘是消化性溃疡常见症状之一,但其原因与溃疡病无关,而与迷走神经功能亢进,严重偏食使纤维食物摄取过少,以及药物(铝盐、铋盐、钙盐、抗胆碱能药)的不良反应有关。

(三)全身性症状

除胃肠道症状外,患者可有自主神经功能紊乱的症状,如缓脉、多汗等。久病更易出现焦虑、抑郁和失眠等精神症状。疼痛剧烈影响进食者可有消瘦及贫血。

三、并发症

约 1/3 的消化性溃疡患者病程中出现出血、穿孔或梗阻等并发症。

(一)出血

出血是消化性溃疡最常见的并发症,见于 15%~20% 的 DU 和 10%~15%

GU患者。它标志着溃疡病变处于高度活动期。发生出血的危险率与病期长短无关,1/4～1/3患者发生出血时无溃疡病史。出血多见于寒冷季节。

出血是溃疡腐蚀血管所致。急性出血最常见现象为黑便和呕血。仅50～75 mL的少量出血即可表现为黑便。GU者大量出血时有呕血伴黑便。DU则多为黑便,量多时反流入胃亦可表现为呕血。如大量血流快速通过胃肠道,粪色则为暗红或酱色。大量出血导致急性循环血量下降,出现体位性心动过速、血压脉压减小和直立性低血压,严重者发生休克。

(二)穿孔

溃疡严重,穿破浆膜层可致:十二指肠内容物经过溃疡穿孔进入腹膜腔即游离穿孔;溃疡侵蚀穿透胃、十二指肠壁,但被胰、肝、脾等实质器官所封闭而不形成游离穿孔;溃疡扩展至空腔脏器如胆总管、胰管、胆囊或肠腔形成瘘管。

6%～11%的DU和2%～5%的GU患者发生游离穿孔,甚至以游离穿孔为起病方式。老年男性及服用非甾体抗炎药者较易发生游离穿孔。十二指肠前壁溃疡容易穿孔,偶有十二指肠后壁溃疡穿孔至小网膜囊引起背痛而非弥漫性腹膜炎症。GU穿孔多位于小弯处。

游离穿孔的特点为突然出现、发展很快,有持续的剧烈疼痛。痛始于上腹部,很快发展为全腹痛,活动可加剧,患者多取仰卧不动的体位。腹部触诊压痛明显,腹肌广泛板样强直。由于体液向腹膜腔内渗出,常有血压降低、心率加快、血液浓缩及白细胞增高,而少有发热。16%患者血清淀粉酶轻度升高。75%患者的直立位胸腹部X线可见游离气体。经鼻胃管注入400～500 mL空气或碘造影剂后摄片,更易发现穿孔。

有时,游离穿孔的临床表现可不典型:如穿孔很快闭合,腹腔细菌污染很轻,临床症状可很快自动改善;老年或有神经精神障碍者,腹痛及腹部体征不明显,仅表现为原因不明的休克;体液缓慢渗漏入腹膜腔而集积于右结肠旁沟,临床表现似急性阑尾炎。

溃疡穿孔至胰腺者通常有难治性溃疡疼痛。十二指肠后壁穿透者血清淀粉酶及脂酶水平可升高。偶尔,穿孔可引起瘘管,如十二指肠穿孔至胆总管瘘管,胃溃疡穿通至结肠或十二指肠瘘管。

穿孔死亡率为5%～15%,而靠近贲门的高位胃溃疡的死亡率更高。

(三)幽门梗阻

约5%DU和幽门溃疡患者出现幽门梗阻。梗阻由水肿、平滑肌痉挛、纤维化或诸种因素合并所致,梗阻多为溃疡病后期表现。消化性溃疡并发梗阻的死亡率为 7%~26%。

由于梗阻使胃排空延缓,患者常出现恶心、呕吐、上腹部饱满、胀气、食欲减退、早饱、畏食和体重明显下降。上腹痛经呕吐后可暂时缓解。呕吐多在进食后1 小时或更长时间后出现,吐出量大,为不含胆汁的未消化食物,此种症状可持续数周至数月。体格检查可见血容量不足征象(低血压、心动过速、皮肤黏膜干燥),上腹部蠕动波及胃部振水音。

实验室检查常有血液浓缩、肾前性氮质血症等血容量不足征象及呕吐引起的低钾低氯代谢性碱中毒。若体重丧失明显,可出现低蛋白血症。

(四)癌变

少数 GU 发生癌变,发生率不详。凡 45 岁以上患者,内科积极治疗无效者以及营养状态差、贫血、粪便隐血试验持续阳性者均应做钡餐、纤维胃镜检查及活组织病理检查,以尽早发现癌变。

四、检查

(一)血清胃泌素含量

放免法检测胃泌素可检出卓-艾综合征及其他高胃酸分泌性消化性溃疡。未服过大剂量的抗酸剂、H_2 受体拮抗剂或质子泵抑制剂等药者,如空腹血清胃泌素水平>200 pg/mL,应测定胃酸分泌量,以明确是否由于恶性贫血、萎缩性胃炎、胃癌或迷走神经切除等因素胃泌素反馈性增高。血清胃泌素含量及基础酸排量均增加仅见于少数疾病。测定静脉注射胰泌素后的血清胃泌素浓度,有助于确诊诊断不明的卓-艾综合征。

(二)胃酸分泌试验方法

胃酸分泌试验方法是在透视下将胃管置入胃内,管端位于胃窦,以吸引器吸取胃液,测定每次吸取的胃液量及酸浓度。健康人胃酸分泌量见表 9-2。GU 的酸排量与正常人相似,而 DU 则空腹和夜间均维持较高水平。胃酸分泌幅度在正常人和消化性溃疡患者之间重叠,GU 与 DU 之间亦有重叠,故胃酸分泌检查对溃疡病的定性诊断意义不大。对缺乏胃酸的溃疡病,应疑有癌变;胃酸很高,基础酸排量和最高酸排量明显增高,则提示胃泌素瘤可能。

表 9-2　健康男女性正常胃酸分泌的高限及低限值

	基础(mmol/h)	最高(mmol/h)	最大(mmol/h)	基础/最大(mmol/h)
男性(N=172)高限值	10.5	60.6	47.7	0.31
男性(N=172)低限值	0	11.6	9.3	0
女性(N=76)高限值	5.6	40.1	31.2	0.29
女性(N=76)低限值	0	8.0	5.6	0

(三)X 线钡餐检查

X 线钡餐检查是确定诊断的有效方法,尤其对临床表现不典型者。消化性溃疡在 X 线征象上出现形态和功能的改变,即直接征象与间接征象。由钡剂充填溃疡形成龛影为直接征象,是最可靠的诊断依据。溃疡病周围组织的炎性病变与局部痉挛产生钡餐检查时的局部压痛或激惹现象及溃疡愈合形成瘢痕收缩使局部变形均属于间接征象。

(四)纤维胃镜检查

胃镜检查对消化性溃疡的诊断和鉴别诊断有很大价值。该检查可以发现 X 线所难以发现的浅小溃疡,确切地判断溃疡的部位、数目、大小、深浅、形态及病期(活动期、愈合期、瘢痕期),对随访溃疡的过程和判定治疗的效果有价值。胃镜检查还可在直视下作胃黏膜活组织检查等,故对溃疡良性、恶性的鉴别价值较大。

(五)粪便隐血试验

溃疡活动期,溃疡面有微量出血,粪隐血试验大都阳性,治疗 1~2 周后多转为阴性。如持续阳性,则疑有癌变。

(六)幽门螺杆菌(Hp)感染检查

近来幽门螺杆菌在消化性溃疡发病中的重要作用备受重视。我国人群中幽门螺杆菌感染率为 40%~60%。幽门螺杆菌在 GU 和 DU 中的检出率更是分别高达 70%~80% 和 90%~100%。诊断幽门螺杆菌方法有多种:①直接从活检胃黏膜中细菌培养、组织涂片或切片染色查幽门螺杆菌。②用尿素酶试验、^{14}C 尿素呼吸试验、胃液尿素氮检测等方法测定胃内尿素酶活性。③血清学查抗幽门螺杆菌抗体。④聚合酶链反应技术查幽门螺杆菌。

五、护理

(一)护理观察

1.腹痛

观察腹痛的部位、性质、强度,有无放射痛,与进食、服药的关系,腹痛有无周期性。

2.呕吐

观察呕吐物性质、气味、量、颜色、呕吐次数及与进食关系,注意有无因呕吐而致脱水和低钾、低钠血症,以及低氯性碱中毒。

3.呕血和黑粪

观察呕血、便血的量、次数和性质。注意出血前有无恶心、呕吐、上腹不适、血中是否混有食物,以便与咯血相区别。半数以上溃疡出血者有 38.5 ℃ 以下的低热,持续时间与出血时间一致,可作为出血活动的一个标志,故应每天多次测体温。

4.穿孔

由于老年人常有其他慢性病,穿孔时腹痛、腹肌紧张不明显,可无显著压痛和反跳痛,常易误诊,死亡率高,应予密切观察生命体征和腹部情况。

5.幽门梗阻观察以下情况可了解胃潴留程度

餐后 4 小时后胃液量(正常＜300 mL),禁食 12 小时后胃液量(正常＜200 mL),空腹胃注入 750 mL 生理盐水 30 分钟后胃液量(正常＜400 mL)。

6.其他

注意观察有无影响溃疡愈合的焦虑和忧郁、饮食不节、熬夜、过度劳累、服药不正规,服用阿司匹林和肾上腺皮质激素、吸烟等。

(二)常规护理

1.休息

消化性溃疡属于典型的心身疾病,心理-社会因素对发病起着重要作用。因此,规律的生活和劳逸结合的工作安排,无论在本病的发作期或缓解期都十分重要。休息是消化性溃疡基本和重要的护理。休息包括精神休息和躯体休息。病情轻者可边工作边治疗,较重者应卧床数天至 2 周,继之休息 1～2 个月。平卧休息时胆汁反流明显减少,对胃溃疡患者有利。另外应保证充足的睡眠,服用适量镇静剂。

2.戒烟、酒及其他嗜好

吸烟者，消化性溃疡的发病率较不吸烟者多。吸烟可使溃疡恶化或延迟溃疡愈合。吸烟会削弱十二指肠液中和胃酸的能力，还能引起十二指肠液反流入胃。患者戒烟后溃疡症状明显改善。有研究认为就 DU 患者而言，戒烟比服西咪替丁更重要。

乙醇能损坏胃黏膜屏障引起胃炎而加重症状，延迟愈合。此外，还能减弱胰泌素对胰外分泌腺分泌水和碳酸氢根的作用，降低了胰液中和胃酸的能力。临床观察也显示消化性溃疡患者停止饮酒后症状减轻，故应劝患者戒酒。

咖啡等物质能刺激胃酸与胃蛋白酶分泌，还可使胃黏膜充血，加剧溃疡病症状。故应不饮或少饮咖啡、可口可乐、茶、啤酒等。

3.饮食

饮食护理是消化性溃疡病治疗的重要组成部分。饮食护理的目的是减轻机械性和化学性刺激、缓解和减轻疼痛。合理营养有利改善营养状况、纠正贫血，促进溃疡愈合，避免发生并发症。

(三)饮食护理原则

1.宜少量多餐，定时，定量进餐

每天 5～7 餐，每餐量不宜过饱，约为正常量的 2/3。因少量多餐可中和胃酸，减少胃酸对溃疡面的刺激，又可供给足够营养。少量多餐在急性消化性溃疡时更为适宜。

2.宜选食营养价值高、质软而易于消化的食物

如牛奶、鸡蛋、豆浆、鱼、嫩的瘦猪肉等食物，经加工烹调变得细软易消化，对胃肠无刺激。同时注意补充足够的热量及蛋白质和维生素。

3.蛋白质、脂肪、碳水化合物的供给要求

蛋白质按每天每千克体重 1～1.5 g 供给；脂肪按每天 70～90 g 供给，选择易消化吸收的乳融状脂肪(如奶油、牛奶、蛋黄、黄油、奶酪等)，也可用适量的植物油，碳水化合物按每天 300～350 g 供给。选择易消化的糖类如粥、面条、馄饨等，但蔗糖不宜供给过多，否则可使胃酸增加，且易胀气。

4.避免化学性和机械性刺激的食物

化学刺激性的食物有咖啡、浓茶、可可、巧克力等这些食物可刺激胃酸分泌增加；机械性刺激的食物有油炸猪排、花生米、粗粮、芹菜、韭菜、黄豆芽等，这些食物可刺激胃黏膜表面血管和溃疡面。总之溃疡病患者不宜吃过咸、过甜、过酸、过鲜、过冷、过热及过硬的食物。

5.食物烹调必须切碎制烂

可选用蒸、煮、氽、烧、烩、焖等的烹调方法。不宜采用爆炒、滑溜、干炸、油炸、生拌、烟熏、腌腊等烹调方法。

6.必须预防便秘

溃疡病饮食中含粗纤维少,食物细软,易引起便秘,宜经常吃些润肠通便的食物如果子冻、果汁、菜汁等,可预防便秘。

溃疡病急性发作或出血刚停止后,进流质饮食,每天6~7餐。无消化道出血且疼痛较轻者宜进厚流质或少渣半流,每天6餐。病情稳定、自觉症状明显减轻或基本消失者,每天6餐细软半流质。基本愈合者每天3餐普食加2餐点心,不宜进食油煎、炸和粗纤维多的食物。

出现呕血、幽门梗阻严重或急性穿孔均应禁食。

(四)心理护理

在治疗护理过程中应注重教育,应把防病治病的基本知识介绍给患者,如让患者注意避免精神紧张和不良情绪的刺激,注意精神卫生,注意锻炼身体、增强体质、培养良好的生活习惯,生活有规律,注意劳逸结合,节制烟酒,慎用对胃黏膜有损害的药物等,使患者了解本病的规律性,治疗原则和方法,从而坚定战胜疾病的信心,自觉配合治疗和护理。在心理护理过程中,护士应当了解患者在疾病的不同时期所出现的心理反应,如否认、焦虑、抑郁、孤独感、依赖心理等心理反应,护理上重点要给患者以心理支持,特别帮助他们克服紧张、焦虑、抑郁等常见的心理问题,帮助他们进行认识重建,即认识个人、认识社会,调整和处理好人与人、个人与社会之间的关系,重新找到自己新的起点,减少疾病造成的痛苦和不安。心理护理中,护士应当实施针对性、个性化的心理护理。如对那些具有明显心理素质上弱点的患者,有易暴怒、抑郁、孤僻及多疑倾向者应及早通过心理指导加强其个性的培养,对那些有明显行为问题者,如酗酒、吸烟、多食、缺少运动及A型行为等,应用心理学技术指导其进行矫正;对那些工作和生活环境里存在明显应激源的人,应及时帮助其进行适当的调整,减少不必要的心理刺激。

(五)药物治疗护理

1.制酸剂

胃酸、胃蛋白酶对消化性溃疡的发病有重要作用。制酸药能中和胃酸从而缓解疼痛并降低胃蛋白酶的活性。常用的制酸药分可溶性和不溶性两种。可溶性抗酸药主要为碳酸氢钠,该药止痛效果快,但自肠道吸收迅速,大量及长期应用可引起钠潴留和代谢性碱中毒,且与胃酸相遇可产生 CO_2,引起腹胀和继发胃酸增高,故不宜单独使用,而应小剂量与其他抗酸药混合服用。不溶性抗酸药有氢氧化铝、碳酸铝、氧化铝、三硅酸镁等,作用缓慢而持久,肠道不吸收,可单独或联合用药。各种抗酸剂均有其特点,临床上常联合应用,以提高疗效,减少不良反应。抗酸药对缓解溃疡疼痛十分有效,是否能促进溃疡愈合,尚无肯定结论。

使用抗酸药应注意:①在饭后 1~2 小时服,可延长中和作用时间,而不可在餐前或就餐时服药。睡前加服 1 次,可中和夜间所分泌的大量酸。②片剂嚼碎后服用效果较好,因药物颗粒愈小溶解愈快,中和酸的作用愈大,因此凝胶或溶液的效果最好,粉剂次之,片剂较差。③抗酸药除可引起便秘、腹泻外,尚可引起一些其他不良反应,特别是当患者有肾功能不全或心力衰竭时,如碳酸氢钠可造成钠潴留和碱中毒;碳酸钙剂量过大时,高血钙可刺激 G 细胞分泌大量胃泌素,引起胃酸分泌反跳而加重上腹痛;长期大量服用氢氧化铝后,因铝结合饮食中的磷,使肠道对磷的吸收减少,严重缺磷可引起食欲缺乏、软弱无力等,甚至导致软骨病或骨质疏松。

2.抗胆碱能药

这类药物可抑制迷走神经功能,因而具有减少胃酸分泌、解除平滑肌和血管痉挛、改善局部营养和延缓胃排空等作用,后者有利于延长抗酸药和食物对胃酸的中和,达到止痛目的。但其延缓胃排空引起胃窦部潴留,可促使胃酸分泌所以认为不宜用于胃溃疡。抗胆碱能药服后 2 小时出现最大药理作用,故常于餐后 6 小时及睡前服用。抗胆碱能药物最大缺点是不但能抑制胃酸分泌,也抑制乙酰胆碱在全身的生理作用,故有口干、视力模糊、心动过速、汗闭、便秘和尿潴留等不良反应,故溃疡出血、幽门梗阻、反流性食管炎、青光眼、前列腺肥大等患者均不宜使用。常用的药物有普鲁苯辛、甲溴阿托品、贝那替秦、山莨菪碱、阿托品等。

3.H_2 受体阻滞剂

组胺通过两种受体而产生效应,其中与胃酸分泌有关的是 H_2 受体。阻滞 H_2 受体能抑制胃酸的分泌。代表药是西咪替丁,它对胃酸的分泌具有强大抑制作用。口服后很快被小肠所吸收,在 1~2 小时内血液浓度达高峰,可完全抑制由饮食或胃泌素所引起的胃酸分泌达 6~7 小时。该药常于进餐时与食物同服。年龄大,伴有肾功能和其他疾病者易发生不良反应。常见的不良反应有头痛、腹泻、嗜睡、疲劳、肌痛、便秘等。其他常用的药物还有雷尼替丁、法莫替丁等。西咪替丁会影响华法林、茶碱或苯妥英的药物代谢,与抗酸剂合用时,间隔时间不小于2小时。

4.丙谷胺及其他减少胃酸分泌药

丙谷胺的分子结构与胃泌素的末端相似,能抑制基础酸排量和最大酸排量,竞争性抑制胃泌素受体,并对胃黏膜有保护和促进愈合作用,其抑酸和缓解症状的作用较西咪替丁弱。该药常于饭前15分钟服,无明显不良反应。哌仑西平能选择性拮抗乙酰胆碱的促胃分泌效应而不拮抗其他效应,很少有不良反应,宜餐前90分钟服用。甲氧氯普胺为胃运动促进剂,能增强胃窦蠕动加速胃排空,减少食糜等对胃窦部的刺激而使胃酸分泌减少,还可减少胆汁反流,减轻胆汁对胃黏膜的损害。一般用药后60~90分钟可达作用高峰,故宜在餐前30分钟服用,严重的不良反应为锥体外系反应。

5.细胞保护剂

临床常用的细胞保护剂有多种。甘珀酸能加强胃黏液分泌,强固胃黏膜屏障,促进胃黏膜再生。但具有醛固酮样效应,可引起高血压、水肿、低血钾和水、钠潴留等不良反应,故高血压、心脏病、肾脏病和肝脏病患者慎用。服药的最佳时间为餐前15~30分钟和睡前服。胶态次枸橼酸铋,在酸性胃液中与溃疡坏死组织螯合,形成保护性铋蛋白凝固物,使溃疡面与胃酸、胃蛋白酶隔离。宜在餐前1小时和睡前服。严重肾功能不全者忌用,少数人服药后便秘、转氨酶升高。硫糖铝可与胃蛋白酶直接络合或结合,使酶失去活性而发挥作用,宜餐前30分钟及睡前服,偶见口干、便秘、恶心等不良反应。米索前列腺醇(喜克溃)抑制胃酸分泌,保护黏膜屏障,主要用于非甾体抗炎药合用者,最常见不良反应是腹泻和腹痛,孕妇忌用。

6.质子泵抑制剂

奥美拉唑(洛赛克)直接抑制质子泵,有强烈的抑酸能力,疗效明显起效快,不良反应少而轻,无严重不良反应。

(六)急性大量出血的护理

1.急诊处理

首先按医嘱插入鼻胃管,建立静脉通道,输液开始宜快,可选用等渗盐水、林格液、右旋糖酐或其他血浆代用品,一般不用高渗溶液。观察意识、血压、脉搏、体温、面色、鼻胃管引出胃液量和颜色、皮肤(干、湿、温度)、肠鸣、上腹压痛、出入量。

2.重症监护

急诊处理后,患者应予重症监护。除密切观察生命体征和出血情况外,应抽血查血红蛋白、血球压积(出血4～6小时后才开始变化)、血型和交叉反应、凝血酶原时间、部分凝血酶原时间或激活部分凝血酶原时间、血钠(开始代偿性升高,补液后降低)、血钾(大量呕吐后降低。多次输液后可增高)、尿素氮(急性出血后24～48小时内升高,一般丢失1 000 mL血,尿素氮升高为正常值的2～5倍)、肌酐(肾灌注不足致肌酐升高)。向患者介绍为了确诊可能需做的钡餐、纤维胃镜、胃液分析等检查的过程,使患者受检时更好地合作。告知患者检查时体位、术前服镇静药可能会产生昏睡感,喉部喷局麻药会引起不适。及时了解胃镜检查结果,如无严重再出血应拔除鼻胃管以减少机械刺激。在恶心反射出现前,仍予禁食。

3.再出血

首先观察鼻胃管引出血量、颜色、患者生命体征。再次确定鼻胃管位置是否正确、引流瓶处于低位持续吸引、压力为10.67 kPa(80 mmHg)。如明确再次出血,安慰患者不必紧张,使患者相信医护人员是可以很好地处理再次出血。

4.胃管灌注

为使血管收缩,减少黏膜血流量,达到一过性止血效果,常经胃管灌注冰生理盐水或冷开水。灌注时抬高头位30°～45°,关闭吸引管。灌注时应加快滴注速度,观察血压、体温、脉搏、寒战。发生寒战可多盖被,给患者解释不必紧张。注意寒战易诱发心律失常。灌注后注意有无输液过多的症状(呼吸困难)和体征(脉搏快,颈静脉怒张,肺部捻发音)。

(七)急性穿孔的护理

任何消化性溃疡均可发生穿孔,穿孔前常无明显诱因,有些可能由服肾上腺皮质激素、阿司匹林、饮酒和过度劳累诱发。上腹部难以忍受的剧痛及恶心呕吐,常是穿孔引起腹膜炎的症状。患者两腿卷曲,腹肌强直伴反跳痛,甚至出现面色苍白、出冷汗、脉搏细速、血压下降、休克。一般在穿孔后6小时内及时治疗,疗效较佳,若不及时抢救可危及生命。一经确诊,患者就应绝对卧床休息,禁食并留置胃管抽吸胃内容物进行胃肠减压。补液、应用抗生素控制腹腔感染。密切观察生命体征,及时发现和纠正休克,迅速做好各种术前准备。

(八)幽门梗阻的护理

功能性或器质性幽门梗阻的早期处理基本相同,包括:①纠正体液和电解质紊乱,严格正确记录每天出入量,抽血测定血清钾、钠、氯及血气分析,了解电解质及酸碱失衡情况,及时补充液体和电解质。②幽门梗阻者每天清晨和睡前用

3％盐水或苏打水洗胃,保留1小时后排出。必要时行胃肠减压,连续72小时吸引胃内容物,可解除胃扩张和恢复胃张力,抽出胃液也可减轻溃疡周围的炎症和水肿。若对梗阻的性质不明,应作上消化道内镜或钡餐检查,同时也可估计治疗效果。病情好转给流质饮食,每晚餐后4小时洗胃1次,测胃内潴留量,准确记录颜色、气味、性质。临床操作过程中常遇胃管不畅的情况,通常原因是胃管扭曲在口腔或咽部;胃管置入深度不够;胃管置入过深至幽门部或十二指肠内;胃管侧孔紧贴胃壁;食物残渣或凝血块阻塞。有报道胃肠减压过程中发生少见的并发症,如下胃管困难致环杓关节脱位,减压器故障大量气体入胃致腹膜炎,蛔虫堵塞致无效减压,胃管结扎致拔管困难等。③能进流质时,同时服用抗酸剂、西咪替丁等药物治疗。禁用抗胆碱能药物。

对并发症观察经处理后病情是否好转,若未见改善,做好手术准备,考虑外科手术。

第八节 炎 性 肠 病

炎性肠病(inflammatory bowel disease,IBD)是一种病因尚不十分清楚的慢性非特异性肠道炎性疾病,包括溃疡性结肠炎(ulcerative colitis,UC)和克罗恩病(Crohn's disease,CD)。IBD是北美和欧洲的常见病,白种人和犹太人发病率较高,好发于青壮年期。近30年来日本IBD发病率亦呈逐步增高趋势。我国虽尚无普通人群的流行病学资料,但近10多年来本病就诊人数呈逐步增加趋势则非常明显,IBD在我国已成为消化系统常见病。

一、病因与发病机制

病因和发病机制尚未完全明确,已知肠道黏膜免疫系统异常反应所导致的炎症反应在IBD发病中起重要作用,认为是由多因素相互作用所致,主要包括环境、遗传、感染和免疫因素。

(一)环境因素

近年来发达国家IBD发病率持续增高,环境因素与之密切有关。吸烟对溃疡性结肠炎患者起保护作用,但促进克罗恩病恶化。快餐、奶油、油炸食品、咖啡、低纤维饮食等因素可能与IBD的发病有关,但尚未形成统一意见。另有学者认为,随着环境条件的改善,人们接触致病菌的机会减少,儿童期肠黏膜缺乏足够微生物刺激,针对病原菌不能产生有效的"免疫耐受",以致其后对肠道抗原刺激产生异常免疫调节。

(二)遗传因素

遗传因素与 IBD 发病有关主要来源于以下证据。

1.流行病学研究显示 IBD 具有家族聚集现象

IBD 患者一级亲属发病率是普通人群的 30～100 倍。但 IBD 的家族聚集性现象并不符合孟德尔遗传规律,而是多基因遗传。目前发现的与 IBD 发病有关的基因包括 $IBDI$（$NOD\,2/CARD\,15$）、$DLG\,5$、$SLC\,22A\,4/5$ 和 HLA 基因等。

2.IBD 的发病存在种族差异

白种人发病较高,黑人、拉丁美洲及亚洲人群发病率相对较低。而在同一地区中,犹太人 IBD 发病风险高于其他种族 9 倍。目前认为 IBD 不仅是多基因疾病,也是一种遗传异质性疾病,患者在一定环境因素作用下由于遗传易感性而发病。

(三)感染和免疫因素

目前未发现直接特异性微生物感染与 IBD 的发病存在直接关系。但肠道感染可能是 IBD 的诱发因素,尤其是肠道菌群的改变可能通过抗原刺激、肠上皮细胞受损、黏膜通透性增加引起肠黏膜持续性炎症。

正常情况下肠道黏膜固有层对肠腔内大量抗原物质处于适应性反应,即低度慢性炎症。IBD 患者由于免疫耐受的丢失,导致异常的免疫反应,而肠道黏膜免疫反应异常激活是导致 IBD 肠道炎症持续存在、发展和转归的直接因素。

二、溃疡性结肠炎

溃疡性结肠炎是一种局限于结肠黏膜及黏膜下层的慢性非特异性炎症。病变多位于乙状结肠和直肠,也可延伸至降结肠,甚至整个结肠。病程漫长,常反复发作。本病见于任何年龄,但 20～30 岁最多见。

(一)病理

溃疡性结肠炎是一个局限在结肠黏膜和黏膜下层的疾病。与克罗恩病的肠壁内炎症性变化有鲜明区别,后者在肉芽肿样炎性过程中肠壁各层均受累。但溃疡性结肠炎时所见的病理变化是非特异性的,也可在细菌性痢疾、阿米巴痢疾和淋菌性结肠炎中见到。

病变活动期,黏膜呈弥漫性炎症反应,可见水肿、充血与灶性出血。由于黏膜和黏膜下层炎性细胞浸润,大量中性粒细胞在肠腺隐窝底部聚集,形成隐窝脓肿。随着病变进展,隐窝脓肿联合和覆盖上皮脱落,形成溃疡。溃疡区被胶原和肉芽组织占据,并深入溃疡,但罕有穿透肌层者。在暴发型溃疡性结肠炎和中毒性巨结肠时,这些病变可穿透整个肠壁,导致穿孔。早期 X 线表现为结肠袋消失,与黏膜肌层麻痹有关,钡灌肠中结肠短缩和僵直呈烟囱管状则是反复损伤后瘢痕形成的结果。

大多溃疡性结肠炎都累及直肠,但如病变局限在直肠则可称为溃疡性直肠炎,其原因不明。多数炎症向近端扩展,侵犯左侧结肠,约有 1/3 患者整个结肠受累,称为全结肠炎。在 10% 的全结肠炎患者中末端数厘米回肠也有溃疡,称为倒灌性回肠炎。溃疡性结肠炎时病变区域都是相邻的,罕有呈节段性或跳跃式分布。决定疾病严重性和病期的因素还不清楚,可能这些因素与免疫紊乱的范围有关。

(二)临床表现

一般起病缓慢,少数急骤,偶见暴发起病。病程呈慢性经过,多为发作期与缓解期交替,少数持续并逐渐加重。病情轻重不一,易反复发作,临床表现与病变范围、病型及病期有关。诱因有精神刺激、过度疲劳、饮食失调、继发感染等。

1.腹部症状

(1)腹泻:血性腹泻是最主要的症状,主要由于炎症导致结肠黏膜对水钠吸收障碍及结肠运动功能失常所致。腹泻,黏液脓血便,轻者每天 2~4 次,严重者 10~30 次,呈血水样。

(2)腹痛:溃疡性结肠炎常局限于左下腹或下腹部,呈阵发性痉挛性绞痛,疼痛后多有便意,排便后疼痛可暂时缓解。并发中毒性结肠扩张或炎症波及腹膜时,持续性剧烈腹痛。

(3)里急后重:因直肠受到炎症刺激所致。

(4)其他:恶心、呕吐、食欲缺乏、体重减轻等。

2.全身症状

(1)贫血:轻度贫血常见,急性起病大量便血时可出现严重贫血。

(2)发热:急性重症患者常伴有发热及全身毒血症状,为肠道活动性炎症及组织破坏后毒素吸收所致。

(3)营养不良:肠道吸收障碍和消耗过多常引起消瘦、贫血、低蛋白血症等。年幼发病者可有生长发育迟缓。

(4)肠外表现:包括关节炎、虹膜睫状体炎、肝功能障碍和皮肤病变。

3.并发症

(1)肠狭窄和肠梗阻:多发生在病变广泛、病程持续长的病例,其部位多发生在左半结肠、乙状结肠或直肠。其原因是黏膜肌层的增厚,或假息肉成团阻塞肠腔。临床上一般无症状,严重时可引起部分肠梗阻。

(2)中毒性巨结肠:溃疡性结肠炎的一个严重并发症,多发生在全结肠的患者,死亡率可高达40%。临床表现为肠管高度扩张并伴有中毒症状,腹部明显胀气,最明显的扩张部位在横结肠,体检腹部可有压痛甚至反跳痛,肠鸣音显著减弱或消失。严重者可出现肠穿孔。

(3)结肠癌:溃疡性结肠炎并发结肠癌的机会要比同年龄和性别组的一般人群明显高,一般认为癌变趋势和病程长短有关,病程15~20年后,癌变的危险性大约每年增加1%。而国人的发生率较低。对于溃疡性结肠炎病程在10年以上者要注意癌变的可能。

(三)实验室及其他检查

1.实验室检查

血常规示小细胞性贫血,中性粒细胞增高。红细胞沉降率增快。血清白蛋白水平降低,球蛋白水平升高。严重者电解质紊乱,低血钾。粪便外观有黏液脓血,镜下见红白细胞及脓细胞。

2.钡剂检查

急性期一般不宜作钡剂检查。而特别注意的是重度溃疡性结肠炎在作钡灌肠时,有诱发肠扩张与穿孔的可能性。临床静止期可作钡灌肠检查,以判断近端结肠病变,需排除克罗恩病者宜再作全消化道钡餐检查,气钡双重对比法更易发现黏膜浅表病变。钡剂灌肠对本病的诊断和鉴别诊断有重要价值。

3.内镜检查

临床上多数病变在直肠和乙状结肠,采用乙状结肠镜检查很有价值,对于慢性或疑为全结肠患者,宜行纤维结肠镜检查。一般不作清洁灌肠,急性期重型者应列为禁忌,以防穿孔。内镜检查有确诊价值,通过直视下反复观察结肠的肉眼变化及组织学改变,既能了解炎症的性质和动态变化,又可早期发现恶变前病变,能在镜下准确地采集病变组织和分泌物以利排除特异性肠道感染性疾病。镜下改变,分急性期和慢性期两种情况。

(1)急性期表现如下。①轻度黏膜充血、水肿、分泌物增多,有密集分布的小出血点,并见散在渗血及出血。②中度黏膜充血,水肿明显。黏膜表面呈颗粒状,质脆易出血,有多数细小浅表溃疡,黏膜分泌物增多。③重度黏膜出血,水肿更显著,病变部位几乎无正常黏膜,黏膜呈粗细不等的颗粒状及假性息肉。或溃疡明显增多并融合成片,有黏膜桥形成。极易接触出血或黏膜糜烂,结肠自发出血,有假膜或黏膜脓血性渗出物覆盖,有时见岛状或假息肉样黏膜增生。

(2)慢性期表现如下。①活动期可见正常黏膜结构消失,肠壁僵硬,肠腔狭窄呈管状,有炎性息肉或溃疡。黏膜分泌物增多,有充血、水肿或渗血。②静止期肠壁僵硬,肠腔狭窄呈管状,有多数假息肉形成。黏膜炎症轻,苍白、出血少,正常结构消失,显得干燥粗糙。

(四)诊断要点

1.具备典型临床表现

(1)腹痛、腹泻,排黏液血便,患者按特异性肠炎治疗无效。

(2)全身表现及肠外表现。

(3)多次粪便常规检查及培养未发现病原体。

(4)有结肠镜或 X 线的特征性改变中的一项。

2.临床表现不典型

但有典型结肠镜或 X 线表现或病理活检证实。

3.排除

细菌性痢疾、阿米巴痢疾、血吸虫病、肠结核及克罗恩病、放射性肠炎等特异性结肠炎症。

(五)处理原则

1.非手术疗法

(1)饮食和休息:充分休息,避免疲劳和精神过度紧张。给刺激性少的容易消化营养丰富饮食,尽量避免含粗粮纤维食物,暂时不吃牛奶和乳制品。适当补充液体、电解质和维生素。服铁制剂和叶酸治疗贫血。病情严重、腹泻频繁、营养严重不良的患者,可给予肠内营养或肠外营养。

(2)氨基水杨酸制剂:治疗轻度 UC 的主要药物,包括水杨酸柳氮磺吡啶(SASP)和 5-氨基水杨酸(5-ASA)制剂。SASP 在结肠内由细菌分解为 5-ASA 和磺胺,5-ASA 是治疗的有效成分,活动期每天 3~4 g,维持期每天 2 g,服用 SASP 者需补充叶酸。因长期服用磺胺存在不良反应,目前 5-ASA 制剂更受关注。常用药物包括美沙拉嗪、奥沙拉嗪和巴柳氮。

(3)糖皮质激素:通过抑制 T 细胞激活及细胞因子分泌发挥抗炎作用,适用于 IBD 急性活动期且对足量 5-ASA 无反应者,对于急性暴发性或早期发作严重的患者可使症状明显减轻,但是无维持缓解作用,一般不长期应用。

(4)免疫调节剂

通过阻断淋巴细胞增殖、活化或效应机制而发挥作用,适于激素依赖或无效及激素诱导缓解后的维持治疗。常用药物:硫唑嘌呤(AZA)1~2 mg/kg,每天1 次,可改变病的进程,抑制临床表现,但不能改变基础病,常用于静止期减少复发,也可能中毒,应加注意。6-硫基嘌呤(6-MP)与激素合用可减轻症状。

(5)生物制剂

英夫利昔单抗(IFX)是目前治疗 IBD 应用时间较长的生物制剂,能使包括儿童在内的大部分患者得到长期维持缓解、组织愈合的作用。其他药物包括阿达木单抗、赛妥珠单抗。生物制剂有激活潜在的结核菌及乙型肝炎感染的风险,可影响机体免疫监视功能,增加肿瘤发生率。

2.外科治疗

治疗溃疡性结肠炎的最有效手术是结、直肠全部切除、永久性末端回肠造口。大出血、肠穿孔及合并中毒性巨结肠治疗无效伴严重毒血症者需行急诊手术。癌变、脓肿、瘘管及内科治疗不佳者需行择期手术。

三、克罗恩病

克罗恩病(Crohn disease,CD)是一种原因不明的肠道炎症性疾病,可发生于整个胃肠道的任何部位,好发于末端回肠和右半结肠。以腹痛、腹泻、肠梗阻为主要症状,且有发热、营养障碍等肠外表现。病程多迁延,常有反复。

(一)病理

早期病变呈口疮样小溃疡,大小不等。最小者如针尖,伴有出血;较大者边界清楚浅表,底为白色。手术切除时如遗漏小的病变,可从该处复发。典型溃疡呈纵行,不连续,大小不等。鹅卵石样改变约在 1/4 病例中存在。肠壁增厚、肠腔狭窄较多见。手术病例中 95% 左右存在狭窄。部分患者可见多发炎症性息肉。显微镜下病变见于肠黏膜层、黏膜下层和浆膜层,主要是黏膜下层。常见淋巴细胞聚集,可有生发中心。淋巴细胞聚集的部位与血管和扩张的淋巴管有密切关系。浆膜层的淋巴细胞聚集可形成玫瑰花环样,也可见到浆细胞、多核细胞和嗜酸性粒细胞。黏膜层可见到陷窝脓肿。非干酪性肉芽肿为本病的重要特征之一,由上皮样细胞和巨细胞组成,中心无干酪性坏死,并不常见,仅见于 50%

左右的病例。肉芽肿常常很不典型,有由淋巴细胞形成的明显边界。可见于肠壁的全层,但以黏膜下层和浆膜层最易出现。除肠壁外,局部淋巴结中也可发现肉芽肿。肠壁的裂隙溃疡深达固有肌层。跨壁性穿透是形成内瘘管和皮肤瘘管,以及脓肿的基础。肉眼下裂隙呈线状,可有分支,周围为水肿和岛状黏膜。横断面上,裂隙分支表现为壁内脓肿。由于水肿和淋巴管扩张及胶原纤维数量增加,黏膜下层增宽,肠壁增厚。

(二)临床表现

与溃疡性结肠炎类似,CD一般起病缓慢,少数急骤。病情轻重不一,易反复发作。精神刺激、过度疲劳、饮食失调、继发感染等因素可诱发CD急性加重。

1.腹部症状

(1)腹泻:CD的常见症状,与溃疡性结肠炎相比便血量少,鲜红色少,粪呈糊状或水样,一般无脓血或黏液,每天2~6次。

(2)腹痛:绝大多数CD患者均有腹痛,性质多为隐痛、阵发性加重或反复发作。部位以右下腹多见,与末端回肠病变有关,其次为脐周或全腹痛。餐后腹痛与胃肠反射有关。少数患者首发症状类似急腹症而在手术过程中发现CD引起的肠梗阻或肠穿孔。

(3)里急后重:因直肠受到炎症刺激所致。

(4)腹部包块:部分CD患者可出现腹部包块,以右下腹和脐周多见,是肠粘连、肠壁和肠系膜增厚、肠系膜淋巴结肿大所致,内瘘形成及腹内脓肿均可引起腹部包块。因透壁性炎性病变穿透肠壁全层至肠外组织或器官而形成瘘管。瘘管形成是CD的临床特征之一。

(5)肛门症状:CD患者偶有肛门内隐痛,可伴肛周脓肿、肛瘘等。

(6)其他:恶心、呕吐、食欲缺乏、体重减轻等。

2.全身症状

(1)贫血:轻度贫血常见,急性起病大量便血时可出现严重贫血。

(2)发热:约1/3患者有中度热或低热,间歇出现,为肠道活动性炎症及组织破坏后毒素吸收所致。

(3)营养不良:肠道吸收障碍和消耗过多常引起消瘦、贫血、低蛋白血症等。年幼发病者可有生长发育迟缓。

(4)肠外表现:包括关节炎、虹膜睫状体炎、肝功能障碍和皮肤病变。

3.并发症

40%以上病例有程度不等的肠梗阻,且可反复发生。是损伤的肠道修复过程中大量纤维组织增生形成的瘢痕所致,多见于小肠和结肠远端。急性穿孔发生率10%~40%。可有肛门区和直肠病变、瘘管、脓肿、出血和癌变等。偶见腹腔内脓肿、吸收不良综合征、急性穿孔大量便血,罕见中毒性结肠扩张。

(三)实验室及其他检查

1.实验室检查

(1)血常规:白细胞常增高;红细胞及血红蛋白降低,与失血、骨髓抑制,以及铁、叶酸和维生素 B_{12} 等吸收减少有关。血细胞比容下降;红细胞沉降增快。

(2)便常规:可见红、白细胞;潜血试验可阳性。

(3)其他:血生化检查黏蛋白增加,白蛋白水平降低。血清钾、钠、钙、镁等可下降。

2.影像学检查

肠道钡餐造影能了解末端回肠或其他小肠的病变和范围。其表现有胃肠道的炎性病变,如裂隙状溃疡、卵石征、假息肉、单发或多发性狭窄、瘘管形成等,病变呈节段性分布。钡剂灌肠有助于结肠病变的诊断,气钡双重造影可提高诊断率。腹部 CT 检查对确定是否有增厚且相互分隔的肠袢,而且与腹腔内脓肿进行鉴别诊断有一定价值。

3.内镜检查

主要表现为节段性、非对称分布的黏膜炎症,纵行或阿弗他溃疡,鹅卵石样增生,肠腔狭窄僵硬等改变,而周围黏膜正常。胶囊内镜直接观察到小肠表面的黏膜病变、部位及范围,发现早期小肠黏膜表面病变的敏感性更高。如内镜发现小肠多发性阿弗他溃疡,环形、线形或不规则溃疡≥3 个,或发现狭窄应考虑 CD 的诊断。

(四)诊断要点

有典型临床表现为疑诊 CD,若符合结肠镜或影像学检查中一项,可为拟诊。若有非干酪样肉芽肿、裂隙性溃疡和瘘管及肛门部病变特征性改变之一,则可以确诊,初发病例、临床表现和结肠镜改变均不典型者应列为疑诊而随访。

(五)处理原则

1.非手术疗法

(1)饮食和休息:戒烟,因继续吸烟可明显降低药物疗效,增加手术率及术后复发率。CD 患者营养不良较常见,应注意患者的体重,有无铁、钙等营养物质及维生素(尤其是维生素 D 和维生素 B_{12})的缺乏,并做相应处理。重症患者可予肠内或肠外营养。

（2）氨基水杨酸：包括 SASP、巴柳氮、奥沙拉嗪及美沙拉嗪。使用方法见 UC 治疗部分。其中，末段回肠型和回肠型应使用美沙拉嗪。对中度活动性 CD 疗效不确切。

（3）糖皮质激素：中度活动性 CD 治疗的首选。病变局限于回盲部者可考虑使用布地奈德以减少全身激素相关不良反应，但疗效不如全身激素治疗。病情严重者并发症多、手术率及病死率高，应及早采取积极有效措施处理，应确定有无局部并发症如脓肿或肠梗阻，全身并发症如机会感染并做相应处理。治疗上可考虑口服或静脉用激素，剂量为相当于泼尼松每天 0.75～1 mg/kg。

（4）免疫调节剂：激素无效或激素依赖时加用硫嘌呤类药物或 MTX。这类免疫抑制剂对诱导活动性 CD 缓解与激素有协同作用。但起效慢，硫唑嘌呤要在用药达 12～16 周才达到最大疗效。因此其作用主要是在激素诱导症状缓解后，继续维持撤离激素的缓解。AZA 与 6-MP 同为硫嘌呤类药物，两药疗效相似。

（5）生物制剂：英夫利昔单抗（IFX）是唯一批准用于 CD 治疗的生物制剂。IFX 用于激素及上述免疫抑制剂治疗无效或激素依赖者，或不能耐受上述药物治疗者。对于病情较重者亦可一开始就应用。

（6）其他：环丙沙星和甲硝唑仅用于有合并感染者。其他免疫抑制剂、沙利度胺、益生菌、外周血干细胞或骨髓移植等治疗 CD 的价值尚待进一步研究。

2.外科治疗

激素治疗无效者可考虑手术治疗。手术指征和手术时机的掌握应从治疗开始就与外科医师密切配合共同商讨。治疗过程中约 70％的患者始终面临着手术缓解症状的问题，但手术治疗不能治愈疾病，多次手术的概率很大。

（六）护理诊断/问题

1.腹泻及腹痛

与肠黏膜炎症所致的水钠吸收障碍、肠道运动功能，以及肠道炎症、溃疡异常有关。

2.有体液不足的危险

与肠道炎症导致的长期频繁腹泻有关。

3.营养失调

低于机体需要量与腹泻和吸收不良有关。

4.焦虑

与病情反复、迁延不愈有关。

5.潜在并发症

中毒性巨结肠、直肠结肠癌变、出血、肠梗阻。

(七)护理措施

目的在于减少患者腹泻次数,使得疼痛程度减轻或消失,营养状况得到改善或维持。减轻患者焦虑、恐惧程度并愿意配合治疗及护理,让患者了解疾病的相关知识和自我保健知识。

1.一般护理

(1)休息与活动。①在急性发作期或者病情严重时均需卧床休息,以减弱肠道活动,减少腹泻次数。②对于轻症或缓解期患者,鼓励其参加一般的轻松工作,适当休息。③避免过度劳累,注意劳逸结合。

(2)饮食。①急性发作期,应进食流质或半流质饮食;病情严重者应禁食,使肠道得到休息,以利于减轻炎症、控制症状。②保持室内空气新鲜,提供良好的进餐环境,避免不良刺激以增加食欲。③合理选择饮食,摄入高热量、高蛋白、多种维生素、柔软、少纤维的食物,少食多餐。④避免食用生冷、刺激性强、易产生变态反应的食物。因服用牛奶导致腹泻加重者,应避免服用牛奶及乳制品。

2.病情观察

(1)腹泻的观察及护理。①记录排便的次数、颜色、性状及量。②准确记录出入量。③如毒血症明显、高热伴腹胀、腹部压痛、肠鸣音减弱或消失,或出现腹膜刺激征提示有并发症。遵医嘱给药,采用舒适的体位,指导患者使用放松技巧。④合并发热时可采取物理降温,冰袋冷敷、乙醇擦浴、温水擦浴等,必要时给予退热剂。⑤保护肛门及周围皮肤的清洁和干燥手纸应柔软、动作应轻柔;排便后可用温开水清洗肛门及周围皮肤,必要时可局部涂抹紫草油或鞣酸软膏以保护皮肤。

(2)腹痛的观察及护理。①腹痛的病情观察:观察腹痛的部位、范围、性质、程度、持续时间、伴随症状及缓解方式。如腹痛突然加重,应注意是否发生大出血、肠梗阻、中毒性巨结肠、肠穿孔等并发症。②指导患者缓解腹痛:可采用非药物方法,比如深呼吸、音乐疗法、通过想象和回忆转移对疼痛的注意力。也可局部用热水袋热敷从而解除肌肉痉挛。镇痛药物种类较多,应根据病情、疼痛性质和程度选择药物。观察药物不良反应,如口干、恶心、呕吐、便秘和用药后的镇静状态。疼痛突然加重时不可随意使用镇痛药物以免掩盖症状,延误病情。

3.用药护理

(1)告知患者及家属坚持用药的重要性,说明药物的具体服用方法及不良反应。

(2)嘱患者坚持治疗,勿随意更换药物、减量或停药。服药期间要定期复查血常规。

(3)告知患者及家属勿擅自使用解痉剂,以免诱发结肠扩张。

(4)教会患者家属识别药物的不良反应服用柳氮磺胺吡啶(SASP)时,可出现恶心、呕吐、食欲缺乏、皮疹、骨髓抑制等,应餐后服药,多饮水,监测血象和骨髓象;服用糖皮质激素患者,要注意激素不良反应,不可随意减量、停药,防止反跳现象发生。应用硫唑嘌呤或巯嘌呤可出现骨髓抑制的表现,需注意监测白细胞计数。出现异常情况如疲乏、头痛、发热、手脚麻木、排尿不畅等症状时要及时就诊,以免耽误病情。

4.心理指导

(1)正确认识此病,树立信心。保持心情平和、舒畅,自觉配合治疗。

(2)慢性腹泻治疗效果不佳时患者往往对预后感到担忧,结肠镜等检查有一定的痛苦。

(3)情绪波动是起病或加重的诱因,注意心理状态变化,及时宣泄不良情绪,及时给予心理疏导和心理支持。

(4)在病情许可时,可参加适当的活动分散注意力,能自己控制情绪,调节心理状态,避免精神过度紧张焦虑,避免因为压力过大致使高级神经功能紊乱,进而加重病情。

5.健康指导

(1)增强自我保健意识,提高依从性。

(2)避免溃疡性结肠炎复发的常见诱因,如精神刺激、过度劳累、饮食失调、感染、擅自减药或停药。

(3)建立积极的应对方式,提供较好的家庭及社会支持。

(4)避免情绪激动,减少生活事件的刺激。

(5)定期复诊,如有腹泻、腹痛、食欲缺乏、消瘦等症状随时复查。发生腹痛加剧或出现黑便时,应立即就诊。

第十章

外科护理

第一节　甲状腺功能亢进症

一、概述

甲状腺功能亢进症简称甲亢,是由于各种原因引起的甲状腺素异常过多而出现的以全身代谢亢进为主要特征的内分泌疾病。临床上将甲亢分为 3 类。

(一)原发性甲亢

最常见,是一种自身免疫性疾病,多发于 20～40 岁女性。甲状腺呈弥漫性肿大、对称,有突眼征,又称突眼性甲状腺肿。

(二)继发性甲亢

较少见,由结节性甲状腺肿转变而来,多发于 40 岁以上。甲状腺肿大呈结节性肿大,两侧不对称,一般无突眼。

(三)高功能腺瘤

少见,腺体内呈单个、不受脑垂体控制、具有较高的内分泌功能的腺瘤,结节周围的甲状腺组织呈萎缩改变。以下主要介绍原发性甲亢。

二、病因

(一)自身免疫

自身免疫是最主要的病因。目前多认为原发性甲亢是一种自身免疫性疾病,在患者血液中发现了两种刺激甲状腺素的自身抗体,一类称"长效甲状腺素",另一类为"甲状腺刺激免疫球蛋白",两者均能抑制 TSH,而与甲状腺上的

TSH 受体结合,从而使甲状腺素细胞大量分泌甲状腺素(T_4)和三碘甲状腺原氨酸(T_3)。

(二)遗传因素

该病有家族发病倾向。

(三)诱发因素

感染、创伤、精神刺激、劳累等均可诱发。

三、护理评估

健康史:了解患者一般情况,有无免疫性疾病、有无家族史,询问有无手术、感染、精神刺激等。有无特殊嗜好,既往健康史,是否伴有其他系统疾病,发病以来的治疗及用药情况。

(一)症状

1.交感神经功能亢进

常表现为多语好动、易激动,注意力不集中、记忆力减退、失眠,双手平伸时常有细微震颤等。

2.高代谢综合征

因 T_3、T_4 分泌过多,患者产热、散热增加,表现为怕热、多汗、低热,食欲亢进反而消瘦,体重减轻,工作效率低,易疲劳。

3.心血管系统改变

患者出现心悸、胸闷、气促、活动后加重,脉快有力,脉率常大于 100 次/分,休息、睡眠不减慢。收缩压增高,舒张压减低,脉压增大,可出现周围血管征。而脉率增快及脉压增大常是判断病情程度和疗效的重要标志。严重者可出现心脏扩大,甚至心力衰竭。

4.其他

患者因肠蠕动过快可引起腹泻;部分患者肌无力、甚至肌萎缩;女性患者常有月经减少甚至闭经,男性患者出现阳痿、乳房发育等内分泌紊乱。

(二)体征

1.甲状腺肿大

甲状腺肿大是甲亢患者最重要的体征,原发性甲亢腺体肿大呈弥漫性。原发性甲亢突眼对称性,随吞咽动作上下移动,质软,一般无局部压迫症状。因腺体内血管扩张、血流加速,故触诊时可有震颤感,听诊可闻及血管杂音。

2.突眼征

典型病例常有双侧眼裂增宽,眼球突出。严重者眼睑难以闭合,甚至不能盖住角膜;凝视时瞬目减少,两眼内聚能力差。

(三)辅助检查

1.基础代谢率(BMR)测定

测定应在禁食 12 小时、睡眠 8 小时以上、静卧空腹状态下进行。临床常根据脉率和脉压计算,估算公式为:基础代谢率(%)－(脉率十脉压)－111。脉压单位为 mmHg。正常值±10%;＋20%～＋30%为轻度甲亢,＋30%～＋60%为中度甲亢,＋60%以上为重度甲亢。

2.血清 T_3、T_4 测定

甲亢时血清 T_3 增高可高于正常 4 倍左右,而 T_4 仅为正常的 2.5 倍,故 T_3 的测定较 T_4 敏感。放射免疫法正常值 T_4:5～12 $\mu g/dL$;T_3:110～150 ng/dL。

3.血清促甲状腺素(TSH)测定

是国际上公认的诊断甲亢的首选指标。甲亢时 TSH 降低,且出现在 T_3、T_4异常之前。

4.甲状腺摄[131]I 率测定

正常甲状腺 2 小时摄碘量为 5～25%,24 小时内摄[131]I 量为总入量的 30%～40%。若 2 小时摄碘量超过总量 25%,或者 24 小时摄碘量超过 50%,或吸碘高峰提前出现,都提示甲亢,但不能反映甲亢的严重程度。

(四)心理、社会状况

患者情绪是否稳定,患者是否了解甲状腺疾病相关知识,是否适应医院环境,是否愿意接受手术治疗,能否掌握健康知识,了解家庭经济接受能力。

四、常见护理诊断/问题

(一)疼痛

与肿块压迫、手术创伤等有关。

(二)营养失调

低于机体需要量与基础代谢率增高有关。

(三)清理呼吸道无效

与咽喉部及气管受刺激、分泌物增多,以及切口疼痛有关。

(四)焦虑

与交感神经功能亢进、环境改变、担心手术及预后有关。

(五)潜在并发症

呼吸困难与窒息、甲状腺危象、喉返神经损伤、喉上神经损伤及手足抽搐等。

五、护理措施

(一)治疗原则

1.非手术治疗

主要包括放射性治疗和抗甲状腺药物治疗,目前放射性治疗病例在逐渐增加,手术治疗逐渐减少。

2.手术治疗

甲状腺大部切除术,是目前治疗中度以上甲亢的一种有效的方法,95%以上患者可获得痊愈,其缺点是存在一定的并发症,4%～5%的患者术后甲亢复发,需严格掌握手术指征。

(1)手术适应证:①继发性甲亢或高功能腺瘤;②中度以上的原发性甲亢;③腺体较大,伴有压迫症状,或胸骨后甲状腺肿等类型的甲亢;④抗甲状腺药物或 ^{131}I 治疗后复发的或不能长期坚持用药的甲亢;⑤妊娠早、中期的甲亢具有以上指征的(因甲亢影响妊娠,妊娠加重甲亢)。

(2)手术禁忌证:①青少年甲亢;②症状较轻者;③老年患者或有严重器质性疾病无法耐受手术治疗者。

(二)非手术治疗护理休前护理

1.一般护理

(1)饮食护理鼓励患者进食高热量、高蛋白、高维生素饮食,少量多餐,加强营养。勿禁食粗纤维食物,防肠蠕动增加导致腹泻。鼓励多饮水,避免饮用对中枢神经有兴奋性的浓茶、咖啡、烟酒等食品。术前 12 小时禁食,4～6 小时禁饮。

(2)休息与活动安排安静而凉爽的舒适环境,指导患者减少活动,适当卧床以减少体力消耗。

(3)心理护理:了解患者心理,有针对性的与其沟通,消除患者顾虑和恐惧心理,避免情绪激动;尽量限制探视,保持环境安静,并充分睡眠;对于过度紧张或失眠者,适当使用镇静安眠药物。心率快者,遵医嘱口服普萘洛尔 10 mg,3 次/天。

2.指导用药护理

遵医嘱应用抗甲状腺药物,降低基础代谢率是甲亢患者手术准备的重要环节。用药后甲亢症状控制达以下标准方可手术:患者情绪稳定、睡眠良好、食欲正常、体重增加、脉率稳定在 90 次/分以下、脉压恢复正常、基础代谢率在+20%以下、腺体缩小变硬。

(1)用药方法。①单独服用碘剂:常用的是复方碘化钾溶液,方法:3 次/天,第一天每次 3 滴;第二天每次 4 滴;依次逐天每次增加一滴,直至每次 16 滴维持。碘剂主要通过抑制甲状腺激素的释放,有助于避免术后甲状腺危象的发生;同时可使甲状腺血流减少,甲状腺腺体缩小变硬,以利于手术。但不准备手术患者不宜服用碘剂。②硫脲类药物加碘剂:先服用硫脲类药物,待甲亢症状基本控制后停药,再单独服用碘剂 2 周再行手术。③碘剂加硫脲类药物再加碘剂:少数患者服碘剂 2 周后症状改善不明显,可加服硫脲类药物,待甲亢症状基本控制后停服硫脲类药物,继续单独服用碘剂 1~2 周后手术。④普萘洛尔:对常规应用碘剂或合并应用硫脲类药物不能耐受或无反应的,可应用普萘洛尔或与碘剂联用。该药半衰期不到 8 小时,故术前 1~2 小时应再服一次。

(2)抗甲状腺药物的常见不良反应①粒细胞减少,严重者可致粒细胞缺乏症。主要发生在治疗开始后 2~3 个月内,需定期复查血常规,当白细胞计数低于 3×10^9/L 或中性粒细胞低于 1.5×10^9/L,应停药。②皮疹。③中毒性肝病,用药前、后要检查肝功能。

3.完善术前检查

完善术前常规检查和必要的化验检查。对于甲亢或甲状腺巨大肿块患者,还应包括:①颈部 X 线检查,了解气管有无受压、移位;②心脏检查,了解心脏有无扩大、杂音、心律不齐;③喉镜检查,了解声带情况;④基础代谢率测定;⑤测定血钙、血磷,了解甲状旁腺功能。

4.呼吸道准备

有呼吸道感染及时治疗,并教会患者正确深呼吸及咳嗽排痰方法,劝导吸烟患者术前戒烟 2 周以上。

5.术前指导适应性训练

术前 1 周教会患者每天练习手术体位训练,方法是用软枕垫于患者肩部,头低肩高,充分显露颈部,每天数次,逐渐增加时间达每次 20~30 分钟。以适应术中颈部过伸需要。

6.测定 BMR

注意要点如下。①BMR 测定应在清醒、空腹、安静、常温下进行;②测前向患者讲述测试过程及意义,以避免不必要的紧张;③嘱患者在测定前数天停服影响甲状腺功能的药物,以免影响结果的判断;④测定前天晚餐避免高蛋白饮食和兴奋性饮料,保证患者夜间充分睡眠,不可使用安眠药;⑤行盖氏法测定时嘱患者次日清晨醒后静卧等待检查血压、脉搏;⑥遇高热、妊娠、哺乳期、月经期时,暂缓行 BMR 测定。

7.手术当天准备

患者送入手术室后,备好麻醉床、床旁备引流装置、无菌手套、拆线包及气管切开包等急救物品。

8.眼睛护理

对原发甲亢合并突眼眼睑不能完全闭合者,应注意保护眼睛。白天滴眼药水数次,睡前抗生素眼膏敷眼;日间或外出宜戴墨镜,以防风沙、强光、异物等伤害;晚间可戴眼罩或凡士林纱布遮盖,以避免角膜暴露干燥发生溃疡。睡眠时抬高头部,限制水钠摄入,防球后水肿。

(三)手术后的护理

1.体位与活动

患者术后取平卧位,全麻清醒血压平稳后,取半坐卧位。在变换体位、活动、咳嗽时用手固定颈部,保持头颈于舒适位,以减少震动而发生疼痛。

2.饮食与营养

患者全麻清醒后无恶心、呕吐即可饮少量温水或凉开水,观察有无呛咳、误咽。若无不适,逐渐给予微温流质饮食,以后逐步过渡到普食。只要吞咽无疼痛等不适,应鼓励少量多餐,避免刺激性及粗糙食物。

3.病情观察

(1)密切监测 T、P、R、BP、意识等变化,发现异常应警惕甲状腺危象的发生,应及时报告医师,并配合抢救。

(2)观察切口渗血情况,及时无菌更换污染敷料,并记录出血量;保持切口引流通畅,观察并记录引流液色、量、性状。一般术中常规放置的橡皮引流装置24～48 小时考虑拔除。

(3)观察患者发音并与术前对比,有无音调降低或声音嘶哑。

(4)观察患者进食流质饮食后有无呛咳或误咽。

(5)观察患者有无面、唇或手足针刺麻木感或强直感。一旦出现手足抽搐,应限制患者食用肉类、乳类和蛋类食品(因含磷高,钙磷竞争使血钙更低)。

4.疼痛护理

患者切口疼痛明显者,遵医嘱应用止痛药,保证患者充分休息和睡眠。

5.保持呼吸道通畅

指导患者深呼吸,协助其有效咳嗽。必要时雾化吸入,及时排痰,预防肺部感染。

6.用药护理

甲亢术后遵医嘱继续服用碘剂。方法:每天 3 次,第一天每次 16 滴;第二天每次 15 滴;依次逐天每次减少 1 滴,至病情平稳。年轻患者术后常规口服甲状腺素,每天 30~60 mg,连服 6~12 月,以抑制甲状腺素的分泌和预防复发。

7.并发症的观察及护理

(1)呼吸困难和窒息是术后最危急的并发症,常发生于术后 48 小时以内。

常见原因:①切口内出血压迫气管:主要是手术时止血不彻底,或因血管结扎线滑脱引起。②喉头水肿:主要是由于手术操作创伤或气管插管损伤所引起。③术后气管塌陷:是气管壁长期受压,发生软化,术后失去周围组织支撑所引起。

临床表现:进行性呼吸困难,烦躁、发绀,甚至窒息;颈部肿胀,切口渗出鲜血。

处理方法:及时拆除缝线,敞开伤口,去除血肿;呼吸如无改善,应立即气管切开,情况好转后送手术室进一步处理。故甲状腺术后应在床头常规备气管切开包和手套。

(2)喉返神经损伤主要是手术操作直接损伤引起。

临床表现:单侧损伤多引起声音嘶哑,双侧引起失音、呼吸困难,甚至窒息。

处理方法:除切断、结扎外,轻度挫伤患者鼓励早期练习发"衣"音,配合针灸、理疗等处理,多数患者半年内可逐渐恢复。

预防方法:术中靠近喉返神经处时,边操作边与患者对话,声音变化时立即检查。

(3)喉上神经损伤如下。

临床表现:喉上神经分内、外支。内支(感觉支)损伤使感觉丧失,进食时易发生误咽、呛咳;外支(运动支)损伤使环甲肌瘫痪,声带松弛,声调降低。

处理方法:一般经理疗后可自行恢复。

(4)手足搐搦多于术后 1~3 天发生。

常见原因:是由于手术时甲状旁腺被误切、误伤或其血液供应受累,引起甲状旁腺功能不足而出现。

临床表现：为损伤后血钙降低，口周、面部麻木、强直；严重者引起手足抽搐，喉、膈肌痉挛，引起窒息死亡。一般患者经对症治疗，2～3 周后未受损的甲状旁腺增生代偿，症状可消失。严重患者需补充钙剂，双氢速固醇油剂有提高血清钙的特殊作用，目前公认是最有效的治疗药物。

手足抽搐的处理：①发作时，立即静脉注射 10％葡萄糖酸钙或氯化钙 10～20 mL；②适当限制肉类、乳品和蛋类等高磷饮食，增加钙的吸收；③轻症患者遵医嘱服用葡萄糖酸钙或乳酸钙 2～4 g，每天 3 次，同时加服维生素 D_3，每天 5 万～10 万 U，以促进钙吸收。

（5）甲状腺危象是甲亢术后最严重的并发症之一。多发生于术后 12～36 小时内。

发病原因：可能与术前准备不充分，使甲亢症状未能很好控制；手术创伤使甲状腺素过量释放等；以及肾上腺皮质功能减退等引起。

临床表现为：高热（＞39 ℃）、脉快而弱（＞120/分）、大汗烦躁、常伴呕吐、腹泻，甚至昏迷、死亡。

处理方法：①安静休息：绝对卧床休息，保持病房安静、室温稍低；烦躁者遵医嘱给予镇静剂。②吸氧：持续低流量氧气吸入。③碘剂：口服复方碘化钾溶液 3～5mL，紧急时 10％碘化钠 5～10 mL 加入 10％葡萄糖 500 mL)静脉滴注以抑制甲状腺激素的合成与释放。④氢化可的松每天 200～400 mg，分次静脉滴注，拮抗甲状腺素反应。⑤肾上腺素能阻滞剂：利血平 1～2 mg 肌内注射或胍乙啶 10～20 mg 口服；还可用普萘洛尔 5 mg 加入葡萄糖 100 mL 静脉滴注，降低肾上腺素反应。⑥降温：物理降温，必要时遵医嘱人工冬眠降温，维持体温 37 ℃左右。⑦其他：静脉滴注大剂量葡萄糖，补充能量；心力衰竭者，可应用洋地黄制剂。经上述综合处理，病情一般经 36～72 小时逐渐恢复。

六、健康教育

(一)康复锻炼和自我护理意识指导

（1）鼓励患者早期下床活动，但应保护头颈部。拆线后教会患者练习颈部活动，促进功能恢复，但避免大幅度屈伸和旋转。对于声音嘶哑者，指导练习发音。

（2）指导患者自我控制情绪，保持精神愉快、情绪稳定。

（3）讲解甲状腺术后并发症的表现和防治办法。

（4）协助患者合理安排休息与活动，鼓励患者尽可能生活自理。

(二)用药指导

讲解甲亢服药的重要性并督促执行。教会正确服用碘剂方法：每次定量将碘剂滴在饼干或馒头上服用，既准确又不伤及口腔黏膜。

(三)指导复诊

告知出院后应定期复诊，服用抗甲状腺药物的开始 3 个月，每周查血常规 1 次，每隔 1～2 个月做甲状腺功能测定，定期测量体重。了解甲状腺功能。若出现心悸、手足震颤、抽搐、高热、恶心、呕吐、腹泻、突眼加重等及时就诊。

第二节 肠 梗 阻

一、概述

肠梗阻是指肠腔内容物由于各种原因不能正常运行、顺利通过肠道，是常见的外科急腹症之一。肠梗阻可因多种因素引起。起病初梗阻肠段先有解剖和功能性改变，继之发生体液和电解质的丢失、肠壁循环障碍坏死和继发感染，最后可致毒血症休克死亡。

二、病因与分类

临床上根据发病原因不同，肠梗阻的分类方法也有所不同。

(一)按肠梗阻发生的原因分类

1.机械性肠梗阻

机械性肠梗阻是最常见的类型。是由于各种机械性原因导致肠腔变小狭窄，肠内容物通过障碍。导致病因较多，常见如下。

(1)肠腔堵塞：如结石、蛔虫团、坚硬粪石、异物等。

(2)肠管受压：如肠扭转、肠粘连、腹腔肿瘤压迫等。

(3)肠壁病变：如肠套叠、肠腔肿瘤、先天性病变等。

2.动力性肠梗阻

动力性肠梗阻是因神经抑制或毒素作用使肠蠕动丧失或肠管痉挛，肠内容物的运行停止，肠壁本身无器质性病变，也无无机械性梗阻。可分为两类。

(1)麻痹性肠梗阻：因肠壁肌肉运动减弱或消失所致。常见于急性弥漫性腹膜炎、腹部大手术、腹膜后血肿或感染。

（2）痉挛性肠梗阻：因肠壁肌肉暂时性强烈收缩所致，如急性肠炎、慢性铅中毒等。

3.血运性肠梗阻

是由于肠系膜血管栓塞或血栓形成，使肠管血运发生障碍而失去动力，肠内容物停止运行。血运性肠梗阻较少见。

（二）按有无血运障碍分类

1.单纯性肠梗阻

单纯性肠梗阻仅有内容物通过受阻，而肠管并无血运障碍。

2.绞窄性肠梗阻

绞窄性肠梗阻可因肠系膜血管血栓形成、栓塞或受压而使相应肠段发生急性缺血；或单纯性梗阻时因肠管高度膨胀，肠管小血管受压，而导致肠壁发生血运障碍。

（三）按梗阻的部位分类

1.高位性肠梗阻

指空肠上段梗阻。

2.低位性肠梗阻

指回肠末段与结肠梗阻。

三、护理评估

健康史：询问有无腹部手术或外伤史，有无腹外疝、腹腔炎症及肿瘤病史，有无习惯性便秘，既往腹痛史及本次发病的诱因等。

（一）身体状况

1.症状

（1）腹痛：机械性肠梗阻因梗阻部位以上的肠管强烈蠕动而出现阵发性绞痛；绞窄性肠梗阻，呈持续性剧烈腹痛；麻痹性肠梗阻腹痛特点为全腹持续性胀痛；肠扭转所致闭襻性肠梗阻多为突发性、持续性腹部绞痛伴阵发性加剧。

（2）呕吐：高位小肠梗阻呕吐频繁，呕吐胃液、十二指肠液和胆汁；低位小肠梗阻呕吐带臭味的粪样物；麻痹性肠梗阻呕吐呈溢出性；绞窄性梗阻呕吐物呈棕褐色或血性。

（3）腹胀：腹胀程度与梗阻部位和梗阻时间有关。高位小肠梗阻时腹胀多不明显;低位梗阻为全腹明显膨胀,常伴有肠型;麻痹性肠梗阻为全腹胀。

(4)排便、排气停止:完全性肠梗阻一般无排气或排便。早期特别是高位肠梗阻,梗阻部位以下积存的粪便或气体仍可排出,但不久排粪排气停止。某些绞窄性肠梗阻如肠套叠、肠系膜血管栓塞或血栓形成可排出血性黏液样便。

2.体征

(1)腹部体征。①视诊:机械性肠梗阻可见肠型、异常蠕动波、腹部膨隆;肠扭转时可见不对称性腹胀;麻痹性肠梗阻呈均匀性全腹膨隆。②触诊:单纯性肠梗阻腹壁软,伴有轻压痛;绞窄性肠梗阻有固定压痛、腹膜刺激征,少数可触及压痛的包块;蛔虫性肠梗阻常在腹中部触及条索状团块。直肠指检时触及肿块,可能为直肠肿瘤、肠套叠的套头或低位肠腔外肿瘤。③叩诊:绞窄性肠梗阻腹腔有渗液时,可出现移动性浊音;麻痹性肠梗阻全腹呈鼓音。④听诊:机械性肠梗阻者肠鸣音亢进,伴有气过水声或金属音;麻痹性肠梗阻肠鸣音减弱或消失。

(2)全身表现:患者一般呈急性痛苦面容,早期生命体征一般变化不大。晚期可出现体温升高、呼吸急促、血压下降、脉搏增快等中毒和休克表现。同时由于体液大量丢失,可出现相应脱水体征。

3.几种常见机械性肠梗阻的临床特点

(1)粘连性肠梗阻是肠粘连或腹腔内粘连带压迫所致的肠梗阻。临床较常见,多有腹腔手术、创伤或感染史,临床上具有典型机械性肠梗阻的表现。

(2)肠扭转是一段肠祥沿其肠系膜长轴旋转而形成的闭祥性肠梗阻,多为绞窄性肠梗阻。不同部位的肠扭转其表现特点各异。

小肠扭转青壮年多见,常在饱餐后剧烈活动时发病。突然发作剧烈绞痛,为持续性疼痛阵发性加重,患者不能平卧,喜取膝胸位或蜷曲侧卧位;呕吐频繁,腹胀不显著;可扪及压痛的肠祥;早期即可出现休克;腹部 X 线检查符合绞窄性肠梗阻的表现,还可见空肠和回肠换位,或排列成多种形态的小跨度蜷曲肠祥等特有的征象。

乙状结肠扭转多见于老年男性,常有便秘习惯。除腹部绞痛外,有明显腹胀,而呕吐一般不明显;X 线钡剂低压灌肠往往不足 500 mL 便不能再灌入。检查见扭转部位钡剂受阻,钡影尖端呈"鸟嘴"形。

(3)一段肠管套入其相邻的肠腔内称为肠套叠,是婴儿急性肠梗阻中最常见的一种。80%发生于 2 岁以下儿童,好发部位多由回肠末端套入宽大的盲肠腔内。典型的三大症状有腹痛、果酱样血便和腹部包块。主要表现为阵发性腹痛,病儿表现阵发性哭闹,面色苍白,出汗,下肢屈曲腹部翻挺,持续数分钟而突然安静。腹部可触及活动而压痛的肿块,肠梗阻症状明显。而成人症状较轻,便血者较少,往往呈不全梗阻的表现。X线气钡灌肠检查显示套叠头端呈"杯口"状。慢性肠套叠多见于成年人,多因肠息肉、肿瘤等所致,故多是继发性肠套叠,主要表现为不完全性梗阻,以腹痛和腹部肿块为主,血便少见。诊断明确的早期肠套叠,可试用空气灌肠、腹外手法复位;已超过48小时不能复位者应考虑手术复位;复位困难者可行局部的肠切除肠吻合术。成人的肠套叠多由某种病理因素引起,故一般采用手术疗法为宜。老年人因长期便秘亦会发生此病。

(4)蛔虫性肠梗阻是指因蛔虫集结成团并引起局部肠管痉挛而致肠腔堵塞。多见于儿童,农村发病率较高。表现为脐周阵发性腹痛伴呕吐,腹胀不明显;腹部可扪及活动的条索状包块,无压痛,可随肠管收缩变硬。

4.辅助检查

(1)实验室检查:白细胞计数、中性粒细胞、血红蛋白含量、尿比重增高;pH、CO_2、CP降低;严重呕吐时出现低血钾;肠绞窄时呕吐物、粪便隐血试验阳性。

(2)X线检查:一般在肠梗阻发生后4～6小时,立位或卧位X线检查可见胀气肠袢、多个阶梯状气液平面;空肠黏膜的环状皱襞呈"鱼骨刺"样;绞窄性肠梗阻可见孤立、突出、胀大肠袢。肠套叠、肠扭转或大肠癌作钡灌肠检查。

(二)心理、社会状况

评估患者对手术的了解程度;有无接受手术治疗的心理准备;有无焦虑或恐惧;患者的家庭和社会支持情况,包括家属对肠梗阻相关知识的了解程度;患者家庭经济情况。

四、常见护理诊断/问题

(一)急性疼痛

与肠蠕动增强或肠壁缺血刺激有关。

(二)体液不足

与频繁呕吐、肠腔内大量积液及胃肠减压有关。

(三)潜在并发症

术后腹腔感染、肠粘连、肠瘘等。

五、护理措施

(一)治疗原则

肠梗阻的治疗原则是尽快解除梗阻,纠正因肠梗阻所引起的生理紊乱。

1.非手术疗法

肠梗阻的非手术治疗包括禁食、胃肠减压、纠正水、电解质、酸碱失衡、抗生素治疗等。

2.手术治疗

手术是治疗肠梗阻的一个重要措施。

(1)手术目的解除梗阻、去除病因。

(2)适应证绞窄性肠梗阻;肠套叠晚期;肿瘤所致的肠梗阻;非手术治疗无效者等。

(3)手术方法粘连松解术、肠切开取出异物、肠套叠或肠扭转复位术、肠切除肠吻合术、短路手术、肠造口术。

(二)非手术治疗护理休前护理

1.一般护理

(1)饮食与营养:肠梗阻者应立即禁食并进行有效的胃肠减压。待梗阻解除后12小时方可进少量流质饮食,但忌食甜食和牛奶,以免引起肠胀气,如无不适,24小时后可进半流质饮食;3天后进软食。

(2)安置舒适体位:取低半卧位,有利于减轻腹部张力,减轻腹胀,改善呼吸和循环功能;休克患者应改成平卧位或仰卧中凹位。

(3)心理护理:关心体贴患者,并与之建立良好的关系,热情交谈,了解他们的心理反应,消除其紧张、恐惧心理,使其能积极配合治疗。

2.胃肠减压

有效胃肠减压是治疗肠梗阻的重要方法之一。通过胃肠减压吸出胃肠道内积气、积液,减轻腹胀,降低肠腔内压力。胃肠减压期间,应妥善固定,保持引流通畅,注意观察和记录引流物的颜色、性状及量,如发现异常应及时通知医师。

3.病情观察

严密观察病情变化,及时发现绞窄性肠梗阻的体征。如出现下列情况应考虑有绞窄性肠梗阻的可能,应及早采取手术治疗。

(1)腹痛:剧烈而持续性腹痛,或在阵发性加重之间仍有持续性腹痛。

(2)呕吐:早、剧烈而频繁的呕吐。

(3)腹胀:不对称,腹部有局限性隆起或触及压痛性包块(胀大的肠袢)。

(4)有明显的腹膜刺激征,体温上升,脉率增快,白细胞计数增高。

(5)呕吐物、胃肠减压抽出液、肛门排出物为血性,或腹腔穿刺抽出血性液体。

(6)腹部 X 线检查：见到孤立、固定的肠袢，且不受体位、时间的影响。

(7)经积极的非手术治疗无效而症状无明显改善者。

4.液体疗法的护理

遵医嘱补充液体，保证输液通畅，记录 24 小时出入液体量，观察水、电解质失衡纠正情况等。

5.缓解疼痛

单纯性肠梗阻可应用阿托品、654-2 等，缓解胃肠平滑肌痉挛，减轻疼痛。禁用吗啡类止痛药，以免掩盖病情而延误诊断。

6.其他护理

(1)遵医嘱应用抗生素，以减少毒素吸收，减轻中毒症状。

(2)发生呕吐时及时清除呕吐物，防误吸导致吸入性肺炎，并做好口腔护理。

(3)手术患者需做好术前准备。

(三)术后护理

1.体位安置

回病房后根据麻醉方式安置适当的卧位，麻醉清醒、血压平稳后给予半卧位。

2.观察病情

术后密切观察生命体征、腹部症状和体征、伤口敷料及引流情况，及时发现和处理术后并发症。

3.饮食与营养

术后继续禁食、胃肠减压，遵医嘱补液。待肛门排气，肠蠕动恢复，拔出胃管后即可饮少量水，进少量流质饮食，但忌食牛奶、豆浆及甜食，以免引起腹胀，若无不适逐步过渡到半流质饮食，两周后可进食软饭。忌生冷、油炸及刺激性食物。

4.休息与活动

病情稳定后鼓励患者早期活动，以利于肠功能恢复，防止肠粘连。

5.防治感染

遵医嘱应用有效抗生素，预防和控制感染。

6.术后并发症的防治和护理

(1)吸入性肺炎：患者应采取平卧位，头偏一侧，呕吐后及时清洁口腔，并记录呕吐物的颜色、量及性质。观察患者是否发生呛咳，有无咳嗽、胸痛、寒战、发热等全身感染症状。遵医嘱使用抗生素外，协助患者翻身叩背及雾化吸入；指导患者有效咳嗽、咳痰等。

（2）腹腔感染及肠瘘：保持引流通畅，严格无菌操作，以免发生逆行性感染。根据患者的情况合理补充营养，待肛门排气后方可进食。同时还应观察引流管口周围流出的液体的气味，如果带粪臭味、同时患者出现局部或弥漫性腹膜炎的表现，应警惕腹腔内感染及肠瘘的可能。

（3）肠粘连：术后应鼓励患者早期下床活动，以促进肠蠕动恢复，预防肠粘连。同时观察患者是否有再次发生肠粘连的症状。一旦出现应及时报告医师并协助处理，嘱医嘱给予患者口服液体石蜡、胃肠减压或做好再次手术的准备。

六、健康教育

（一）饮食指导

注意饮食卫生，多食含纤维素丰富的食物，保持大便通畅，忌暴饮暴食。

（二）生活指导

饭后勿剧烈运动和劳动，以免发生肠扭转；保持心平气和，注意腹部保暖。

（三）后续治疗指导

出院后宜适当活动，减少肠粘连发生；若出现腹痛、腹胀或肛门停止排气排便等不适，需及时就诊。曾发生蛔虫性肠梗阻的患者需定期驱虫，防止复发。

第三节 胆 石 症

胆石症是指发生在胆囊和胆管内的结石，是我国胆道系统常见病和多发病，发病率高达 10%，随着年龄增长发病率增高，女性高于男性，其比例为 2.57：1。胆固醇结石明显多于胆色素结石。

一、胆石的成因

胆石的成因十分复杂，是多因素综合作用的结果，主要与胆道感染、代谢异常、致石基因等因素等有关。

（一）胆道感染

当胆汁淤滞、细菌或寄生虫入侵等引起胆道感染时，细菌产生的葡萄糖醛酸酶和磷脂酶能水解胆汁中的脂质,使可溶性的结合性胆红素水解为游离胆红素,游离胆红素再与钙盐结合,成为胆红素结石的起源。

(二)胆管异物

虫卵或成虫的尸体可成为结石的核心,促发结石形成;胆道手术后的手术线结及 Oddi 括约肌功能紊乱时食物残渣随肠内容物反流入胆道成为胆石形成的核心。

(三)胆道梗阻

当胆道梗阻引起胆汁滞留时,滞留于胆汁中的胆色素在细菌作用下分解为非结合胆红素,形成胆色素结石。

(四)代谢因素

主要与脂类代谢有关,脂类代谢异常可引起胆汁的成分和理化性质发生变化,使胆汁中的胆固醇呈过饱和状态并析出、沉淀、结晶而形成结石。

(五)胆囊功能异常

胆囊收缩功能减退,胆囊内胆汁淤滞时有利于结石形成。胃大部或全胃切除、迷走神经干切断术后、长期禁食或完全胃肠外营养治疗的患者,可因胆囊收缩减少,胆汁排空延迟而增加发生结石的可能。

(六)致石基因及其他因素

近年来的研究表明,胆囊结石的发生可由多种未确定的基因及环境因素相互作用而致。肥胖、短期内体重迅速下降、妊娠期、肝硬化及糖尿病等均为结石发生的危险因素。此外,雌激素、遗传与结石形成也有关系。

二、胆石的种类和部位

(一)按胆石的成分可分

1.胆固醇类结石

胆固醇结石以胆固醇为主要成分,胆固醇在胆固醇类结石中含量超过70%,好发于高蛋白、高脂肪膳食的人群。

2.胆色素类结石

胆色素结石以胆红素为主,胆固醇含量低于40%,胆色素结石多见于高碳水化合物及低脂饮食的人群。

3.混合性结石

混合性结石由胆红素、胆固醇、钙盐等多种成分混合而成。

(二)按结石所在部位可分

(1)胆囊结石。

(2)胆管结石包括肝外胆管结石、肝内胆管结石 2 种。

三、胆囊结石

(一)概述

胆囊结石是发生在胆囊内的结石,主要成分为胆固醇,常与急性胆囊炎并存。40 岁之后其发病率随年龄增长而增加,成年男女比例为 1:3。胆囊结石是常见病和多发病。

(二)病因

1.代谢异常

胆汁中的主要成分为胆盐、磷脂酰胆碱和胆固醇,三者按一定比例组成,且呈溶解状态。当某种原因使胆汁中胆固醇增多,磷脂和胆盐减少时则可出现胆固醇结石。

2.胆流动力学改变

胆汁黏稠,胆汁排泄障碍等均可使胆汁淤积,促进结石形成。

(三)护理评估

健康史:了解患者一般资料;评估有无胆绞痛、胆道感染病史;有无高蛋白、高脂肪饮食习惯;有无促进结石形成的因素,如妊娠、肥胖、高脂食物、静坐习惯等。

1.身体状况

(1)症状:大部分患者可终身无临床症状,成为无症状胆囊结石。少数患者出现典型的胆绞痛。其他患者表现为急性或慢性胆囊炎。

胆绞痛:当结石梗阻胆囊管时可表现为突发的右上腹阵发性剧烈绞痛,可向右肩胛部或背部放射。常发生于饱餐、进食油腻食物后或睡眠时发病。

消化道症状:多数患者进油腻食物后出现右上腹隐痛或暖气、呃逆、腹胀不适等症状,常被误诊为"胃病"。

胆囊积液:当结石梗阻胆囊管,而又未继发感染时,因胆红素被胆囊黏膜吸收而出现"白胆汁"。

Mirizzi 综合征:当胆囊管与肝总管伴行过长或胆囊管与肝总管汇合位置过低时,使持续嵌顿在胆囊管肝总管 Mirizzi 综合征颈部的结石压迫肝总管,引起反复发作的胆囊炎、胆管炎和梗阻性黄疸。

(2)体征:可见腹上区或右上腹深压痛、胆囊肿大等。

(3)辅助检查:首选腹部 B 超检查,可显示胆囊内结石;临床上 CT 及 MRI 检查不作为常规检查。

2.心理、社会状况

患胆囊结石的患者常反复出现胆绞痛等症状,对日常生活影响很大,常使患者烦闷、焦虑不安;患者表现为精神紧张、恐惧或不安全感。

(四)常见护理诊断/问题

1.急性疼痛

与胆囊结石嵌顿引起胆囊收缩有关。

2.焦虑

与病情反复、担心手术和预后等有关。

3.知识缺乏

缺乏胆石症相关知识。

4.潜在并发症

术后出血、胆瘘、高碳酸血症等。

(五)护理措施

1.治疗原则

(1)非手术治疗:可采取溶石、经皮胆囊碎石溶石治疗,此类方法危险性大,效果不肯定。

(2)手术治疗胆囊切除术是治疗胆囊结石的首选方法。无症状的胆囊结石,一般无需立即手术切除胆囊,可观察和随访。根据病情可选择剖腹胆囊切除术、腹腔镜胆囊切除术,首选腹腔镜胆囊切除。

2.非手术治疗护理/术前护理

(1)一般护理。①卧床休息:协助患者采取舒适体位,指导其进行有节律的深呼吸,达到放松和减轻疼痛的目的。②合理饮食:根据病情指导患者摄入清淡饮食,忌油腻食物;病情严重者予以禁食、胃肠减压,以减轻腹胀和腹痛。对不能经口进食或进食不足者,应遵医嘱补充液体与电解质,维持水、电解质、酸碱平衡。③心理护理:观察了解患者及家属对手术的心理反应,有无烦躁不安、焦虑、恐惧的心理。耐心倾听患者及家属的诉说。根据具体情况给予详细解释,说明手术的重要性,疾病的转归,以消除其顾虑,积极配合手术。

（2）病情观察。①严密监测：严密监测患者生命体征。②观察腹部症状和体征：观察患者腹痛程度、性质和腹部体征变化、诱因及缓解的相关因素，观察疼痛与饮食、体位、睡眠的关系等，为进一步治疗和护理提供依据。

（3）对症护理。

缓解疼痛：指导患者采取舒适体位卧床休息，分散患者注意力；对诊断明确的剧烈疼痛者，可遵医嘱给予消炎利胆、解痉止痛的药物，以缓解疼痛。

皮肤护理：黄疸患者因胆盐刺激可致皮肤瘙痒，因此应注意皮肤的护理。①减少刺激：温水擦洗，清洁皮肤。②避免皮肤破损感染：帮助患者剪指甲或戴手套，防抓破皮肤。③止痒：遵医嘱用止痒剂，如用炉甘石洗剂涂擦。

（4）腹腔镜胆囊切除术前准备：向患者解释腹腔镜胆囊切除术的优缺点及操作步骤，缓解患者的焦虑紧张心理，使其积极配合治疗。入院后低脂饮食，术前禁食 8～12 小时，禁食 4 小时。严格备皮，用肥皂水清洁脐部皮肤，用松节油或液状石蜡清洁污垢。做好呼吸道准备。术前指导患者进行呼吸功能锻炼，避免感冒，戒烟，以减少呼吸道分泌物，利于术后早日康复。

3.术后护理

（1）一般护理。①体位：患者返回病房后根据麻醉方式安置其取适当体位，待其麻醉清醒血压平稳后改半坐卧位，指导患者有节律地深呼吸，以放松和减轻疼痛。②饮食：在患者恢复进食前或进食量不足时，仍需从胃肠外途径补充营养素；当患者恢复进食后，应鼓励患者从清流质饮食逐步转为高蛋白、高碳水化合物、高维生素和低脂饮食。

（2）病情观察 观察患者神志、生命体征、每小时尿量、腹部体征及引流液的量、颜色和性质，警惕胆瘘的可能；同时应注意血常规、电解质、血气分析和心电图等检测结果的变化。

（3）并发症的护理。①出血：观察患者生命体征、腹部体征、伤口渗血、引流液的颜色、量和性质，发现患者面色苍白、出冷汗、脉搏细弱、血压下降，腹腔引流大量血性液体，应及时报告医师并配合抢救。②胆瘘：主要原因是胆道损伤、胆囊管残端破漏等引起。患者可出现发热、腹胀、腹痛、腹膜刺激征等表现。应严密观察腹部体征及引流情况，发现胆瘘应安置患者取半卧位，充分引流胆汁，保证引流通畅；及时更换敷料，保护皮肤；遵医嘱补液，维持水、电解质及酸碱平衡。③CO_2 气腹相关并发症：主要引起高碳酸血症及酸中毒，多为可逆性。术后安置患者取半坐卧位，保持呼吸道通畅，低流量给氧，鼓励患者深呼吸。

4.健康教育

(1)饮食指导选择低脂肪、高糖、高蛋白、高维生素、易消化的食物,忌油腻食物,宜少量多餐,避免过饱,避免肥胖。

(2)生活习惯指导嘱患者劳逸结合,避免过度劳累及精神高度紧张。

(3)后续治疗指导行非手术治疗及行胆囊造口术的患者,应遵医嘱坚持治疗,定期检查,以确定是否手术治疗和手术时机。

四、胆管结石

(一)概述

胆管结石是发生于肝内、外胆管的结石。左、右肝管汇合部以下的肝总管和胆总管结石为肝外胆管结石,汇合部以上的结石为肝内胆管结石。

(二)病因

胆管结石的主要原因包括胆汁淤滞、细菌感染和脂类代谢异常。肝外胆管结石的形成除上述原因外,胆道内异物如虫卵和蛔虫的尸体亦可成为结石的核心;肝内胆管结石进入肝外胆管可引起肝外胆管结石。

(三)护理评估

健康史:了解患者一般资料;评估有无胆绞痛、胆道感染病史;有无高蛋白、高脂肪的饮食习惯;有无促进结石形成的因素,如妊娠、肥胖、高脂食物、静坐习惯等。

1.身心状况

(1)症状:取决于胆道有无梗阻、感染及其程度。当结石阻塞胆道并继发感染时,可表现为典型的 Charcot 三联症,即腹痛、寒战高热和黄疸。

肝外胆管结石。①腹痛:发生在剑突下或右上腹部,呈阵发性绞痛,或持续性疼痛阵发性加剧,疼痛可向右肩背部放射。②寒战、高热:是胆管梗阻并继发感染后引起的全身性中毒症状。多发生于剧烈腹痛后,体温可高达 39~40 ℃。③黄疸:黄疸的程度取决于梗阻的程度及是否继发感染。④消化道症状:多数患者有恶心、腹胀、嗳气、厌食油腻食物等。

肝内胆管结石:肝内胆管结石常与肝外胆管结石并存,其临床表现与肝外胆管结石相似。部分患者可无症状或仅有轻微的肝区和患侧胸背部胀痛。

(2)体征部分肝内胆管结石患者有肝大、肝区压痛和叩击痛。

(3)辅助检查如下。

实验室检查:①血常规检查可见白细胞计数及中性粒细胞比例明显升高;②血清胆红素、转氨酶和碱性磷酸酶升高;③尿液检查示尿胆红素升高,尿胆原降低甚至消失,大便检查示大便中尿胆原减少。

影像学检查:B超检查可显示胆管内结石影,近端胆管扩张。PTC、ERCP或MRCP等检查可显示梗阻部位、程度、结石大小和数量等。

2.心理、社会状况

该患者常反复出现胆绞痛等症状,对日常生活影响很大,易产生烦恼和焦虑、精神紧张、恐惧或不安全感。

(四)常见护理诊断/问题

1.急性疼痛

与结石嵌顿、胆汁排空受阻致胆囊强烈收缩、感染及Oddi括约肌痉挛有关。

2.体温过高

与胆囊管、胆管梗阻并继发感染有关。

3.有皮肤完整性受损的危险

与胆管梗阻、胆盐沉积致皮肤黄疸、瘙痒及术后胆汁渗漏有关。

4.潜在并发症

胆道出血、胆瘘、感染等。

(五)护理措施

1.治疗原则

以手术治疗为主。原则是取出结石,解除梗阻和狭窄,去除感染灶。

(1)非手术治疗在手术基础上,服用消炎利胆中药,对控制炎症、排出结石有一定作用;术后发现胆道残留结石,可采用胆道镜取石。

(2)手术治疗肝外胆管结石以手术治疗为主。常用手术方法如下:①胆总管切开取石加T管引流术;②胆肠吻合术;③Oddi括约肌成形术。肝内胆管结石的治疗采取以手术方法为主的综合治疗。手术方法如下:①高位胆管切开及取石;②胆肠内引流术。

2.非手术治疗护理/术前护理

(1)一般护理。

(2)心理护理:观察、了解患者及家属对手术的心理反应,有无烦躁不安、焦虑、恐惧的心理。耐心倾听患者及家属的诉说。说明手术的重要性与疾病的转归情况,以消除其顾虑,积极配合手术。

（3）病情观察严密监测患者生命体征及腹痛程度、性质和腹部体征变化，诱因及缓解的相关因素；与饮食、体位、睡眠的关系；腹膜刺激征及 Murphy 征是否阳性等，为进一步治疗和护理提供依据。

（4）对症护理。①缓解疼痛：指导患者采取舒适体位卧床休息，分散患者注意力；对诊断明确的剧烈疼痛者，可遵医嘱给予消炎利胆、解痉止痛的药物，以缓解疼痛。禁用吗啡，以免引起 Oddi 括约肌痉挛。②降温：根据患者的体温情况，采取物理降温和/或药物降温的方法，尽快降低患者的体温；遵医嘱应用足量有效的抗菌药，以有效控制感染，恢复患者正常体温。③皮肤护理：可用温水擦洗皮肤，减轻瘙痒，瘙痒剧烈者可遵医嘱应用药物治疗。④抗休克处理：休克患者应立即予以补液扩容，尽快恢复血容量，纠正水、电解质及酸碱平衡紊乱，维持体液平衡。

（5）术前准备：①做好术前常规护理。②患者若行胆肠吻合术，应做好肠道准备，如术前 3 天口服卡那霉素、甲硝唑等，术前 1 天晚行清洁灌肠。术前遵医嘱肌内注射或静脉滴注维生素 K。

3.术后护理

（1）一般护理。

（2）病情观察包括神志、生命体征、每小时尿量、腹部体征及引流液的量、颜色和性质，警惕胆瘘的可能。同时应注意血常规、电解质、血气分析和心电图等检测结果的变化。

（3）T 管引流护理如下。

妥善固定：T 管应用缝线或胶布将其妥善固定于腹壁，避免将管道固定在床上，以防患者在翻身或活动时被牵拉而脱出。对躁动及不合作的患者，应采取相应的防护措施，防止脱出。

保持引流通畅：避免腹腔引流管或 T 管扭曲、折叠及受压，定期从引流管的近端向远端挤捏，以保持引流通畅。

观察引流情况：定期观察并记录引流管引出胆汁的量、颜色及性质。正常成人每天分泌胆汁的量为 800～1 200 mL，呈黄绿色，清亮、无沉渣、有一定黏性。术后 24 小时引流量为 300～500 mL，恢复进食后，每天可有 600～700 mL，以后逐渐减少至每天 200 mL 左右。术后 1～2 天胆汁的颜色可呈淡黄色混浊状，以后逐渐加深、清亮。若胆汁突然减少甚至无胆汁引出，提示引流管阻塞、受压、扭曲、折叠或脱出，应及时查找原因和处理；引出胆汁量过多，常提示胆管下端梗阻，应进一步检查，并采取相应的处理措施。

注意引流管周围皮肤的护理:若术后放置引流管,应注意其周围皮肤的护理。若引流管周围见胆汁样渗出物,应及时更换被胆汁浸湿的敷料,局部皮肤涂敷氧化锌软膏,防止胆汁刺激和损伤皮肤。

预防感染:严格无菌操作,在引流管周围皮肤覆盖无菌纱布;长期带管者,应定期更换引流袋,保持引流通畅,防止感染。

适时拔管:T管一般留置10～14天。①拔管指征:胆汁引流量逐渐减少,胆汁清亮,患者无腹痛、发热现象,黄疸消退,实验室检查指标恢复正常,可考虑拔管。②拔管方法:拔管前先试行夹管1～2天,患者无腹痛、腹胀、黄疸时,可经T管逆行造影进一步证实胆道通畅,然后开放T管持续引流造影剂24小时以上,再次夹管24～48小时,患者无不适可拔管,残余窦道用凡士林纱布填塞。

(4)术后并发症的护理。

4.健康教育

(1)饮食指导选择低脂肪、高糖、高蛋白、高维生素、易消化的食物,忌油腻食物,宜少量多餐,避免过饱,避免肥胖。

(2)生活习惯指导嘱患者应劳逸结合,避免过度劳累及精神高度紧张。

(3)后续治疗指导非手术治疗的患者,应遵医嘱坚持治疗,定期检查,以确定是否手术治疗和手术时机。带T管出院的患者,应告知其留置T管引流的目的及注意事项,指导其进行自我护理。

五、胆道疾病特殊检查与护理

(一)腹部超声(B超)

腹部超声检查是普查和诊断胆道疾病的首选方法。具有无创、安全、快速、经济、简单、准确、可多次重复检查的特点;适用于胆囊与胆管结石、急慢性胆囊炎、胆道蛔虫、胆囊息肉样病变、胆道畸形、胆囊癌变的诊断。

1.目的

了解胆囊及肝内外胆管病变的部位及大小;引导肝胆管穿刺、取石、引流。

2.护理

具体如下。①饮食:由于进食后胆囊排空及肠内积气,影响结果观察,故检查前3天禁食牛奶、豆浆、甜食等易产气食物;检查前一天晚餐宜清淡;②禁食:检查当天空腹、禁食禁饮;③灌肠:有便秘或胀气患者需先口服缓泻剂或灌肠。

(二)经皮肝穿刺胆道造影(PTC)

PTC是指在X线透视或B超引导下,利用特制穿刺针经皮穿入肝内胆管,再将造影剂直接注入胆管而使肝内外胆管迅速显影的一种顺行性胆道直接造影方法。PTC为有创操作,可发生胆汁渗漏、出血、脓毒血症等并发症。在评估肝内外胆管方面,PTC已经被非侵入性影像学技术取代(MRCP)。

1.目的

PTC可清楚地显示肝内外胆管的情况,包括病变部位、范围、程度和性质等,有助于胆道疾病特别是阻塞性黄疸的诊断和鉴别诊断,必要时置管引流胆汁。

2.护理

(1)操作前:①应查凝血功能,注射维生素 K_1 2~3天;必要时应用抗生素。②常规行碘过敏试验,并做好造影后即刻剖腹探查的各种准备工作,以备及时处理胆汁性腹膜炎、出血等紧急并发症。

(2)操作中:①协助安排患者取仰卧体位,指导患者平稳呼吸,穿刺时避免屏气和深呼吸;②严密观察生命体征变化及腹部体征。

(3)操作后:①体位:应平卧4~6小时,卧床休息24小时。②观察病情:定时测血压和脉搏,注意有无内出血及胆漏发生,保持引流通畅。③饮食:指导患者进食低脂、高维生素、优质蛋白的饮食。④药物:遵医嘱使用抗生素和止血药。

(三)经内镜逆行性胰胆管造影(ERCP)

ERCP是将十二指肠纤维镜插至十二指肠降部,由活检管道内将导管插入胆管或胰管内进行造影的方法,显示胆道系统和胰腺导管的病变。由于其造影清晰,不受肝功能影响,因此是诊断胰腺和胆道疾病的一个重要手段。适应证:①胆道疾病伴黄疸;②疑为胆源性胰腺炎、胆胰或壶腹部肿瘤;③先天性胆胰异常;④可经内镜治疗的胆管及胰腺疾病。禁忌证:急性胰腺炎、碘过敏、严重胆道感染、严重的心肺或肾功能不全者禁忌做此项检查。ERCP可诱发急性胰腺炎和胆管炎,部分检查被MRCP替代。

1.目的

(1)直接观察十二指肠及乳头部的病变,对病变部位取材做活检。

(2)收集十二指肠液、胆汁及胰液进行理化及细胞学检查。

(3)通过造影显示和诊断胆道系统和胰管的病变。

(4)用于治疗,如鼻胆管引流、Oddi括约肌狭窄切开术、胆总管下端取石及蛔虫等。

2.护理

(1)检查前准备:①评估:评估心肺、肝脏及凝血功能。②禁食:检查前禁食

6~8 小时。③药物：检查前口服咽部局麻药，15 分钟常规注射解痉、镇静药物，如地西泮、东莨菪碱等。

(2)检查中护理：①插内镜时指导患者进行深呼吸并放松，持续吸氧；②监测心电图、血氧饱和度及全身情况，发现特殊情况应及时终止操作、留观察并做相应的处理。

(3)检查后护理：①观察生命体征、腹部体征及消化道出血情况；②嘱检查当天禁食、静脉补充液体，根据病情逐步恢复饮食；③检查后 3 小时内及次日晨各检测血清淀粉酶或脂肪酶 1 次；④可遵医嘱预防性应用抗生素。

(四)磁共振胰胆管造影(MRCP)

MRCP 是用于评价胆道系统的造影技术，可显示整个胆道系统的影像。MRCP 是非侵入性检查，与 ERCP 联合使用可在诊断良性、恶性胰腺、胆道疾病方面发挥很重要的作用。适应证：用于腹部超声检查诊断不清、怀疑有胆道肿瘤者及指导手术中定位。禁忌证：装置有心脏起搏器、植入神经刺激器、有颅内动脉夹、眼球内装有金属部件等为绝对禁忌证；近期植入血管内支架或过滤器者、孕妇为相对禁忌证。

1.目的

了解肝脏、胆囊、胰腺的形态结构，内部的结石、肿瘤、梗阻、扩张等情况。

2.护理

(1)检查前准备。①嘱患者取下一切金属物品(如发夹、手表、义齿、钥匙、耳环等)；②指导患者吸气-呼气-闭气的呼吸方法。

(2)检查中护理。①体位：指导患者取平卧位，保持制动；②指导患者正确呼吸。

(五)术中及术后胆道镜检查

胆道镜检查可协助诊断和治疗胆道疾病，了解胆道有无狭窄、畸形、肿瘤和蛔虫等，也可经胆道镜取活体组织进行病理学检查。其已成为一种常规的诊疗方法。适应证：胆管内结石残留、肿瘤、蛔虫、狭窄、术后出血、胆道冲洗及灌注药物等。禁忌证：术后有严重心功能不全、胆道感染或出血倾向者。

1.目的

(1)术中处理结石，评估胆管内肿瘤范围。

(2)在胆管内进行检查、取石、取虫、冲洗、灌药、气囊扩张狭窄等。

2.护理

(1)术中胆道镜护理协助医师吸尽溢出液和腹腔渗出液，防止发生感染性并发症。

（2）术后胆道镜护理。①注意穿刺点止痛、伤口换药、引流管护理；②观察有无出血、感染等并发症的发生，并积极配合处理。

第四节　急性胰腺炎

一、病因

（一）梗阻因素

梗阻是最常见原因。常见于胆总管结石，胆管蛔虫症，奥迪括约肌水肿和痉挛等引起的胆管梗阻，以及胰管结石、肿瘤导致的胰管梗阻。

（二）乙醇中毒

乙醇引起奥迪括约肌痉挛，使胰管引流不畅、压力升高。同时乙醇刺激胃酸分泌，胃酸又刺激促胰液素和缩胆囊素分泌增多，促使胰腺外分泌增加。

（三）暴饮暴食

暴饮暴食尤其是高蛋白、高脂肪食物及过量饮酒可刺激胰腺大量分泌，胃肠道功能紊乱，或因剧烈呕吐导致十二指肠内压骤增，十二指肠液反流，共同通道受阻。

（四）感染因素

腮腺炎病毒、肝炎病毒、伤寒杆菌等经血流、淋巴进入胰腺所致。

（五）损伤或手术

胃胆管手术或胰腺外伤、内镜逆行胰管造影等因素可直接或间接损伤胰腺，导致胰腺缺血、奥迪括约肌痉挛或刺激迷走神经，使胃酸、胰液分泌增加亦可导致发病。

（六）其他因素

内分泌或代谢性疾病，如高脂血症、高钙血症等，某些药物如利尿剂、吲哚美辛、硫唑嘌呤等均可损害胰腺。

二、病理生理

根据病理改变可分为水肿性胰腺炎和出血坏死性胰腺炎两种。基本病理改变是水肿、出血和坏死，严重者可并发休克、化脓性感染及多脏器衰竭。

三、临床表现

（一）腹痛

大多为突然发作，常在饱餐后或饮酒后发病。多为全上腹持续剧烈疼痛伴有阵发性加重，向腰背部放射，疼痛与病变部位有关。胰头部以右上腹痛为主，向右肩部放射；胰尾部以左上腹为主，向左肩放射；累及全胰则呈束带状腰背疼痛。重型患者腹痛延续时间较长，由于渗出液扩散，腹痛可弥散至全腹，并有麻痹性肠梗阻现象。

（二）恶心、呕吐

早期为反射性频繁呕吐，多为胃十二指肠内容物，后期因肠麻痹或肠梗阻可呕吐小肠内容物。呕吐后腹胀不缓解为其特点。

（三）发热

发热程度与病变程度一致。重型胰腺炎继发感染或合并胆管感染时可持续高热，如持续高热不退则提示合并感染或并发胰周脓肿。

（四）腹胀

腹胀是重型胰腺炎的重要体征之一，是由腹膜炎造成麻痹性肠梗阻所致。

（五）黄疸

黄疸多在胆源性胰腺炎时发生，严重者可合并肝细胞性黄疸。

（六）腹膜炎体征

水肿性胰腺炎时，压痛只局限于上腹部，常无明显肌紧张；出血性坏死性胰腺炎压痛明显，并有肌紧张和反跳痛，范围较广泛或波及全腹。

（七）休克

严重患者出现休克，表现为脉细速、血压降低、四肢厥冷、面色苍白等。有的患者以突然休克为主要表现，称为暴发性急性胰腺炎。

（八）皮下瘀斑

少数患者因胰酶及坏死组织液穿过筋膜与基层渗入腹壁下，可在季肋及腹部形成蓝棕色斑（Grey-Turner 征）或脐周皮肤青紫（Cullen 征）。

四、辅助检查

(一)胰酶测定

1.血清淀粉酶

90％以上的患者血清淀粉酶升高，通常在发病后 3～4 小时开始升高，12～24小时达到高峰，3～5 天恢复正常。

2.尿淀粉酶测定

通常在发病后 12 小时开始升高，24～48 小时达高峰，持续 5～7 天开始下降。

3.血清脂肪酶测定

在发病 24 小时升高至 1.5 康氏单位（正常值 0.5～1.0 U）。

(二)腹腔穿刺

穿刺液为血性混浊液体，可见脂肪小滴，腹水淀粉酶较血清淀粉酶值高 3～8 倍之多。并发感染时呈脓性。

(三)B超检查

B超检查可见胰腺弥漫性均匀肿大，界限清晰，内有光点反射，但较稀少，若炎症消退，上述变化持续 1～2 周即可恢复正常。

(四)CT 检查

CT 扫描显示胰腺弥漫肿大，边缘不光滑，当胰腺出现坏死时，可见胰腺上有低密度、不规则的透亮区。

五、临床分型

(一)水肿性胰腺炎(轻型)

主要表现为腹痛、恶心、呕吐、腹膜炎体征、血和尿淀粉酶增高，经治疗后短期内可好转，病死率低。

(二)出血坏死性胰腺炎(重型)

除上述症状、体征继续加重外，高热持续不退，黄疸加深，神志模糊和谵妄，高度腹胀，血性或脓性腹水，两侧腰部或脐下出现青紫瘀斑，胃肠出血、休克等。实验室检查：白细胞增多（>16×10⁹/L），红细胞和血细胞比容降低，血糖升高（>11.1 mmol/L），血钙降低（<2.0 mmol/L），PaO_2<8.0 kPa(60 mmHg)，血尿

素氮或肌酐增高,酸中毒等。甚至出现急性肾衰竭、DIC、ARDS 等,病死率较高。

六、治疗原则

(一)非手术治疗

急性胰腺炎大多采用非手术治疗:①严密观察病情;②减少胰液分泌,应用抑制或减少胰液分泌的药物;③解痉镇痛;④有效抗生素防治感染;⑤抗休克,纠正水电解质平衡失调;⑥抗胰酶疗法;⑦腹腔灌洗;⑧激素和中医中药治疗。

(二)手术治疗

1.目的

清除含有胰酶、毒性物质的坏死组织。

2.指征

采用非手术疗法无效者;诊断未明确而疑有腹腔脏器穿孔或肠坏死者;合并胆管疾病者;并发胰腺感染者,均应考虑手术探查。

3.手术方式

有灌洗引流、坏死组织清除和规则性胰腺切除术、胆管探查,T 形管引流和胃造瘘、空肠造瘘术等。

七、护理措施

(一)非手术期间的护理

1.病情观察

严密观察神志,监测生命体征和腹部体征的变化,监测血气、凝血功能、血电解质变化,及早发现坏死性胰腺炎、休克和多器官衰竭。

2.维持正常呼吸功能

给予高浓度氧气吸入,必要时给予呼吸机辅助呼吸。

3.维护肾功能

详细记录每小时尿量、尿比重、出入水量。

4.控制饮食、抑制胰腺分泌

对病情较轻者,可进少量清淡流质或半流质饮食,限制蛋白质摄入量,禁进食脂肪。对病情较重或频繁呕吐者要禁食,行胃肠减压,遵医嘱给予抑制胰腺分泌的药物。

5.预防感染

对病情重或胆源性胰腺炎患者给予抗生素,为预防真菌感染,应加用抗真菌药物。

6.防治休克

维持水、电解质平衡,应早期迅速补充水、电解质,血浆,全血。还应预防低钾血症和低钙血症,在疾病早期应注意观察,及时矫正。

7.心理护理

指导患者减轻疼痛的方法,解释各项治疗措施的意义。

(二)术后护理

1.术后各种引流管的护理

(1)熟练掌握各种管道的作用,将导管贴上标签后与引流装置正确连接,妥善固定,防止导管滑脱。

(2)分别观察记录各引流管的引流液性状、颜色、量。

(3)严格遵循无菌操作规程,定期更换引流装置。

(4)保持引流通畅,防止导管扭曲。重型患者常有血块、坏死组织脱落,容易造成引流管阻塞。如有阻塞可用无菌温生理盐水冲洗,帮患者经常更换体位,以利引流。

(5)冲洗液、灌洗液现用现配。

(6)拔管护理:当患者体温正常并稳定10天左右,白细胞计数正常,腹腔引流液少于5 mL,每天引流液淀粉酶测定正常后可考虑拔管。拔管后要注意拔管处伤口渗漏,如有渗液应及时更换敷料。拔管处伤口可在1周左右愈合。

2.伤口护理

观察有无渗液、有无裂开,按时换药,并发胰外瘘时,要注意保持负压引流通畅,并用氧化锌糊剂保护瘘口周围皮肤。

3.营养支持治疗与护理

根据患者营养评定状况计算需要量,制订计划。第一阶段,术前和术后早期,需抑制分泌功能,使胰腺处于休息状态,同时因胃肠道功能障碍,此时需完全胃肠外营养(TPN)2～3周。第二阶段,术后3周左右,病情稳定,肠道功能基本恢复,可通过空肠造瘘提供营养3～4周,称为肠道营养(TEN)。第三阶段,逐渐恢复经口进食,称为胃肠内营养(EN)。

4.并发症的观察与护理

(1)胰腺脓肿及腹腔脓肿:术后2周的患者出现高热,腹部肿块,应考虑其可能。一般均为腹腔引流不畅,胰腺坏死组织及渗出液局部积聚感染所致。非手术疗法无效时应手术引流。

(2)胰瘘:如观察到腹腔引流有无色透明腹腔液经常外漏,其中淀粉酶含量高,为胰液外漏所致,合并感染时引流液可显脓性。多数可逐渐自行愈合。

(3)肠瘘:主要表现为明显的腹膜刺激征,引流液中伴有粪渣。瘘管形成后用营养支持治疗。长期不愈者,应考虑手术治疗。

(4)假性胰腺囊肿:多数需手术行囊肿切除或内引流手术,少数患者经非手术治疗6个月可自行吸收。

(5)糖尿病:胰腺部分切除后,可引起内、外分泌缺失。注意观察血糖、尿糖的变化,根据化验报告补充胰岛素。

5.心理护理

由于病情重,术后引流管多,恢复时间长,患者易产生悲观急躁情绪,因此应关心体贴鼓励患者,帮助患者树立战胜疾病的信心,积极配合治疗。

八、健康教育

(1)饮食应少量多餐,注意食用富有营养易消化食物,避免暴饮暴食及酗酒。

(2)有胆管疾病、病毒感染者应积极治疗。

(3)告知会引发胰腺炎的药物种类,不得随意服药。

(4)有高糖血症,应遵医嘱口服降糖药或注射胰岛素,定时查血糖、尿糖,将血糖控制在稳定水平,防治各种并发症。

(5)出院4~6周,避免过度疲劳。

(6)门诊应定期随访。

第五节 脑 疝

当颅腔内某分腔有占位性病变时,该分腔的压力大于邻近分腔,脑组织由高压力区向低压力区移位,导致脑组织、血管及脑神经等重要结构受压或移位,产生相应的临床症状和体征,称为脑疝。

根据移位的脑组织及其通过的硬脑膜间隙和孔道,可将脑疝分为以下常见的3类。①小脑幕切迹疝:又称颞叶疝,为颞叶的海马回、钩回通过小脑幕切迹被推移至幕下。②枕骨大孔疝:又称小脑扁桃体疝,为小脑扁桃体及延髓经枕骨大孔被推挤向椎管内。③大脑镰下疝：又称扣带回疝，一侧半球的扣带回经镰下孔被挤入对侧分腔（图10-1）。

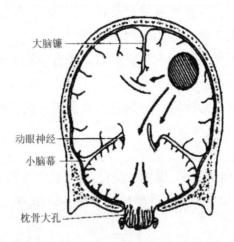

大脑镰

动眼神经

小脑幕

枕骨大孔

图10-1 大脑镰下疝(上)、小脑幕切迹疝(中)、枕骨大孔疝(下)

脑疝是颅内压增高的危象和引起死亡的主要原因，常见的有小脑幕切迹疝和枕骨大孔疝。

一、病因与发病机制

（1）外伤所致各种颅内血肿，如硬膜外血肿、硬膜下血肿及脑内血肿。

（2）颅内脓肿。

（3）颅内肿瘤尤其是颅后窝、中线部位及大脑半球的肿瘤。

（4）颅内寄生虫病及各种肉芽肿性病变。

（5）医源性因素：对于颅内压增高患者，进行不适当的操作如腰椎穿刺，放出脑脊液过多、过快，使各分腔间的压力差增大，则可促使脑疝形成。

发生脑疝时，移位的脑组织在小脑幕切迹或枕骨大孔处挤压脑干，使脑干受压移位导致其实质内血管受到牵拉，严重时基底动脉进入脑干的中央支可被拉断而致脑干内部出血，出血常为斑片状，有时出血可沿神经纤维走行方向达内囊水平。同侧的大脑脚受到挤压会造成病变对侧偏瘫，同侧动眼神经受到挤压可产生动眼神经麻痹症状。钩回、海马回移位可将大脑后动脉挤压于小脑幕切迹缘上致枕叶皮层缺血坏死。移位的脑组织可致小脑幕切迹裂孔及枕骨大孔堵塞，使脑脊液循环通路受阻，颅内压增高进一步加重，形成恶性循环，使病情迅速恶化。

二、临床表现

(一)小脑幕切迹疝

1.颅内压增高

剧烈头痛,进行性加重,伴躁动不安、频繁呕吐。

2.进行性意识障碍

由于阻断了脑干内网状结构上行激活系统的通路,随脑疝的进展,患者出现嗜睡、浅昏迷、深昏迷。

3.瞳孔改变

脑疝初期由于患侧动眼神经受刺激导致患侧瞳孔变小,对光反射迟钝;随病情进展,患侧动眼神经麻痹,患侧瞳孔逐渐散大,直接和间接对光反射均消失,并伴上睑下垂及眼球外斜;晚期对侧动眼神经因脑干移位也受到推挤时,则出现双侧瞳孔散大,对光反射消失,患者多处于濒死状态(图 10-2)。

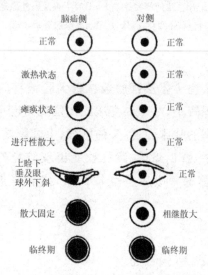

图 10-2　一侧颞叶钩回疝引起的典型瞳孔变化

4.运动障碍

钩回直接压迫大脑脚,锥体束受累后,病变对侧肢体肌力减弱或麻痹,病理征阳性(图 10-3)。脑疝进展时可致双侧肢体自主活动消失,严重时可出现去皮质强直,这是脑干严重受损的信号。

5.生命体征变化

若脑疝不能及时解除,病情进一步发展,则患者出现深昏迷,双侧瞳孔散大固定,血压骤降,脉搏快、弱,呼吸浅而不规则,呼吸、心跳相继停止而死亡。

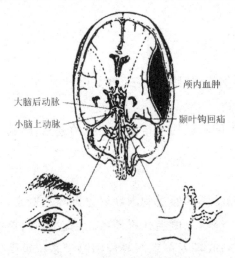

图 10-3　脑疝与临床病症的关系

动眼神经受压导致同侧瞳孔散大,上睑下垂及眼外肌瘫痪;锥体束
受压导致对侧肢体瘫痪,肌张力增加,腱反射活跃,病理反射阳性

(二)枕骨大孔疝

枕骨大孔疝是小脑扁桃体及延髓经枕骨大孔被挤向椎管中,又称小脑扁桃体疝。由于颅后窝容积较小,对颅内高压的代偿能力也小,病情变化更快。患者常有进行性颅内压增高的临床表现:头痛剧烈,呕吐频繁,颈项强直或强迫头位。生命体征紊乱出现较早,意识障碍、瞳孔改变出现较晚。因脑干缺氧,瞳孔可忽大忽小。由于位于延髓的呼吸中枢受损严重,患者早期即可突发呼吸骤停而死亡。

三、治疗要点

治疗的关键在于及时发现和处理。

(一)非手术治疗

患者一旦出现典型的脑疝症状,应立即给予脱水治疗,以缓解病情,争取时间。

(二)手术治疗

确诊后尽快手术以去除病因,如清除颅内血肿或切除脑肿瘤等;若难以确诊或虽确诊但病变无法切除者,可通过脑脊液分流术、侧脑室外引流术或病变侧颞肌下、枕肌下减压术等降低颅内压。

四、急救护理

（1）快速静脉输入甘露醇、山梨醇、呋塞米等强效脱水剂，并观察脱水效果。

（2）保持呼吸道通畅，吸氧。

（3）准备气管插管盘及呼吸机，呼吸功能障碍者行人工辅助呼吸。

（4）密切观察呼吸、心跳、瞳孔的变化。

（5）紧急做好术前特殊检查及术前准备。

第六节　颅 脑 损 伤

颅脑损伤比较常见，占全身各部位伤的 10％～20％，仅次于四肢伤，居第二位。但颅脑伤所造成的死亡率则居第一位。重型颅脑伤患者死亡率高达 30％～60％。颅脑火器伤的阵亡率占全部阵亡率的 40％～50％，居各部位伤的首位。及早诊治和加强护理是提高颅脑伤救治效果的关键。

一、颅脑损伤分类

（一）开放性颅脑损伤

1.火器性颅脑损伤

头皮伤、颅脑非穿透伤、颅脑穿透伤（非贯通伤、贯通伤、切线伤）。

2.非火器性颅脑损伤

锐器伤、钝器伤（头皮开放伤、颅骨开放伤、颅脑开放伤）。

（二）闭合性颅脑损伤

1.头皮伤

头皮挫伤、头皮血肿（头皮下血肿、帽状腱膜下血肿、骨膜下血肿）。

2.颅骨骨折

颅盖骨骨折（线性骨折、凹陷性骨折、粉碎性骨折）、颅底骨折（颅前窝骨折、颅中窝骨折、颅后窝骨折）。

3.脑损伤

原发性脑损伤（脑震荡、脑挫裂伤、脑干伤）、继发性脑损伤（颅内血肿、硬膜外血肿、硬膜下血肿、脑内血肿、多发性血肿）、脑疝。

二、头皮损伤

(一)头皮解剖特点

(1)头皮分为 5 层,即表皮层、皮下层、帽状腱膜层、帽状腱膜下层及颅骨外膜层。①表皮层:含有汗腺、皮脂腺和毛囊,并长满头发,易藏污纳垢,易造成创口感染。②皮下层:具有大量纵形纤维隔,紧密牵拉皮层与帽状腱膜层,使头皮缺乏收缩能力。③帽状腱膜层:坚韧并有一定张力,断裂时可使创口移开。④帽状腱膜下层:为疏松结缔组织,没有间隔,损伤时头皮撕脱,出血易感染,沿血管侵犯颅内。⑤颅骨外膜层:在骨缝处与骨缝相连,并嵌入缝内。

(2)头皮血供丰富,伤口愈合及抗感染能力较强,但伤时出血多,皮肤收缩力差,不易自止,出血过多易发生出血性休克,年幼儿童更应提高警惕。

(二)临床表现

1.擦伤

擦伤是表皮层的损伤,仅为表皮受损脱落,有少量渗血或渗液,疼痛明显。

2.挫伤

除表皮局限擦伤外,损伤延及皮下层,可见皮下血肿、肿胀或有淤血。

3.裂伤

头皮组织断裂、帽状腱膜完整者,皮肤裂口小而浅;帽状腱膜损伤者,裂口可深达骨膜,多伴有挫伤。

4.头皮血肿

头皮血肿分为 3 种。①皮下血肿:一般局限于头皮伤部,质地硬,波动感不明显。②帽状腱膜下血肿:可以蔓及整个头部,不受颅缝限制,有波动感,严重出血可致休克。③骨膜下血肿:血肿边缘不超过颅缝,张力大,有波动感,常伴有颅骨骨折。

5.撕脱伤

大片头皮自帽状腱膜下撕脱,头皮自帽状腱膜下部分甚至整个头皮连同额肌、颞肌、骨膜一并撕脱,多为头皮强烈暴力牵拉所致。此撕脱伤的伤情重,可因大量出血而发生休克。可缺血、感染、坏死,后果严重。

(三)治疗原则

(1)头皮损伤:出血不易自止,极小的裂伤多需缝合。

(2)头皮表皮层损伤:易隐匿细菌,清创要彻底。

(3)头皮血肿:除非过大,一般加压包扎,可自行吸收;血肿巨大,长时间不吸收,可在严密消毒下做穿刺,吸除血液,并加压包扎,一旦感染应切开引流。

(4)大片缺损者:①可酌情采用成形手术修复。②止痛、止血、加压包扎。③必要时给予输血,补液抗休克。④防治感染。

三、颅骨骨折

颅骨骨折分为颅盖和颅底骨折。其分界线为眉间、眶上缘、颧弓、外耳孔、上项线及枕外隆凸。分界线以上为颅盖,以下为颅底。颅骨骨折常反映脑损伤部位和程度。按解剖分类为颅盖骨折、颅底骨折和颅缝分离。按骨折形态分为线性骨折、粉碎性骨折、凹陷骨折和洞形骨折。

(一)颅盖骨折

1.临床表现

(1)线性骨折:骨折线长短不一,单发或多发,需 X 线摄片明确诊断,无并发损害时,常无特殊临床表现。

(2)凹陷骨折:颅骨内板或全颅板陷入颅内,成人者凹陷骨折片周围有环形骨折线,中心向颅内陷入。

(3)粉碎性骨折:由两条以上骨折线及骨折线相互交叉,将颅骨分裂为数块。

2.治疗原则

(1)骨折本身不需特殊处理。

(2)发生于婴幼儿,骨板薄而有弹性,无骨折线,在生长发育过程中可自行复位。

(3)一般凹陷骨折均需手术治疗,而骨片无错位或无凹陷者不需手术。

(二)颅底骨折

单纯颅底骨折比较少见,常由颅盖骨折延续而来。颅底骨折的诊断主要依靠临床表现。根据解剖部位分为颅前窝骨折、颅中窝骨折和颅后窝骨折。

1.临床表现

(1)颅前窝骨折:眼睑发绀肿胀,呈"熊猫眼",可有脑脊液鼻漏,常伴有额叶损伤和第Ⅰ、Ⅱ对脑神经损伤。

(2)颅中窝骨折:颞肌下出血、压痛,耳道流血,可有脑脊液耳漏或脑脊液鼻漏,常伴有颞叶损伤和第Ⅲ～Ⅶ对脑神经损伤。

(3)颅后窝骨折:乳突皮下出血(Bottle斑),咽后壁黏膜下出血,常伴有脑干损伤和第Ⅸ～Ⅻ对脑神经损伤。

2.治疗原则

(1)脑脊液漏:一般在伤后 3～7 天自行停止。若 2 周后仍不停止或伴颅内积气经久不消失时,应行硬膜修补术。脑脊液漏患者注意事项:严禁堵塞,冲洗鼻腔、外耳道;避免擤鼻等动作,以防逆行感染;保持鼻部与耳部清洁卫生;应用适量抗生素预防感染;禁忌腰穿。

(2)颅底骨折:本身无须特殊处理,重点是预防感染。

(3)口鼻大出血:应及时行气管切开,置入带气囊的气管导管。鼻出血可行鼻腔填塞暂时压迫止血,有条件可行急症颈内、外动脉血管造影及血管内栓塞治疗,闭塞破裂血管。

(4)脑神经损伤:视神经管骨折压迫视神经时,应争取在伤后 4～5 天内开颅行视神经管减压术;大部分脑神经损伤为神经挫伤,属部分性损伤,应用促神经功能恢复药物如 B 族维生素、地巴唑、神经节苷脂等,配合针灸理疗,可以逐步恢复。完全性神经断裂恢复困难,常留有神经功能缺损症状。严重面神经损伤时,可暂时缝合眼睑以防止角膜溃疡发生。吞咽困难及饮水呛咳者,置鼻饲管,长期不恢复时可做胃造瘘。

3.治愈标准

(1)软组织肿胀、淤血已消退。

(2)脑脊液漏已愈,无颅内感染征象。

(3)脑局灶症状和脑神经功能障碍基本消失。

四、脑损伤

(一)脑震荡

头部伤后,脑功能发生的短暂性障碍称为脑震荡。

1.临床表现

(1)意识障碍:一般不超过 30 分钟。

(2)近事遗忘:清醒后不能叙述受伤经过,伤前不久之事也失去记忆,但往事仍能清楚回忆。

(3)全身症状:醒后有头痛、耳鸣、失眠、健忘等症状,多于数天逐渐消失。

(4)生命体征:无明显改变。

(5)神经系统检查:无阳性体征,腰穿脑脊液正常。

2.治疗原则

(1)多数经过严格休息 7～14 天即可恢复正常,完全康复,无须特殊治疗处理。

（2）对症治疗：诉头痛者，可给罗通定、索米痛片等。恶心、呕吐者可给予异丙嗪，每次12.5 mg，每天 3 次；维生素 C 10 mg，每天 3 次。心情烦躁、忧虑失眠者可服镇静药，如阿普唑仑（佳静安定），每次 0.4 mg，每天 3 次。

（二）脑挫裂伤

脑挫裂伤为脑实质损伤，发生在着力部位称冲击伤，发生在对冲部位称对冲伤，两者可单独发生，也可同时存在。肉眼可见脑组织点状、片状出血及脑组织挫裂等。显微镜下皮质失去正常结构，神经元轴突碎裂，胶质细胞变性、坏死及点状或片状出血灶等。脑挫裂伤昏迷时间不超过 12 小时，有轻度生命体征改变和神经系统阳性体征，而无脑受压症状者属中度脑损伤。广泛脑挫裂伤昏迷时间超过 12 小时，有较明显生命体征改变或脑受压症状者属重型脑损伤。

1.临床表现

（1）意识障碍：持续时间较长，甚至持续昏迷。

（2）生命体征改变：轻、中度局灶性脑挫裂伤者生命体征基本平稳，重度脑挫裂伤患者可发生明显的生命体征改变，急性颅内压增高的典型生命体征变化特点是"两慢一高"，即呼吸慢、脉搏慢、血压升高。

（3）定位症状：伤灶位于脑功能区会出现偏瘫、失语及感觉障碍等。

（4）精神症状：多见于双侧额颞叶挫裂伤，表现为情绪不稳定、烦躁、易怒、骂人或淡漠、痴呆等。

（5）癫痫发作：多见于运动区挫裂伤。

（6）脑膜刺激征：由于蛛网膜下腔出血所致，表现为颈项强直、克尼格征阳性，腰穿为血性脑脊液。

（7）颅内压增高症状：意识恢复后仍有头痛、恶心、呕吐及定向力障碍等。

（8）CT 扫描：挫裂伤区呈点状、片状高密度区，常伴有脑水肿或脑肿胀，脑池和脑室受压、变形、移位等。

2.治疗原则

（1）保持呼吸道通畅，防治呼吸道感染。

（2）严密观察意识、瞳孔、颅内压、生命体征变化，有条件时对重症患者进行监护。

（3）伤后早期行 CT 扫描，病情严重时行动态 CT 扫描。

（4）头部抬高 15°～30°。

（5）维持水、电解质平衡。

(6)给予脱水利尿药,目前最常用的药物有 20％甘露醇、呋塞米、清蛋白。用法:20％甘露醇每次 0.5～1.0 g/kg,静脉滴注每天 2～3 次;呋塞米每次 20～40 mg,静脉注射每天 2～3 次;清蛋白每次 5～10 g,静脉滴注每天 1～2 次。

(7)应用抗自由基及钙离子通道阻滞剂,如大剂量维生素 C,每天 10～20 mg;25％硫酸镁,每天 10～20 mL;尼莫地平,每天 10～20 mg 等。

(8)防治癫痫:应用地西泮、苯妥英钠、苯巴比妥等药物。

(9)脑细胞活化剂:主要包括腺苷三磷酸、辅酶 A、脑活素及胞磷胆碱。

(10)亚低温疗法:对于严重挫裂伤、脑水肿、脑肿胀患者宜采用正规亚低温疗法,使体温维持在 32～34 ℃,持续 1 周左右,在降温治疗过程中,可给予适量冬眠药物和肌肉松弛药。

(11)病情平稳后及时腰穿,放出蛛网膜下腔积血,必要时椎管内注入氧气。

3.治愈标准

(1)神志清楚,症状基本消失,颅内压正常。

(2)无神经功能缺失征象,能恢复正常生活和从事工作。

4.好转标准

(1)意识清醒,但言语或智力仍较差。

(2)尚存在某些神经损害,如部分性瘫痪症状和体征,或尚存在某些精神症状。

(3)生活基本自理或部分自理。

(三)脑干损伤

脑干损伤是指中脑、脑桥、延髓部分的挫裂伤。脑干伤分原发性和继发性两种。原发性脑干伤是指外力直接损伤脑干,伤后立即发生,常由于脑干与天幕裂孔疝或斜坡相撞,或脑干移位扭转牵拉所造成的损伤,也可能是直接贯通伤所致。继发性脑干伤是指伤后因继发性颅内血肿或脑水肿引起的颅内压增高致脑疝形成,从而压迫脑干所致,临床主要表现为长时间昏迷和双侧锥体束征阳性。伤后立即出现明显脑干损伤症状或脑疝晚期,脑干损伤严重者,属特重型脑损伤。

1.临床表现

(1)意识障碍:通常表现为伤后立即昏迷,昏迷持续长短不一,可长达数月或数年,甚至植物生存状态。

(2)眼球和瞳孔变化:可表现为瞳孔大小不一,形态多变且不规则,眼球偏斜或眼球分离。

（3）生命体征改变：伤后出现呼吸、循环功能紊乱或呼吸、循环衰竭，中枢性高热或体温不升。

（4）双侧锥体束征阳性：表现为双侧肌张力增高、腱反射亢进及病理征阳性，严重者呈弛缓状态。

（5）出现去皮质或去大脑强直。

（6）各部分脑干损伤可出现以下不同特点：中脑损伤见瞳孔大小、形态多变且不规则，对光反应减弱或消失，眼球固定、四肢肌张力增高。损伤在红核以上呈上肢屈曲、下肢伸直的去皮质强直；脑桥损伤见双侧瞳孔极度缩小，光反应消失，眼球同向偏斜或眼球不在同一轴线上，损伤累及红核和前庭核间，则四肢张力均增高，呈伸直的去脑强直痉挛；延髓损伤突出表现为呼吸循环功能障碍。如呼吸不规则、潮式呼吸或呼吸停止；血压下降、心律不齐或心搏骤停。

（7）CT扫描：基底池、环池、四叠体池、四脑室受压变小或闭塞，可见脑干点状、片状密度增高区。

（8）MRI扫描：可见脑干肿胀及点状或片状出血等改变。

2.治疗

（1）严密观察意识、生命体征及瞳孔变化，有条件时在重症监护病房监护。

（2）保持呼吸道通畅，尽早行气管插管或气管切开。气管切开指征：有颌面部伤、颅底骨折、合并上消化道出血、脑脊液漏较多；合并严重胸部伤，尤其是多发性肋骨骨折和反常呼吸；昏迷较深，术后短时间内不能清醒；有慢性呼吸道疾病，呼吸道分泌物多不易咳出；术前有呕吐物或血液等气管内反流误吸。

（3）下列情况下应该行人工控制呼吸：$PaO_2 < 8.0$ kPa（60 mmHg）；$PaCO_2 > 6.0$ kPa（45 mmHg）；无自主呼吸或呼吸节律不规则，呼吸频率慢（<10 次/分）或呼吸浅快（>40 次/分）；弥漫性脑损伤，颅内压>5.3 kPa（40 mmHg），呈去脑或去皮质强直。

（4）维持水、电解质平衡，适当控制输入液体量和速度，防止高血糖，尽量少用含糖液体并加用胰岛素。

（5）脱水利尿，激素治疗，抗自由基和钙超载等处理方法同脑挫裂伤。

（6）预防消化道出血，早期行胃肠道减压，应用奥美拉唑、雷尼替丁等药物。

（7）亚低温治疗，体温宜控制在 32～34 ℃，维持 3～10 天，应用亚低温治疗时应该使用适量镇静药和肌肉松弛药。

（8）预防肺部并发症：雾化吸入；注意翻身、拍背及吸痰；加强气管切开后的呼吸道护理，应用生理盐水、庆大霉素和糜蛋白酶等气管冲洗液定时适量冲洗，也可根据痰细菌培养和药敏试验配制气管冲洗液;根据痰细菌培养和药敏试验选用敏感抗生素治疗。

(9)中枢性高热处理:冰袋、冰帽降温;50%乙醇擦浴;退热剂:复方阿司匹林及吲哚美辛等;冬眠合剂:氯丙嗪 25 mg+异丙嗪 25 mg,肌内注射,每6～8小时1次;采用全身冰毯机降温,通常能收到肯定的退热效果。

(10)长期昏迷处理,目前常用的催醒和神经营养药物有吡硫醇、吡拉西坦、脑活素、胞磷胆碱及纳洛酮等,通常同时使用两种以上药物。另外高压氧是促进患者苏醒行之有效的措施,一旦生命体征稳定,应该尽早采用高压氧治疗,疗程一般为30天。

3.好转标准

(1)神志清醒,可存有智力障碍。

(2)尚遗有某些脑损害征象。

(3)生活尚不能自理。

(四)颅内血肿

颅脑损伤致使颅内出血,使血液在颅腔内聚集达到一定体积称为颅内血肿。一般幕上血肿量在20 mL以上,幕下血肿量 10 mL 以上,即可引起急性脑受压症状。颅内血肿引起脑受压的程度主要与血肿量、出血速度及出血部位有关。

1.分类

根据血肿在颅腔内的解剖部位可分为以下几种类型。

(1)硬脑膜外血肿:是指血肿位于颅骨与硬脑膜之间,出血来源包括脑膜中动脉、板障血管、静脉窦及蛛网膜颗粒等,以脑膜中动脉出血最常见,多为加速伤,常伴有颅盖骨骨折。可出现中间清醒期。

(2)硬脑膜下血肿:是指硬脑膜与蛛网膜之间的血肿,出血来源于脑挫裂伤血管破裂及皮层血管、桥静脉、静脉窦撕裂,多为减速伤,血肿常发生于对冲部位。通常伴有脑挫裂伤。

(3)脑内血肿:是指脑伤后在脑实质内形成的血肿,常与对冲性脑挫裂伤和急性硬膜下血肿并存。多为减速伤,血肿常发生在对冲部位,均伴有不同程度脑挫裂伤。脑内血肿是一种较为常见的致命的,却又是可逆的继发性病变,血肿压迫脑组织引起颅内占位和颅内高压,若得不到及时处理,可导致脑疝,危及生命。

(4)多发性血肿:指颅内同一部位或不同部位形成两个或两个以上血肿。

(5)颅后窝血肿:由于颅后窝代偿容积很小,易发生危及生命的枕骨大孔疝。

(6)迟发性外伤性颅内血肿:是指伤后首次CT扫描未发现血肿,再次CT扫描出现的颅内血肿,随着 CT 扫描的普及,迟发性外伤性颅内血肿检出率明显增加。

根据血肿在伤后形成的时间可分为:①特急性颅内血肿,伤后 3 小时形成;②急性颅内血肿,伤后3 小时至 3 天形成;③亚急性颅内血肿,伤后 3 天至 3 周形成;④慢性颅内血肿,伤后 3 周以上形成。

2.临床表现

(1)了解伤后意识障碍变化情况,昏迷程度和时间,有无中间清醒或好转期。

(2)颅内压增高症状:头痛、恶心、呕吐、视盘水肿等;生命体征变化,典型患者出现"两慢一高",即脉搏慢、呼吸慢、血压升高;意识障碍进行性加重。

(3)局灶症状:可出现偏瘫、失语、局灶性癫痫等,通常在伤后逐渐出现,与脑挫裂伤后立即出现上述症状有所区别。

(4)脑疝症状:一侧瞳孔散大,直、间接对光反应消失,对侧偏瘫,腱反射亢进及病理征阳性等,通常提示小脑幕切迹疝;双侧瞳孔散大,光反射消失及双侧锥体束征阳性,提示双侧小脑幕切迹疝晚期,病情危重;突然出现病理性呼吸困难,很快出现呼吸、心搏停止,提示枕骨大孔疝。

3.诊断

(1)了解病史,详细了解受伤时间、原因及头部着力部位等。

(2)了解伤后意识变化情况,是否有中间清醒期。

(3)症状:头痛、呕吐,呈典型"两慢一高"表现。

(4)局灶症状:可出现偏瘫、失语、局灶性癫痫等。通常在伤逐渐出现,与脑挫裂伤后立即出现上述症状有所区别。

(5)X 线检查:颅骨平片为常规检查,颅骨骨折对诊断颅内血肿有较大的参考价值。CT 扫描是诊断颅内血肿的首要措施,它具有准确率高、速度快及无损伤等优点,已成为颅脑损伤诊断的常规方法,对于选择治疗方案有重要意义。急性硬脑膜外血肿主要表现为颅骨下方梭形高密度影,常伴有颅骨骨折或颅内积气;急性硬膜下血肿常表现为颅骨下方新月形高密度影,伴有点状或片状脑挫裂伤灶;急性脑内血肿表现为脑高密度区,周围常伴有点状、片状高密度出血灶及低密度水肿区;亚急性颅内血肿常表现为等密度或混合密度影;慢性颅内血肿通常表现为低密度影。

(6)MRI 扫描:对于急性颅内血肿诊断价值不如 CT 扫描。对亚急性和慢性颅内血肿,特别是高密度血肿诊断价值较大。

4.治疗

(1)非手术治疗:适应证主要包括无意识进行性恶化;无新的神经系统阳性体征出现或原有神经系统阳性体征无进行性加重;无进行性加重的颅内压增高征;CT扫描显示除颞区外,大脑凸面血肿量<30 mL,无明显占位效应(中线结构移位<5 mm),环池和侧裂池>4 mm,颅后窝血肿量<10 mL;颅腔容积压力反应良好。非手术治疗基本同脑挫裂伤,但需特别注意观察患者意识、瞳孔和生命体征变化,动态做头颅CT扫描观察。若病情恶化或血肿增大,应立即行手术治疗。

(2)手术治疗:适应证主要包括有明显临床症状和体征的颅内血肿;CT扫描提示明显脑受压的颅内血肿;幕上血肿量>30 mL,颞区血肿>20 mL,幕下血肿>10 mL;患者意识障碍进行性加重或出现再昏迷;颅内血肿诊断一旦明确应尽快手术,解除脑受压,并彻底止血;脑水肿严重者,可同时进行减压手术或去除骨瓣。

五、颅脑损伤分型

目前国际上通用的是格拉斯哥昏迷量表(Glasgow coma scale,GCS)。该方法是1974年英国Glasgow市一些学者设计的一种脑外伤昏迷评分法,经改进后被推广,现成为国际上公认评判脑外伤严重程度的准绳,统一了脑外伤严重程度的目标标准(表10-1)。根据GCS对昏迷患者检查睁眼、言语和运动反应进行综合评分。正常总分为15分,最低为3分。总分越低表明意识障碍越重,伤情越重。总分在8分以下表明已达昏迷阶段。

表 10-1 脑外伤严重程度标准

项目	记分	项目	记分	项目	记分
睁眼反应		言语反应		运动反应	
正常睁眼	4	回答正确	5	按吩咐动作	6
呼唤睁眼	3	回答错乱	4	刺痛时能定位	5
刺痛时睁眼	2	词句不清	3	刺痛时躲避	4
无反应	1	只能发音	2	刺痛时肢体屈曲	3
		无反应	1	刺痛时肢体伸直	2
				无反应	1

我国的颅脑损伤分型大致划分为轻型、中型、重型(其中包括特重型)。轻型为13～15分,意识障碍时间在30分钟内;中型为9～12分,意识模糊至浅昏迷

状态,意识障碍时间在 12 小时以内;重型为 5～8 分,意识呈昏迷状态,意识障碍时间>12 小时;特重型为 3～5 分,伤后持续深昏迷。

(一)轻型(单纯脑震荡)

(1)原发意识障碍时间在 30 分钟以内。

(2)只有轻度头痛、头晕等自觉症状。

(3)神经系统和脑脊液检查无明显改变。

(4)可无或有颅骨骨折。

(二)中型(轻度脑挫裂伤)

(1)原发意识障碍时间不超过 12 小时。

(2)生命体征可有轻度改变。

(3)有轻度神经系统阳性体征,可有或无颅骨骨折。

(三)重型(广泛脑挫伤和颅内血肿)

(1)昏迷时间在 12 小时以上,意识障碍逐渐加重或有再昏迷的表现。

(2)生命体征有明显变化,即出现急性颅内压增高症状。

(3)有明显神经系统阳性体征。

(4)可有广泛颅骨骨折。

(四)特重型(有严重脑干损伤和脑干衰竭现象)

(1)伤后持续深昏迷。

(2)生命体征严重紊乱或呼吸已停止。

(3)出现去大脑强直、双侧瞳孔散大等体征。

六、重型颅脑损伤急救和治疗

(一)急救

及时有效的急救,不仅使当时的某些致命威胁得到缓解,而且是抢救颅脑损伤患者是否能取得效果的关键。急救处置需视患者所在地点、所需救治器材及伤情而定。

1.维持呼吸道的通畅

如患者受伤即来就诊或在现场急救,在重点了解受伤过程后,即刻观察呼吸情况,清除呼吸道梗阻,使呼吸道畅通。颅脑伤严重者,在救治时应早做气管切开。

2.抗休克

在清理呼吸道的同时,测量脉搏和血压,观察有无休克情况,如出现休克,应立即检查头部有无创伤、胸腹脏器及四肢有无大出血,及时静脉补液。

3.止血

活动性出血能及时止血者如头皮软组织出血,表浅可见,可即刻钳夹缝扎。

4.早期治疗

患者昏迷加深,脉搏慢而有力,血压升高,则提示颅内压增高,应尽早脱水治疗,限制摄入液量,每天 1 500~2 000 mL,以葡萄糖溶液和半张(0.5%)盐水为主,不可过多,以免脑水肿加重。有 CT 的医院宜行 CT 扫描,确定有无颅内血肿,如有颅内血肿,应尽早手术治疗。

5.正确及时记录

正确记录内容包括受伤经过、初步检查所见、急救处理及患者的意识、瞳孔、生命体征、肢体活动等,为进一步抢救治疗提供依据。意识状态记录如下。①清醒:回答问题正确,判断力和定向力正确。②模糊:意识蒙眬,可回答简单问话但不一定确切,判断和定向力差。③浅昏迷:意识丧失,对痛刺激尚有反应,角膜反射、吞咽反射和病理反射均尚存在。④深昏迷:对痛的刺激已无反应,生理反射和病理反射均消失,可出现去脑强直、尿潴留或充溢性尿失禁。

如发现伤者由清醒转为嗜睡或躁动不安,或有进行性意识障碍加重时,应考虑可能有颅内血肿形成,要及时采取措施。

(二)治疗原则

1.最初阶段

(1)急救必须争分夺秒。

(2)解除呼吸道梗阻。

(3)及早清创,紧急开颅清除血肿。

(4)及早防治急性脑水肿。

(5)及时纠正水、电解质平衡紊乱,防治感染。

2.第二阶段

第二阶段即过渡期,经过血肿清除、减压术与脱水疗法等治疗,脑部伤情初步趋向稳定,这个阶段,多数患者可能仍处于昏迷状态。

(1)加强支持疗法,如鼻饲营养,包括多种维生素及高蛋白食品;酌情使用促进神经营养与代谢的药物(脑活素等)及中药。

(2)积极防治并发症,如肺炎、胃肠道出血、水与电解质平衡失调、肾衰竭等。

（3）过渡期患者出现谵妄、躁动，精神症状明显者，酌情用冬眠药、镇静药，保持患者安静。

3.第三阶段

第三阶段即恢复阶段，患者可能遗留精神障碍，神经功能缺损（失语、瘫痪等）或处于长期昏睡状态，可采用体疗、理疗、新针、中西医药物等综合治疗，以促进康复。

七、重型颅脑损伤护理

（一）卧位

依患者伤情取不同卧位。

（1）低颅压患者宜取平卧位，如头高位时则头痛加重。

（2）颅内压增高时宜取头高位，以利颈静脉回流，减轻颅内压。

（3）脑脊液漏时取平卧位或头高位。

（4）重伤昏迷患者取平卧、侧卧与侧俯卧位，以利口腔与呼吸道分泌物向外引流，保持呼吸道通畅。

（5）休克时取平卧或头低卧位，时间不宜过长，避免增加颅内淤血。

（二）营养维持与补液

重型颅脑损伤患者由于创伤修复、感染和高热等原因，机体消耗量增加，维持营养及水、电解质平衡极为重要。

（1）伤后 2～3 天内一般予以禁食，每天静脉输液量 1 500～2 000 mL，不宜过多或过快，以免加重脑水肿与肺水肿。

（2）应用脱水剂甘露醇时应快速输入。

（3）出血性休克患者宜先输血。严重脑水肿患者先用脱水剂后酌情输液，补液须缓慢，限制入液量，以免脑水肿加重。

（4）脑损伤患者输浓缩清蛋白与血浆，既能增高血浆蛋白，也有利于减轻脑水肿。

（5）长期昏迷的患者，营养与水分摄入不足，可输氨基酸、脂肪乳剂或间断小量输血。

（6）准确记录出入量。

（7）颅脑伤可致消化吸收功能减退，肠鸣音恢复后，可用鼻饲给予高蛋白、高热量、高维生素和易于消化的流质食物，常用混合奶（每 1 000 mL 所含热量约 4.6 kJ）或要素饮食用输液泵维持。

(8)患者吞咽反射恢复后,即可试行喂食,开始少量饮水,确定吞咽功能正常后,可喂少量流质饮食,逐渐增加,使胃肠功能逐渐适应,防止发生消化不良或腹泻。

(三)呼吸系统护理

(1)保持呼吸道通畅,防止缺氧、窒息及预防肺部感染。

(2)氧疗:术后(或入监护室后)常规持续吸氧 3～7 天,中等浓度吸氧(氧流量为 2～4 L/min)。

(3)观察呼吸音和呼吸频率、节律,并准确描述记录。

(4)深昏迷或长期昏迷、舌后坠影响呼吸道通畅者,早期行气管切开术。

(5)做好切开后护理,监护室做好空气消毒隔离,保持一定温度和湿度(温度为 22～25 ℃,相对湿度约为 60%)。

(6)吸痰要及时,行无菌操作,吸痰要充分和有效,动作要轻,防止损伤支气管黏膜,一次性吸痰管可防止交叉感染。一人一盘,每吸一次均要戴无菌手套,气管内滴入稀释的糜蛋白酶+生理盐水+庆大霉素有利于黏稠痰液的排出。

(7)做好给氧,辅助呼吸:呼吸异常者可给氧或进行辅助呼吸,呼吸频率每分钟少于 9 次或超过 30 次,血气分析氧分压过低,二氧化碳分压过高,呼吸无力及呼吸不整等都是呼吸异常的征象。通过吸氧及浓度调整,使 PaO_2 维持在 1.3 kPa(10 mmHg)以上,$PaCO_2$ 保持在 3.3～4.0 kPa(25～30 mmHg)。代谢性酸中毒者静脉补充碳酸氢钠,代谢性碱中毒者可静脉补生理盐水给予纠正。

(四)颅内伤情监护

重点是防治继发病理变化,在颅内血肿清除后脑水肿是颅脑损伤后最突出的继发变化,伤后 48～72 小时达到高峰,采用甘露醇或呋塞米+清蛋白 6 小时交替使用。

1.意识判断

(1)清醒:回答问题正确,判断力和定向力正确。

(2)模糊:意识蒙眬,可回答简单问话但不一定确切,判断力和定向力差,患者呈嗜睡状。

(3)浅昏迷:意识丧失,对痛刺激尚有反应,角膜反射、吞咽反射和病理反射均尚存在。

(4)深昏迷:对痛的刺激已无反应,生理反射和病理反射均消失,可出现去脑强直、尿潴留或充溢性失禁。如发现患者由清醒转为嗜睡或躁动不安,或有进行性意识障碍时,可考虑有颅内压增高的表现,可能有颅内血肿形成,要及时采取措施。尽早行 CT 扫描确定有无颅内血肿,对原发损伤的程度和继发性损伤的发生、发展均是最可靠的指标。避免过度刺激和连续护理操作,以免引起颅内压持续升高。

2.严密观察瞳孔(大小、对称、对光反射)变化

病情变化往往在瞳孔细微变化中发现,如瞳孔对称性缩小并有颈项强直、头剧痛等脑膜刺激征,常为伤后出现的蛛网膜下腔出血,可做腰椎穿刺放出 1~2 mL 脑脊液证实。如双侧瞳孔针尖样缩小、光反应迟钝,伴有中枢性高热、深昏迷则多为脑桥损害。如瞳孔光反应消失、眼球固定,伴深昏迷和颈项强直,多为原发性脑干伤。伤后伤侧瞳孔先短暂缩小,继之散大,伴对侧肢体运动障碍,则往往提示伤侧颅内血肿。如一侧瞳孔进行性散大,光反射逐渐消失,伴意识障碍加重、生命体征紊乱和对侧肢体瘫痪,是脑疝的典型改变。如瞳孔对称性扩大、对光反射消失提示患者已濒危。

3.生命体征对颅内继发伤的影响

颅脑损伤对呼吸功能的影响主要有:①脑损伤直接导致中枢性呼吸障碍。②间接影响呼吸道发生支气管黏膜下水肿、出血。意识障碍者,呼吸道分泌物不能主动排出,咳嗽和吞咽功能降低,引起呼吸道梗阻性通气障碍。③可引起肺部充血、淤血、水肿和神经源性肺水肿致换气障碍,伤后脑细胞脆弱,血氧供给不足将加重脑细胞损害。呼吸功能障碍是颅脑外伤最常见的死亡原因,加强呼吸功能的监护对脑保护是至关重要的。

4.护理操作时避免引起颅内压变化

头部抬高 30°,保持中位,避免前屈、过伸、侧转(均影响脑部静脉回流),避免胸、腹腔内压升高,如咳嗽、吸痰、抽搐(胸、腹腔内压增高可致脑血流量增高)。

5.掌握和准确执行脱水治疗

颅脑外伤患者在抢救治疗中,常用的脱水剂有甘露醇,该药静脉快速注射后,血中浓度迅速增高,产生一时性血中高渗压,将组织间隙中水分吸入血管中,由于脱水剂在体内不易代谢,仍以原形经肾脏排泄而利尿能使组织脱水。颅脑外伤使用脱水剂后,可明显降低颅内压力,一般注射后 10 分钟可产生利尿作用,2~3 小时在血中达到高峰,维持 4~6 小时。甘露醇脱水静脉滴注时要求 15~30 分钟滴完,必要时进行静脉推注,及时准确收集并记录尿量。

(五)消化系统护理

重型颅脑损伤对消化系统的影响,一般认为可能有两个方面:一是由于交感

神经麻痹使胃肠血管扩张、淤血,同时由于迷走神经兴奋使胃酸分泌增加,损害胃黏膜屏障,导致黏膜缺血,局部糜烂。二是重型颅脑损伤均有不同程度缺氧,胃肠道黏膜也受累,缺氧水肿,影响胃肠道正常消化功能。对消化道功能监护主要是观察和防治胃肠道出血和腹泻,尤其是亚低温状态下,患者胃肠道蠕动恢复慢。伤后几日内应放置胃管,待肠鸣音恢复后给予胃肠道营养。

重型颅脑损伤,特别是丘脑下部损伤的患者,可并发神经源性应激性胃肠道出血。出血之前患者多有呼吸异常、缺氧或并发肺炎、呃逆,随之出现咖啡色胃液及柏油样便,多次大量柏油样便可导致休克和衰竭。在处理上,要改善缺氧,稳定生命体征,记录出血情况,禁食,药物止血,如给予西咪替丁、酚磺乙胺、氨甲苯酸、云南白药等。必要时胃内注入少量去甲肾上腺素稀释液,对止血有帮助。同时采取抗休克措施、输血或血浆,注意水、电解质平衡,对于便秘 3 天以上者,可给予缓泻剂、润肠剂或开塞露,必要时戴手套掏出干结大便块。

(六)五官护理

(1)注意保护角膜,由于外伤造成眼睑闭合不全,故要防止角膜干燥坏死。一般可戴眼罩、眼部涂眼药膏,必要时暂时缝合上下眼睑。

(2)脑脊液漏和耳漏时,宜将鼻、耳血迹擦尽,禁用水冲洗,禁加纱条、棉球填塞。患者取半卧位或平卧位,多能自愈。

(3)及时做好口腔护理,清除鼻咽、口腔内分泌物与血液。用 3% 过氧化氢或生理盐水,或0.1%呋喃西林清洗口腔每天 4 次,长期应用多种抗生素者,可并发口腔真菌,发现后宜用制霉菌素液每天清洗 3～4 次。

(七)皮肤护理

昏迷及长期卧床,尤其是衰竭患者易发生褥疮,预防要点如下。

(1)勤翻身,2 小时 1 次,避免皮肤连续受压,采用气垫床、海绵垫床。

(2)保持皮肤清洁干燥,床单平整,大小便浸湿后随时更换。

(3)交接班时,要检查患者皮肤,如发现皮肤发红,只要避免再受压即可消退。

(4)昏迷患者如需应用热水袋,常规温度为 50 ℃,避免烫伤。

(八)泌尿系统护理

(1)留置导尿,每天冲洗膀胱 1～2 次,每周更换导尿管。

(2)注意会阴护理,防止泌尿系统感染,观察有无尿液含血,重型颅脑伤者每天记尿量。

(九)血糖监测

脑损伤 24 小时后发生高血糖较为常见,它可进一步破坏脑细胞功能,因此对高血糖的监测防治也是必需的。监测方法应每天采血查血糖,应用床边血糖监测仪、尿糖试纸监测血糖和尿糖,每天 4 次,脑外伤术后预防性应用胰岛素 12~24 U,静脉滴注,每天 1 次。

护理要点:①正确掌握血糖、尿糖测量方法。②掌握胰岛素静脉滴注的浓度,每 500 mL 液体中不超过 12 U,滴速每分钟＜60 滴。

(十)伤口观察与护理

(1)开放伤或开颅术后,观察敷料有无血性浸透情况,及时更换,头下垫无菌巾。

(2)注意是否有脑脊液漏。

(3)避免患侧伤口受压。

(十一)躁动护理

颅脑伤急性期因颅内出血,血肿形成,颅内压急剧增高,常引起躁动。此外,缺氧、休克兴奋期、尿潴留、膀胱过度膨胀、脑外伤恢复期也可有躁动。患者躁动时应适当将四肢加以约束,防止自伤、坠床,分析躁动原因并针对原因加以处理。

(十二)高热护理

颅脑损伤患者出现高热时,急性期体温可达 38~39 ℃,经过 5~7 天逐渐下降。

(1)如体温持续不退或下降后又高热,要考虑伤口、颅内、肺部或泌尿系统并发感染。

(2)颅内出血,尤其是脑室出血也常引起高热。

(3)因丘脑下部损伤发生的高热可以持续较长时间,体温可高达 41 ℃以上,部分患者因高热不退而死亡。

高热处理:①一般头部枕冰袋或冰帽,酌情使用冬眠药。②小儿及老年人应着重预防肺部并发症。③长期高热要注意补液。④冬眠低温是治疗重型颅脑伤、防治脑水肿的措施,也用于高热时。⑤目前我们采用亚低温,使患者体温降至 34 ℃左右,一般 3~5 天可自然复温。⑥冰袋降温时要外加包布,避免发生局部冻伤。⑦降温时观察患者,需注意区别药物作用与伤情变化引起的昏迷。

(十三)癫痫护理

颅骨凹陷骨折、急性脑水肿、蛛网膜下腔出血、颅内血肿、颅内压增高、高热等均可引起癫痫发作,应注意以下几点。

(1)防止误吸与窒息,由专人守护,将患者头转向一侧,上下牙之间加牙垫防舌咬伤。

(2)自动呼吸停止时,应立即行辅助呼吸。

(3)大发作频繁、连续不止,称为癫痫持续状态,可造成脑缺氧而加重脑损伤,一旦发现,应及时通知医师做有效的处理。

(4)详细记录癫痫发作的形式与频度及用药剂量。

(5)癫痫持续状态时,常用地西泮、冬眠药、苯妥英钠。

(6)癫痫发作和发作后不安的患者,要倍加防范,避免坠床而发生意外。

(十四)亚低温治疗的护理

亚低温治疗重型颅脑伤是近几年临床开展的有效新方法。大量动物试验研究和临床应用结果都表明,亚低温对脑缺血和脑外伤具有肯定的治疗效果,但亚低温保护的确切机制尚不十分清楚,可能包括以下几个方面。

(1)降低脑组织氧耗量,减少脑组织乳酸堆积。

(2)保护血-脑屏障,减轻脑水肿。

(3)抑制内源性毒性产物对脑细胞的损害作用。

(4)减少钙离子内流,阻断钙对神经元的毒性作用。

(5)减少脑细胞结构蛋白破坏,促进脑细胞结构和功能修复。

(6)减轻弥漫性轴索损伤,弥漫性轴索损伤是导致颅脑伤死残的主要病理基础,尤其脑干网状上行激活系统轴索损伤是导致长期昏迷的确切因素。

亚低温能显著控制脑水肿,降低颅内压,减少脑组织细胞耗能,减轻神经毒性产物过度释放等。目前临床常用半导体冰毯制冷与药物降温相结合的方法,使患者肛温一般维持在 $30\sim34$ ℃,持续3~10天。

亚低温治疗状态下护理要点:①生命体征监测。亚低温状态下会引起血压降低和心率缓慢,护理工作中应该严密观察患者心率、心律、血压等,尤其是儿童和老年患者及心脏病、高血压患者应该予以重视,采用床边监护仪连续监测。②降温毯置于患者躯干部,背部和臀部皮肤温度较低,血循环减慢,容易发生压疮,每小时翻身1次,避免长时间压迫,使血运减慢而发生褥疮。③防治肺部感染。亚低温状态下,患者自身抵抗力降低,气管切开后较易发生肺部感染。加强翻身叩背、吸痰,呼吸道冲洗时将冲洗液吸净是关键护理措施。

(十五)精神与心理护理

不论伤情轻重,患者都可能对脑损伤存在一定的忧虑,担心今后的工作能否适应,生活是否受影响。护士对患者从机体的代偿功能和可逆性多做解释,给患者安慰和鼓励,以增强自信心。对饮食、看书、学习等不宜过分限制,早期锻炼有利康复。因器质性损伤引起失语、瘫痪者,宜早期进行训练与功能锻炼。

(十六)康复催醒治疗的护理

目前认为颅脑伤患者伤后持续昏迷1个月以上为长期昏迷。长期昏迷催醒治疗应包括预防各种并发症、使用催醒药物、减少或停用苯妥英钠和巴比妥类药物、交通性脑积水外科治疗等。

高压氧是目前用于长期昏迷患者催醒行之有效的方法之一,颅脑伤昏迷患者一旦伤情平稳,应该尽早接受高压氧治疗,疗程通常在30天左右。对于高热、高血压、心脏病和活动性出血的昏迷患者,应该慎用此类治疗,以防发生意外。

长期昏迷的正规康复治疗包括早期和后期康复治疗。早期康复治疗是指患者在伤后住院期间由医护人员所进行的康复治疗;后期康复治疗是指患者出院后转至康复中心,在康复体疗、心理等方面的医护人员指导下进行的康复训练和治疗。

(1)从简单基本功能训练开始循序渐进。

(2)放大效应:如收录机音量适当放大,选用大屏幕电视机,放大康复训练器材和生活用具,选择患者喜爱的音像带等。

(3)反馈效应:在整个训练康复过程中,医护人员要经常给患者鼓励、称赞和指导性批评。有条件时,将患者整个康复治疗过程进行录像定期放给患者看,使其感到康复的过程中,神经功能较前逐渐恢复,增强自信心。

(4)替代方法:若患者不能行走,则教会患者如何使用各种辅助工具行走。

(5)重复训练:是在相当长的康复训练过程中,既要让患者反复训练以促进运动功能重建,又要不断改进训练方法和器材,才能不使患者产生厌倦情绪。迄今已经有大量随机双盲前瞻性临床观察结果表明,正规康复治疗对重型颅脑伤患者运动神经功能恢复较未接受正规康复治疗患者明显。早期(<35天)较晚期(>35天)开始正规康复治疗的患者神经功能恢复快1倍以上。对正规康复治疗伤后7天内开始与7天以上开始者进行评分,前者明显高于后者。一般情况下,早期康复治疗疗程为1~3个月,重残颅脑伤患者需要1~2年。

目前临床治疗颅脑伤患者智力障碍的主要药物包括三大类:儿茶酚胺类、胆碱能类和智力增强药。近年来发现神经节苷脂和促甲状腺释放激素对颅脑伤患者智力的恢复也有促进作用。

颅脑伤患者伤后智力障碍主要临床表现为记忆力障碍、语言障碍和计数能力障碍。记忆力障碍主要包括视觉记忆力障碍、听觉记忆力障碍、空间记忆力障碍和颞叶定向障碍。语言障碍主要包括阅读理解障碍、失认症、失写症、语言理解障碍、发音和拼音障碍等。近年来采用智力训练和药物结合治疗颅脑伤患者智力障碍已受到人们重视。智力康复训练加药物治疗有助于颅脑伤患者的智力恢复。然而,智力康复训练应与体能康复训练同期进行。目前我们的智力康复训练主要包括仪器工具训练、反复操作程度训练及帮助记忆力的技巧训练等。

康复期伤病员需加强心理护理:对于轻型患者应鼓励尽早自理生活,防止过度依赖医务人员。要鼓励他们树立战胜伤病的信心,清除脑外伤后综合征的顾虑。脑外伤后综合征是指脑外伤后患者所出现的临床精神神经症状或主诉,主要包括头痛、眩晕、记忆力减退、软弱无力、四肢麻木、恶心、复视和听力障碍等。应该向患者做适当解释,让患者知道有些症状属于功能性的,可以恢复。对于遗留神经功能残疾患者的今后生活工作问题及偏瘫失语的锻炼等问题,应该积极向患者及家属提出合理建议和正确指导,帮助患者恢复,鼓励患者面对现实,树立争取完全康复的信心。

第十一章

妇产科护理

第一节 女性生殖系统炎症

一、概述

女性生殖系统炎症包括来自下生殖道的外阴、阴道、宫颈至盆腔内的子宫、输卵管、卵巢、盆腔腹膜、盆腔结缔组织而来的炎症。炎症可局限于一个部位或多个部位同时受累。病情轻者无症状,重者可引起败血症甚至感染性休克死亡。女性生殖系统炎症不仅危害患者,还可危及胎儿、新生儿。

(一)女性生殖系统的自然防御功能

女性生殖器的解剖和生理生化特点具有比较完善的自然防御功能,增加了对感染的防御能力。

1.外阴

外阴皮肤为鳞状上皮,抗感染能力强。两侧大阴唇自然合拢,遮掩阴道口、尿道口。

2.阴道

由于盆底肌的作用,阴道口闭合,阴道前、后壁紧贴,可以防止外界微生物的侵入。在卵巢分泌的雌激素作用下,阴道上皮细胞中含有丰富的糖原,在阴道杆菌和酶的作用下分解为乳酸,维持阴道正常的酸性环境 pH≤4.5,多在 3.8～4.4,阴道的弱酸性能抑制大多数致病菌的生长。

3.子宫颈

内膜所分泌的大量黏液形成"黏液栓",阻塞子宫颈管,且子宫颈内口紧闭,可阻挡病原体侵入。宫颈阴道部表面覆以复层鳞状上皮,具有较强的抗感染能力。

4.子宫内膜

育龄妇女子宫内膜周期性剥脱,可及时消除宫腔内的感染。

5.输卵管

输卵管黏膜上皮细胞的纤毛向子宫腔方向摆动,以及输卵管的向心性蠕动,输卵管液中含有乳铁蛋白、溶菌酶清除进入输卵管的病原体,均利于阻止病原体的侵入。

6.生殖道的免疫系统

宫颈和子宫黏膜聚集有不同数量的淋巴组织及散在的淋巴细胞,包括 T 细胞、B 细胞。此外,中性粒细胞、巨噬细胞、补体及一些细胞因子均在局部有重要的免疫功能,发挥抗感染作用。

上述自然防御功能遭到破坏,或机体免疫功能降低、内分泌发生变化或外源性致病菌侵入,均可导致炎症发生。

(二)病原体

1.细菌

大多为化脓菌如葡萄球菌、链球菌、大肠埃希菌、厌氧菌、变形杆菌、淋病奈瑟菌、结核分枝杆菌等。

2.原虫

多见阴道毛滴虫,其次为阿米巴原虫。

3.真菌

以假丝酵母(念珠菌)为主。

4.病毒

以疱疹病毒、尖锐湿疣病毒、人乳头瘤病毒为多见。

5.螺旋体

多见苍白密螺旋体。

6.衣原体

常见为沙眼衣原体,感染症状不明显,常引起输卵管黏膜结构及功能破坏,引起盆腔广泛粘连。

7.支原体

正常阴道菌群的一种,在一定的条件下可引起生殖道炎症。

(三)感染途径

1.沿生殖器黏膜上行蔓延

病原体侵入外阴、阴道,沿黏膜面经子宫颈、子宫内膜、输卵管黏膜至卵巢及腹腔。淋病奈瑟菌,沙眼衣原体及葡萄球菌沿此途径扩散。

2.经血液循环蔓延

为结核分枝杆菌感染的主要途径,病原体先进入人体的其他系统,再经过血液循环感染生殖器

3.经淋巴系统蔓延

病原体经外阴、阴道、子宫颈及宫体创伤处的淋巴管侵入盆腔结缔组织及内生殖器其他部分,是产褥感染、流产后感染及放置宫内节育器后感染的主要传播途径,多见于链球菌、大肠埃希菌、厌氧菌感染。

4.直接蔓延

腹腔其他脏器感染后,直接蔓延到内生殖器。如阑尾炎可引起右侧输卵管炎。

(四)炎症的发展与转归

1.痊愈

患者抵抗力强、病原体致病力弱或治疗及时、抗生素使用恰当,病原体完全被消灭,炎症很快被控制,炎症渗出物完全被吸收,为痊愈。一般痊愈后组织结构、功能都可以恢复正常,不留痕迹。但如果坏死组织、炎性渗出物机化形成瘢痕或粘连,则组织结构和功能不能完全恢复。

2.转为慢性炎症

治疗不及时彻底,或病原体对抗生素不敏感,身体防御功能与病原体的作用处相持状态,使得炎症长期存在。机体抵抗力强时,炎症可以被控制并逐渐好转,当机体抵抗力降低,慢性炎症可急性发作。

3.扩散与蔓延

患者抵抗力低下、病原体作用强时,炎症可经淋巴和血行扩散或蔓延到邻近器官,严重时可形成败血症,危及生命。

(五)临床表现

1.症状

(1)阴道分泌物增多:正常阴道分泌物呈白色稀糊状或蛋清样,高度黏稠,无腥臭味,量少,对妇女健康无不良影响。当生殖道出现炎症,特别是发生阴道炎和子宫颈炎时,阴道分泌物显著增多呈脓性,有异味及性状的改变。

(2)外阴不适:阴道分泌物刺激外阴皮肤,可引起瘙痒、疼痛、烧灼感。

(3)不孕:黏稠性阴道分泌物不利于精子穿过,或慢性炎症导致盆腔淤血,可

造成不孕。

(4)炎症扩散症状:当炎症扩散到盆腔时,可有腰骶部疼痛、盆腔下坠痛,常在月经前后、性交后、劳累时加剧。若有腹膜炎患者则出现恶心、呕吐、腹胀、腹泻等消化系统症状。若有脓肿形成,则有下腹包块及局部压迫刺激症状。

(5)全身症状:精神不振、食欲缺乏、体重下降、乏力、头痛、四肢疼痛等。

2.体征

(1)外阴:局部可有抓痕、压痛、充血、红肿、糜烂、湿疹、溃疡、皮肤粗糙增厚,阴蒂、大小阴唇、肛门周围、尿道口、阴道口有乳头状疣、丘疹或斑疹。

(2)阴道:阴道黏膜有充血炎性改变,可见不同性状的分泌物。

(3)子宫颈:可见充血、红肿、糜烂、肥大,息肉、裂伤、外翻及子宫颈腺囊肿,子宫颈举痛。

(4)子宫:双合诊和三合诊检查发现宫体稍大,有压痛,活动受限。

(5)附件:可有肿块、增粗、压痛。

(六)辅助检查

1.阴道分泌物检查

在阴道分泌物中寻找病原体滴虫、白假丝酵母、细菌、支原体、衣原体,必要时可做细菌培养。

2.聚合酶链反应(PCR)

PCR方法简便、快捷、灵敏度高,特异性强,可检测、确诊人乳头瘤病毒感染、淋病奈瑟菌感染。

3.宫颈刮片或分段诊刮术

对有血性白带者,应与子宫恶性肿瘤相鉴别,需常规作宫颈刮片,必要时行分段诊刮术。

4.局部组织活检

活体组织检查可明确诊断。

5.B超

可了解子宫、附件情况。

6.阴道镜检查

帮助发现子宫颈有无病变。

7.腹腔镜

能直接观察到子宫、输卵管浆膜面,并可取腹腔液行细菌培养,或在病变处做活组织检查。

(七)治疗要点

1.控制炎症

针对病原体选用相应抗生素进行治疗。抗生素可全身或局部使用,要求及时、足量、规范、彻底、有效。必要时加用辅助药物以提高疗效。

2.病因治疗

积极寻找病因,针对病因进行治疗。

3.局部治疗

用抗生素软膏局部涂抹,每天1~2次。局部药物热敷、坐浴、冲洗或熏洗。

4.物理治疗

采用微波、短波、超短波、激光、冷冻、离子透入(可加入各种药物)等物理治疗,可促进局部血液循环,改善组织营养状态,利于炎症吸收和消退。

5.手术治疗

以彻底治愈为原则,可根据情况选择经阴道、经腹部或腹腔镜手术,不遗留病灶,避免复发。

6.中药治疗

根据不同病情,选择清热解毒、清热利湿或活血化瘀的中药。

7.加强预防

注意个人卫生,保持外阴清洁、干燥,穿纯棉内裤并经常更换;增加营养,提高机体抵抗力;定期进行妇科检查,及早发现炎症并积极治疗。

(八)护理措施

1.一般护理

嘱患者多休息,避免劳累,急性炎症期应卧床休息。指导患者增加营养,进食高蛋白、高热量、高维生素食物以提高抵抗力,发热时多饮水。

2.病情观察

认真对待患者的主诉,注意观察生命体征、分泌物的量和性状、用药反应等并详细记录,如有异常及时与医师联系。

3.舒适护理

指导患者定时更换消毒会阴垫,便后冲洗及会阴擦洗时遵循从前向后、从尿道到阴道,最后肛门原则。嘱患者避免搔抓局部,按医嘱给予止痒药膏。炎症急性期,给予半卧位,以利于分泌物积聚于子宫直肠陷窝而使炎症局限。疼痛症状明显者,按医嘱给予镇痛药。为发热患者做好物理降温并及时为其更换衣服、床单。

4.心理护理

由于炎症部位处于患者的隐私处,患者往往有害羞心理,不愿及时就医,护理人员应使用通俗易懂的语言与患者及家属沟通,耐心告知及时就医的重要性,并鼓励患者坚持治疗和随访。

主动向患者解释检查和治疗的目的、作用、方法、不良反应和注意事项。要尊重慢性患者,耐心倾听其诉说,及时了解其心理问题,与患者及家属共同讨论治疗、护理方案,争取家人的理解和支持,减轻患者的恐惧和焦虑,提供必要的帮助。

5.健康指导

(1)卫生宣教:指导妇女注意经期、孕期、分娩期和产褥期的卫生;减少局部刺激,穿棉质内裤,透气性强会阴垫;治疗期间勿去公共浴池、游泳池;浴盆、浴巾等用具应消毒,禁止性生活。

(2)普查普治:指导患者定期进行妇科检查,及早发现异常,并积极治疗。

(3)指导用药:向患者讲解有关药物作用、不良反应,教会患者自己用药的方法及注意事项,为患者示教会阴区的清洁及用药方法后,请患者示教,确定能正确操作为止,保证疗程和疗效。

(4)传授知识:向患者及家属讲解常见妇科炎症的诱发因素、预防方法,共同讨论适用患者家庭的防治措施并鼓励使用。

二、非特异性外阴炎

非特异性外阴炎主要指外阴部皮肤与黏膜的炎症。由于外阴部与外界接触较多,尿道、肛门、阴道邻近,易发生炎症,其中以大、小阴唇为最多见。

(一)病因

阴道分泌物、月经血、产后恶露、尿液、粪便的刺激可引起外阴不同程度的炎症。此外,糖尿病患者的糖尿的长期浸渍、穿紧身化纤内裤、月经垫通透性差、局部经常潮湿等均可引起外阴部的炎症。

(二)临床表现

1.症状

外阴皮肤瘙痒、疼痛、红肿、灼热感,于活动、排尿、排便及性交时加重。病情严重时形成外阴溃疡可导致行走不便。

2.体征

检查见局部充血、肿胀、糜烂,常有抓痕,严重者形成溃疡或湿疹。慢性炎症者,外阴局部皮肤或黏膜增厚、粗糙、皲裂、甚至出现苔藓样变。

(三)治疗要点

1.病因治疗

积极去除病因,由糖尿液的刺激引起的外阴炎,应治疗糖尿病;尿瘘、粪瘘引起的外阴炎则应及时修补。

2.局部治疗

保持局部清洁、干燥,局部使用 1∶5 000 高锰酸钾坐浴,水温 40 ℃,每次 15～30 分钟,每天 1～2 次,急性期还可选用微波或红外线局部物理治疗。

(四)护理措施

1.健康教育

教会患者坐浴的方法,包括液体的配制、温度、坐浴的时间及注意事项。取高锰酸钾结晶加温开水配成 1∶5 000 约 40 ℃溶液,注意配制的溶液浓度不宜过高,以免灼伤皮肤,肉眼观为淡玫瑰红色。每次坐浴 20 分钟,每天 2 次。坐浴时要使会阴部浸没于溶液中,月经期停止坐浴。外阴溃破者要预防继发感染,局部严禁搔抓,勿用刺激性药物或肥皂擦洗。减少摩擦和混合感染的机会。

2.预防

注意个人卫生,保持外阴清洁、干燥,勤换棉质内裤,使用柔软无菌会阴垫。做好经期、孕期、分娩期及产褥期卫生。勿饮酒,少进辛辣食物。

三、前庭大腺炎

前庭大腺炎是病原体侵入前庭大腺引起的炎症,包括前庭大腺脓肿和前庭大腺囊肿。此病育龄妇女多见,幼女及绝经后妇女少见。

(一)病因

主要病原体为内源性病原体(葡萄球菌、链球菌、大肠埃希菌、肠球菌等)及性传播病原体(淋病奈瑟菌及沙眼衣原体)。在性交、流产、分娩或其他情况污染外阴部时,病原体容易侵入前庭大腺,引发炎症。急性炎症发作时,细菌先侵犯腺管,腺管呈急性化脓性炎症,腺管口因炎症肿胀阻塞,脓液不能外流、积存而形成脓肿,称前庭大腺脓肿。当急性炎症消退后,腺管口粘连闭塞,分泌物不能排出,形成前庭大腺囊肿。

(二)临床表现

炎症多为一侧。初起时局部肿胀、疼痛、灼烧感,行走不便,大小便困难。局部见皮肤红肿、发热、压痛明显。患者出现发热等全身症状。当脓肿形成时,疼痛加剧,严重者脓肿直径可达 5～6 cm,表面皮肤发红、变薄、触及波动感,周围组织水肿。当脓肿内压力增大时,表面皮肤变薄,脓肿自行破溃,若破口大,可自行引流,炎症较快消退而痊愈;若破口小,引流不畅,则炎症持续不消退,可反复急性发作。

(三)治疗要点

急性炎症发作时,需卧床休息。取前庭大腺开口处分泌物作细菌培养和药敏试验,根据病原体选用抗生素、磺胺药,并选用清热、解毒的中药局部热敷或坐浴。脓肿形成后可切开引流并做造口术,尽量避免切口闭合后形成囊肿或反复感染。

(四)护理措施

1.一般护理

急性期嘱患者卧床休息,按医嘱给予抗生素及镇痛药。选用蒲公英、紫花地丁、金银花、连翘等中药煎汤,局部熏洗或坐浴。

2.术后护理

脓肿或囊肿切开术后,局部放置引流条引流,引流条需每天更换。外阴用 1：5 000氯己定(洗必泰)棉球擦洗,每天 2 次。伤口愈合后,改用 1：8 000呋喃西林坐浴,每天 2 次。

四、滴虫性阴道炎

滴虫性阴道炎是由阴道毛滴虫引起的常见的阴道炎。

(一)病因与发病机制

滴虫生长的适宜温度为 25～40 ℃、pH 为 5.2～6.6 的潮湿环境,在 PH 为 5.0以下或7.5以上的环境中则不生长。滴虫性阴道炎患者的阴道 pH 一般在6.5左右,月经前后阴道 pH 发生变化,经后接近中性。寄生于阴道或腺体中的滴虫于月经前后常得以繁殖,引起炎症的发作。妊娠期及产后等阴道环境改变,适于滴虫生长繁殖而引起滴虫性阴道炎。滴虫能消耗或吞噬阴道上皮细胞内的糖原,阻碍乳酸生成,使阴道 pH 升高,以降低阴道酸度而有利于繁殖。滴虫还可侵入尿道或尿道旁腺,甚至膀胱、肾盂中。

滴虫的传染途径：①经性交直接传播；②经公共浴池、浴盆、浴巾、游泳池、坐式便器、衣物等间接传播；③医源性传播是通过污染的器械及敷料传播。

(二)临床表现

潜伏期4～28天。典型症状是稀薄的泡沫状白带增多，外阴瘙痒。瘙痒部位主要为阴道口及外阴间，或有灼热、疼痛、性交痛等。合并其他细菌感染呈脓性，可有臭味。尿道口有感染时，可有尿频、尿痛，有时可见血尿。阴道毛滴虫能吞噬精子、阻碍乳酸生成，可致不孕。妇科检查时见阴道黏膜充血，严重者有散在出血斑点，后穹隆白带量多，呈灰黄色、黄白色稀薄液体或黄绿色脓性分泌物，常呈现泡沫状。少数患者阴道内有滴虫存在而无炎症反应，称为带虫者。

(三)治疗要点

本病的治疗原则是切断传染途径，杀灭阴道毛滴虫，恢复阴道正常pH，保持阴道自净功能。

1.全身用药

性伴侣应同时治疗。对初次治疗患者单次口服甲硝唑(灭滴灵)2 g。孕早期及哺乳期孕妇慎用。也可用甲硝唑(灭滴灵)400 mg，每天2次，7天为1个疗程。口服吸收好，疗效高，毒性小，应用方便。

2.局部用药

不能耐受口服药物或不适宜全身用药者可以局部给药，也可全身及局部联合用药，以联合用药效果佳。局部用药前可先用1%～5%醋酸液冲洗阴道，改善阴道内环境，以提高疗效。

(四)护理措施

1.指导患者自我护理

保持外阴部清洁、干燥，尽量避免搔抓外阴部致皮肤破损。滴虫性阴道炎主要由性行为传播，治疗期间禁止性交，勤换内裤、洗涤时应煮沸消毒5～10分钟以消灭病原体，避免交叉和重复感染的机会。性伴侣应同时进行治疗，有助于提高疗效。

2.指导患者配合检查

做分泌物培养前，告知患者取分泌物前24～48小时避免性交、阴道灌洗及局部用药。分泌物取出后应及时送检并注意保暖，否则滴虫活动力减弱。

3.指导患者正确阴道用药

告知患者各种阴道用药方法，以及酸性药液冲洗阴道后再塞药的原则。月经期间暂停坐浴、阴道冲洗及阴道用药。

4.观察用药反应

患者口服甲硝唑(灭滴灵)后偶见胃肠道反应,如食欲缺乏、恶心、呕吐。偶见头痛、皮疹、白细胞计数减少等,一旦发现应报告医师并停药。甲硝唑(灭滴灵)使用期间要禁酒,孕20周前或哺乳期妇女禁用。

5.强调治愈标准及随访

滴虫性阴道炎常于月经后复发,应向患者解释坚持按照医嘱正规治疗的重要性。治疗后检查滴虫阴性者,仍应每次月经后复查阴道分泌物,若经几次检查均阴性,方可称为治愈。

五、外阴、阴道假丝酵母病

外阴、阴道假丝酵母病(vulvovaginal candidiasis,VCC)是由假丝酵母引起的常见的外阴、阴道炎,也称外阴阴道念珠菌病。国外资料显示约75%妇女一生中至少患过1次,45%妇女经历过1次复发。

(一)病因

80%～90%的病原体为白假丝酵母,10%～20%为光滑假丝酵母、近平滑假丝酵母、热带假丝酵母等。由假丝酵母感染的阴道pH多为4.0～4.7,通常<4.5。白假丝酵母为双相菌,酵母相为芽生孢子,在无症状寄居及传播中起作用;菌丝相为芽生孢子伸长成假菌丝,侵袭组织能力加强。假丝酵母对热的抵抗力不强,加热至60 ℃ 1小时即可死亡,但对干燥、日光、紫外线及化学制剂的抵抗力较强。

白假丝酵母为条件致病菌,正常情况下阴道内菌量极少,呈酵母相,并不引起症状。当阴道内糖原增加、局部细胞免疫力下降,适合白假丝酵母的繁殖并转变为菌丝相,才出现症状。多见于孕妇、糖尿病患者及接受大量雌激素治疗者。此外,长期应用抗生素,改变了阴道内微生物之间的相互制约关系;服用类固醇皮质激素或免疫缺陷综合征,使机体的抵抗力降低;穿紧身化纤内裤、肥胖可使会阴局部的温度及湿度增加,也易使白假丝酵母得以繁殖而引起感染。

(二)传播方式

1.内源性感染

为主要感染,假丝酵母除寄生阴道外,还可寄生于人的口腔、肠道,这三个部位的假丝酵母菌可互相传染,当局部环境条件适合时易发病。

2.性交传染

少部分患者可通过性交直接传染。

3.间接传染

极少通过接触污染的衣物间接传染。

(三)临床表现

主要为外阴瘙痒、灼痛、尿痛及性交痛,严重时坐卧不宁,急性期阴道分泌物增多,分泌物的特征是白色稠厚呈凝乳或豆渣样。妇科检查可见外阴红斑、水肿,常伴有抓痕,小阴唇内侧及阴道黏膜有白色膜状物,擦除后露出红肿黏膜面,急性期还可见到糜烂及浅表溃疡。

(四)治疗要点

本病的治疗原则是消除诱因,根据患者情况选择局部或全身应用抗真菌药物。

1.局部用药

用2%～4%碳酸氢钠液冲洗阴道,改变阴道酸碱度,再选用咪康唑栓剂、克霉唑栓剂或片剂、制霉菌素栓剂或片剂等药物放于阴道内。

2.全身用药

若局部用药效果差或病情较顽固者,可选用伊曲康唑、氟康唑、酮康唑等口服。

(五)护理措施

基本同滴虫性阴道炎,为提高效果,可用2%～4%碳酸氢钠液坐浴或阴道冲洗。鼓励患者坚持用药,不随意中断疗程。妊娠期合并感染者,为避免胎儿感染,应禁用口服唑类药物并坚持局部治疗,直至妊娠8个月。约15%男性与女性患者接触后患龟头炎,对有症状的男性也应进行检查及治疗,无症状不需治疗。

六、萎缩性阴道炎

萎缩性阴道炎常见于自然绝经及卵巢去势后妇女,也可见于产后闭经或药物假绝经治疗的妇女。

(一)病因

因卵巢功能衰退,雌激素水平降低,阴道壁萎缩,黏膜变薄,上皮细胞内糖原含量减少,阴道内 pH 增加,局部抵抗力降低,致病菌容易侵入繁殖引起炎症。

(二)临床表现

主要症状为阴道分泌物增多及外阴瘙痒、灼热感,可伴有性交痛。阴道分泌物稀薄,呈淡黄色,感染严重者呈血样脓性白带。检查见阴道呈老年性改变,上皮萎缩,皱襞消失,上皮平滑、菲薄。阴道黏膜充血,有小出血点,有时可见浅表小溃疡。溃疡面可与对侧粘连,严重时造成狭窄甚至闭锁,炎症分泌物引流不畅形成阴道积脓或宫腔积脓。

(三)治疗要点

萎缩性阴道炎的治疗原则是补充激素,增加阴道抵抗力及抑制细菌生长。

1.抑制细菌生长

用 1％乳酸液或 0.1％～0.5％醋酸液冲洗阴道,增加阴道酸度,抑制细菌生长繁殖。

2.增加阴道抵抗力

针对病因给予雌激素制剂,可局部给药,也可全身用药。己烯雌酚 0.125～0.250 mg,每晚放入阴道内,7 天为 1 个疗程。全身用药可口服尼尔雌醇,首次 4 mg,以后每 2～4 周 1 次,每晚 2 mg,维持 2～3 个月。

(四)护理措施

加强健康教育,告知患者按医嘱正确用药,并指导局部用药方法,用药前洗净双手及会阴,以减少感染的机会。自己用药有困难者,指导家属协助用药,乳腺癌或子宫内膜癌患者慎用雌激素制剂。注意保持会阴清洁,勤换会阴垫、内裤。

七、宫颈炎症

宫颈炎症是妇科最常见的疾病之一,包括宫颈阴道部炎症及宫颈管黏膜炎症,有急性和慢性两种。

急性子宫颈炎症常见与急性子宫内膜炎或急性阴道炎同时发生。临床以慢性子宫颈炎多见,本节仅叙述慢性子宫颈炎。

(一)病因

多见于分娩、流产或手术损伤子宫颈后,病原体侵入引起感染。卫生不良或雌激素缺乏,局部抗感染能力差,也易引起慢性宫颈炎。病原体主要为葡萄球菌、链球菌、大肠埃希菌及厌氧菌。其次为性传播疾病的病原体,如淋病奈瑟菌、沙眼衣原体。子宫颈黏膜皱襞多,病原体侵入在黏膜处隐藏,感染不易彻底清除。

(二)临床表现

主要症状是分泌物增多,呈黏液脓性或血性。阴道分泌物刺激可引起外阴瘙痒及灼热感。此外,可出现经间期出血、性交后出血等症状。若合并尿路感染,可出现尿频、尿急、尿痛。当炎症沿宫骶韧带扩散到盆腔时,可有腰骶部疼痛、盆腔部下坠痛等。宫颈黏稠性分泌物不利于精子穿过,可造成不孕。妇科检查可见宫颈有不同程度糜烂、肥大、充血、水肿、有时质较硬,有时可见息肉、裂伤、外翻及宫颈腺囊肿等。

(三)治疗要点

宫颈炎症的治疗原则是排除早期宫颈癌后针对病原体及时采用足量抗生素治疗。

治疗前取子宫颈管分泌物做培养及药敏试验,同时查找淋病奈瑟菌及沙眼衣原体,根据检测结果采用相应的抗感染药物。对于合并细菌性阴道病者,同时治疗细菌性阴道病,否则将导致宫颈炎症持续存在。

(四)护理措施

1.一般护理

保持外阴清洁干燥,减少局部摩擦;按医嘱及时、足量、规范应用抗生素。

2.预防措施

指导妇女定期做妇科检查。发现宫颈炎症予以积极治疗。治疗前应常规做宫颈刮片行细胞学检查,以除外癌变可能。避免分娩时或器械损伤宫颈;产后发现宫颈裂伤应及时缝合。

(五)宫颈炎症相关疾病

1.宫颈糜烂样改变

宫颈外口处的宫颈阴道部呈细颗粒状的红色区,称为宫颈糜烂样改变,以往教科书称为"宫颈糜烂"。"子宫颈糜烂"并不是上皮脱落、溃疡的真性溃烂,也不等同于病理学上的慢性子宫颈炎的诊断标准。宫颈糜烂样改变可能是生理性的柱状上皮异位,即宫颈阴道部的鳞状上皮被子宫颈管的柱状上皮取代;也可能是病理性的,即子宫颈管柱状上皮抵抗力低,病原体易侵入发生炎症。

(1)分类:①在炎症初期,糜烂面仅为单层子宫颈管柱状上皮所覆盖,表面平坦,称为单纯性糜烂。②随后由于腺上皮过度增生并伴有间质增生,糜烂面凹凸不平呈颗粒状,称颗粒型糜烂。③当间质增生显著,表面不平现象更加明显呈乳突状,称为乳突型糜烂。

（2）治疗：生理性柱状上皮异位一般可不予处理，对有阴道分泌物增多及性交后出血的患者可给予物理治疗，如冷冻、激光、微波治疗。物理治疗注意事项：①有急性生殖器炎症者列为禁忌。②治疗前应常规做宫颈刮片行细胞学检查。③治疗时间选择在月经干净后3～7天内进行。④术后应每天清洗外阴2次，保持外阴清洁，禁止性交和盆浴2个月。⑤患者术后均有阴道分泌物增多，在宫颈创面痂皮脱落前，阴道有大量黄水流出，在术后1～2周脱痂时可有少量血水或少许流血，如出血量多者需急诊处理。局部用止血粉或压迫止血，必要时用抗生素。⑥一般下两次月经干净后3～7天复查，未痊愈者可选择做第2次治疗。

2.宫颈肥大

由于慢性炎症长期刺激，宫颈组织充血、水肿，腺体和间质增生，还可能在腺体深部有黏液潴留形成囊肿，使宫颈呈不同程度肥大，硬度增加。宫颈肥大本身不需要治疗，但对于子宫颈管肥大者需除外宫颈腺癌。

3.宫颈息肉

子宫颈管黏膜增生形成的局部突起病灶，称为宫颈息肉。慢性炎症长期刺激使子宫颈管局部黏膜增生，子宫有排除异物的倾向，使增生的黏膜逐渐自基底部向宫颈外口突出而形成息肉。息肉可为一个或多个，直径约1 cm，色红、呈舌形、质软而脆，易出血，蒂细长。子宫颈管恶性肿瘤及子宫体恶性肿瘤也可呈息肉状从子宫颈口突出，因此宫颈息肉应予切除，并送病理检查。

4.宫颈腺囊肿

在宫颈糜烂愈合过程中，新生的鳞状上皮覆盖子宫颈管口或深入腺管，将腺管口阻塞。腺管周围的结缔组织增生或瘢痕形成压迫腺管，使腺管变窄甚至阻塞，腺体分泌物引流受阻、潴留形成囊肿。子宫颈表面呈现数个半透明状小囊泡，内含无色黏液，若伴感染囊泡呈白色或淡黄色。

5.宫颈黏液炎

又称宫颈管炎。病变局限于宫颈管黏膜及黏膜下组织，宫颈阴道部外观很光滑，仅见宫颈外口有脓性分泌物堵塞，有时子宫颈管黏膜增生向外口突出，可见子宫颈口充血发红。由于炎性细胞浸润及结缔组织增生，可致子宫颈肥大。

八、盆腔炎性疾病

盆腔炎性疾病（pelvic inflammatory disease，PID）是指女性上生殖道及其周围组织的炎症，主要有子宫内膜炎、输卵管炎、输卵管卵巢脓肿、盆腔腹膜炎。最常见的是输卵管炎。引起盆腔炎的病原体有两个来源，来自外界的病原体（如淋病奈瑟菌、沙眼衣原体、结核分枝杆菌、铜绿假单胞菌)和原寄居于阴道内的菌群(包括厌氧菌及需氧菌)。初潮前、绝经后或未婚者很少发生盆腔炎。盆腔炎大多发生在性活跃期,有月经的妇女。炎症可局限于一个部位,也可以同时累及几个部位,单纯的子宫内膜炎或卵巢炎较少见。盆腔炎有急性和慢性两类。

(一)病因

1.急性盆腔炎

(1)宫腔内手术操作后感染:如子宫颈检查、子宫输卵管造影术、刮宫术、输卵管通液术等,由于手术消毒不严格引起的感染或术前适应证选择不当引起炎症发作或扩散。长期放置宫内节育器后也有继发感染形成慢性炎症的可能,以及慢性盆腔炎急性发作。

(2)产后或流产后感染:分娩后或流产后产道损伤、组织残留于宫腔内,或手术无菌操作不严格,均可发生急性盆腔炎。

(3)其他原因:经期卫生不良,使用不洁的卫生垫、经期性交等,不洁性生活史、早年性交、多个性伴侣、性交过频者可导致性传播疾病的病原体入侵,邻近器官炎症蔓延均可导致炎症。

2.慢性盆腔炎

常为急性盆腔炎未能彻底治疗,或患者体质较差病程迁延所致,但亦可无急性盆腔炎病史。慢性盆腔炎病情较顽固,当机体抵抗力较差时,可有急性发作,严重影响妇女健康、生活、工作。

(二)病理

1.子宫内膜炎及子宫肌炎

子宫内膜充血、水肿、有炎性渗出物,严重者内膜坏死、脱落形成溃疡。可发生于产后、流产后或剖宫产后,因胎盘、胎膜残留或子宫复旧不良,极易感染,严重者子宫颈管粘连形成宫腔积脓。也见于绝经后雌激素低下的老年妇女,由于内膜菲薄,易受细菌感染。

2.输卵管炎与输卵管积水

输卵管炎多为双侧性,输卵管呈轻度或中度肿大,伞端可部分或完全闭锁,并与周围组织粘连。输卵管炎症较轻时,伞端及峡部粘连闭锁,浆液性渗出物积聚形成输卵管积水。有时输卵管积脓变为慢性,脓液逐渐被吸收,浆液性液体继续自管壁渗出充满管腔,亦可形成输卵管积水。积水输卵管表面光滑,管壁甚薄,形成腊肠或呈曲颈的蒸馏瓶状,可游离或与周围组织有膜样粘连。

3.输卵管卵巢炎及输卵管卵巢囊肿

输卵管发炎时波及卵巢,输卵管与卵巢相互粘连形成炎性肿块,或输卵管伞端与卵巢粘连并贯通,液体渗出形成输卵管卵巢囊肿,也可由输卵管卵巢脓肿的脓液被吸收后由渗出物替代而形成。

4.盆腔结缔组织炎

内生殖器急性炎症或阴道、子宫颈有创伤时,病原体经淋巴管:进入盆腔结缔组织而引起组织充血、水肿及中性粒细胞浸润。开始局部增厚,质地较软,边界不清,以后向两侧盆壁呈扇形浸润,若组织化脓则形成盆腔腹膜外脓肿,可自发破入直肠或阴道。若由宫颈炎症蔓延至宫骶韧带处,会使纤维组织增生、变硬,若蔓延范围广泛,可使子宫固定,子宫颈旁组织也增厚,形成"冰冻骨盆"。

5.盆腔腹膜炎

盆腔内器官发生严重感染时往往蔓延到盆腔腹膜。发炎的腹膜充血、水肿,并有少量含纤维素的渗出液,形成盆腔脏器粘连。当有大量的脓性渗出液积聚于粘连的间隙内,可形成散在小脓肿;积聚于直肠子宫陷凹处则形成盆腔脓肿,较多见。脓肿可破入直肠而使症状突然减轻,也可破入腹腔引起弥漫性腹膜炎。

6.败血症及脓毒血症

当病原体毒性强、数量多、患者抵抗力降低时常发生败血症。多见于严重的产褥感染、感染性流产及播散性淋病。发生 PID 后若身体其他部位发现多处炎症病灶或脓肿者,应考虑有脓毒血症存在,需经血培养证实。

7.肝周围炎(Fitz-Hugh-Curtis 综合征)

指肝包膜炎症而无肝实质损害的肝周围炎。淋病奈瑟菌及衣原体感染均可引起。由于肝包膜水肿,吸气时右上腹疼痛。肝包膜上有脓性或纤维渗出物,早期在肝包膜与前腹壁腹膜之间形成松软粘连,晚期形成琴弦样粘连。5%~10%输卵管炎可出现此综合征,临床表现为继下腹痛后出现右上腹痛,或下腹疼痛与右上腹疼痛同时出现。

(三)临床表现

1.急性盆腔炎

(1)症状:轻者无症状或症状轻微,常见症状为下腹痛、发热、阴道分泌物增多,重者可有寒战、高热、头痛、食欲缺乏。若有脓肿形成可有下腹部包块及局部压迫刺激症状。

(2)体征:患者呈急性面容,体温升高,心率加快,腹胀,小腹伴有压痛、反跳痛及肌紧张,肠鸣音减弱或消失,妇科检查阴道可充血,大量脓性分泌物从子宫颈外流;子宫颈充血、水肿、举痛明显;宫体增大,有压痛,活动受限;子宫两侧压痛明显,若有脓肿形成则可触及包块且压痛明显。急性盆腔炎发展可引起弥漫性腹膜炎、败血症、感染性休克,严重者可危及生命。

2.慢性盆腔炎

(1)症状:全身症状多不明显,有时出现低热、乏力。由于病程较长,部分患者可有神经衰弱症状。当患者抵抗力下降时,易急性发作。慢性炎症形成的瘢痕粘连及盆腔充血,常引起腰骶部酸痛、下腹部坠胀、下腹部隐痛。常在月经前后、劳累、性交后加重。慢性炎症导致盆腔淤血,患者出现经量增多;输卵管粘连堵塞可致不孕。卵巢功能损害时可致月经失调。

(2)体征:子宫后倾、后屈活动受限或粘连固定。输卵管积水或输卵管卵巢囊肿,盆腔一侧或两侧可触及囊性肿物,活动受限。盆腔结缔组织炎时,子宫一侧或两侧有片状增厚、压痛,宫骶韧带常增粗、变硬,有触痛。输卵管炎症时子宫一侧或两侧触及呈索条状的增粗输卵管,伴有轻度压痛。

(四)治疗要点

盆腔炎性疾病的治疗原则是及时给予足量的抗生素,必要时手术治疗。对慢性盆腔炎可采用支持疗法、物理治疗、药物治疗、中药治疗和手术治疗等措施控制炎症、消除病灶。

(五)护理措施

1.手术护理

为需手术治疗的患者做好术前准备、术中配合和术后护理。患者出现高热时宜采取物理降温;若有腹胀应行胃肠减压;遵医嘱输液并给予足量有效抗生素。注意纠正电解质紊乱和酸碱失衡状况;观察输液反应等。

2.减轻不适

必要时,按照医嘱给予镇静、镇痛药物缓解患者的不适。

3.指导随访

对于接受抗生素治疗的患者应在 72 小时内随诊以确定疗效。若此期间症状无改善,则需进一步检查,重新进行评估,必要时行腹腔镜或手术探查。对沙眼衣原体及淋病奈瑟菌感染者,可在治疗后 4～6 周复查病原体。

第二节　功能失调性子宫出血

功能失调性子宫出血(dysfunctional uterine bleeding,DUB),以下简称功血,是由于调节生殖的神经内分泌机制异常引起的异常子宫出血,而全身及内外生殖器官无明显器质性病变存在。常表现为月经周期长短不一、经期延长、经量过多或不规则阴道流血。按发病机制可分为无排卵性和排卵性功血两类,70%～80%的患者属于无排卵性功血。功血可发生于月经初潮至绝经间的任何年龄,50%患者发生于绝经前期,30%发生于育龄期,20%发生于青春期。

一、病因与发病机制

(一)无排卵性功血

无排卵性功血多见于青春期和围绝经期妇女,育龄期少见。各期功血发病机制不同。

1.青春期

青春期中枢神经系统下丘脑-垂体-卵巢轴正常功能的建立需经过一段时间,如果此时受到机体内部和外界因素诸如过度劳累、应激、刺激、精神过度紧张、恐惧、忧伤、环境、气候骤变或肥胖等因素的影响,就可能引起功血。

2.围绝经期

妇女卵巢功能不断衰退,剩余卵泡对促性腺激素的反应性降低,卵泡未能发育成熟,雌激素分泌量波动不能形成排卵前高峰,故不排卵。

3.育龄期

可因内、外环境中某种刺激,如劳累、应激、流产、手术或疾病等引起短暂阶段的无排卵。亦可因肥胖、多囊卵巢综合征、高催乳素血症等长期存在的因素引起持续无排卵。

各种因素造成的无排卵,均导致子宫内膜受单一的雌激素刺激、无黄体酮对抗而发生雌激素突破性出血或撤退性出血。

(二)排卵性功血

较无排卵性宫血少见,多发生于育龄期妇女。卵巢虽然有排卵功能,但黄体功能异常,可分为黄体功能不足和子宫内膜不规则脱落两种类型。

1.黄体功能不足

由于神经内分泌调节功能紊乱,导致卵泡期 FSH 缺乏,卵泡发育缓慢,使雌激素分泌减少,从而对垂体及下丘脑正反馈不足;LH 峰值不高,使黄体发育不全,孕激素分泌减少,使子宫内膜分泌反应不足。此外,生理性因素如初潮、分娩后及绝经过渡期,也可能因下丘脑-垂体-卵巢轴功能紊乱,导致黄体功能不足。

2.子宫内膜不规则脱落

在月经周期中,患者有排卵,黄体发育良好,但由于下丘脑-垂体-卵巢轴调节功能紊乱或黄体机制异常引起子宫内膜萎缩过程延长,导致子宫内膜不能如期完整脱落。

二、临床表现

(一)无排卵性功血

常见的症状是子宫不规则出血,特点是患者的月经周期紊乱,月经长短不一,出血量时多时少,可少至点滴淋漓,多至大量出血,不易自止。少数表现为类似正常月经的周期性出血,但量较多。出血期不伴有下腹疼痛或其他不适,出血多或时间长的患者常伴贫血,大量出血可导致休克。

(二)排卵性功血

1.黄体功能不足

表现为月经周期缩短,月经频发。有时月经周期虽在正常范围内,但是卵泡期延长,黄体期缩短,故不易受孕或孕早期流产发生率高。

2.子宫内膜不规则脱落

表现为月经周期正常,但经期延长,多达 9～10 天,且出血量多。

3.围排卵期出血

出血期<7 天,出血停止后数天又出血,量少,多数持续 1～3 天,时有时无。出血原因不明,可能与排卵后激素水平波动有关。

三、辅助检查

(一)妇科检查

盆腔检查排除器质性病灶,常无异常发现。

(二)诊断性刮宫

目的是止血,明确子宫内膜病理诊断。于月经前 3～7 天或月经来潮后6 小时内刮宫,以确定排卵或黄体功能。为确定是否为子宫内膜不规则脱落,应在月经期第 5～6 天进行诊刮。不规则流血者可随时进行刮宫。诊刮时应注意宫腔大小、形态,宫壁是否光滑,刮出物的性质和量。

(三)宫腔镜检查

在宫腔镜直视下选择病变区进行活检,较盲取内膜的诊断价值高。可排除宫腔内病变,如子宫内膜息肉、子宫黏膜下肌瘤、子宫内膜癌等。

(四)基础体温测定

基础体温测定是测定排卵的简易可行方法。无排卵性功血者基础体温无上升改变,呈单相曲线,提示无排卵。排卵性功血者则表现为基础体温呈双相,但排卵后体温上升缓慢者,或上升幅度偏低,升高时间仅维持 9～10 天即下降者提示黄体功能不全。若黄体萎缩不全致子宫内膜脱落不全者,则基础体温呈双相,但下降缓慢。

(五)宫颈黏液结晶检查

经前出现羊齿植物叶状结晶提示无排卵。

(六)阴道脱落细胞涂片检查

判断雌激素影响程度。一般表现为中、高度雌激素影响。

(七)激素测定

为确定有无排卵,可测定血清孕酮或尿、孕二酮,若呈卵泡期水平为无排卵。为排除其他内分泌疾病,可测定血催乳激素水平及甲状腺功能。

四、治疗要点

功血的治疗原则是止血、纠正贫血、调整月经周期并防治感染。

(一)无排卵性功血

出血期间应迅速有效地止血并纠正贫血,血止后尽可能明确病因,并根据病因进行治疗,选择合适方案控制月经周期或诱导排卵,预防复发及远期并发症。

1.支持治疗

加强营养,改善全身状况。贫血者补充铁剂、维生素 C 和蛋白质。贫血严重者需输血。

2.药物治疗

内分泌治疗效果较好,但应根据不同年龄采取不同方法。治疗青春期少女和生育期妇女应以止血、调整周期、促使卵巢功能恢复和排卵为原则;围绝经期妇女止血后则以调整周期、减少经量,防止子宫内膜病变为原则。通常遵医嘱采用性激素止血和调整月经周期。

(1)止血:少量出血者使用最低有效量性激素减少药物不良反应;对大量出血患者,要求在性激素治疗 6～8 小时内见效,24～48 小时内出血基本停止,若 96 小时以上仍不止血,应考虑有器质性病变存在。常用的内分泌药物有孕激素、雌激素、雄激素、抗前列腺素及其他止血药(如卡巴克络、酚磺乙胺等)。

(2)调整月经周期:青春期及生育期无排卵性功血患者,需要恢复正常的内分泌功能,以建立正常月经周期;对围绝经期妇女起到控制出血、预防子宫内膜增生症的发生。一般连续用药 3 个周期。常用的调整月经周期的方法有 3 种:①雌、孕激素序贯疗法;②雌、孕激素合并使用;③后半周期疗法。

雌、孕激素序贯疗法:人工周期,此法适用于青春期功血或育龄期功血内源性雌激素水平较低者,通过模拟自然月经周期中卵巢的内分泌变化将雌、孕激素序贯应用,使子宫内膜发生相应变化,引起周期性脱落。一般连续应用 3 个周期,用药 2～3 个周期后,患者常能自发排卵。

雌、孕激素合并应用:雌激素使子宫内膜再生修复,孕激素可以限制雌激素引起的内膜增生程度。适用于育龄期功血或围绝经期患者及内源性雌激素水平较高者。连用 3 个周期,撤药后出血,血量减少。

后半周期疗法:适用于青春期或绝经过渡期功血患者。可于月经周期后半期(撤药性出血的第 16～25 天)服用甲羟孕酮或肌内注射黄体酮,连用 10 天为 1 个周期,共 3 个周期为 1 个疗程。

(3)促进排卵:适用于青春期功血和育龄期功血尤其是不孕患者。促排卵治疗可从根本上防止功能失调性子宫出血复发。常用的药物有氯米芬、人绒毛膜促性腺激素、人绝经期促性腺激素和促性腺激素释放激素激动剂。

3.手术治疗

(1)刮宫术:最常用,既能明确诊断,又能迅速止血。围绝经期出血患者激素治疗前宜常规刮宫,最好在子宫镜下行分段诊断性刮宫,以排除子宫腔内细微器质性病变。青春期功血患者出血少者可先服用 3 天抗生素后进行,如出血多应立即进行。

(2)子宫内膜切除术:很少用以治疗功血,适用于经量多的围绝经期妇女和经激素治疗无效且无生育要求的生育期妇女。优点是创伤小,可减少月经量,部分患者可达到闭经效果;缺点是组织受热效应破坏影响病理诊断。

(3)子宫切除术:对药物治疗效果不佳或无效,并了解了所有治疗功血的可行方法后,可由患者和家属知情选择接受子宫切除。

(二)排卵性功血

1.黄体功能不足

治疗原则为促进卵泡发育,刺激黄体功能及黄体功能替代。分别应用氯米芬、绒促性素和黄体酮。氯米芬可促进卵泡发育,诱发排卵,促使正常黄体形成。绒促性素可促进及支持黄体功能。黄体酮补充黄体分泌黄体酮的不足,用药后使月经周期正常,出血量减少。

2.子宫内膜不规则脱落

治疗原则为调节下丘脑-垂体-卵巢轴的反馈功能,使黄体及时萎缩,常用药物有孕激素和人绒毛膜促性腺激素。孕激素作用是通过调节下丘脑-垂体-卵巢轴的反馈功能,使黄体萎缩,内膜及时完整脱落。

五、护理措施

(一)一般护理

观察并记录患者的生命体征、出血量,嘱患者保留出血期间使用的会阴垫及内裤,以便准确地估计出血量。出血量较多者应卧床休息,贫血严重者,遵医嘱做好输血、止血措施。

(二)补充营养

成人体内大约每 100 mL 血中含 50 mg 铁,行经期妇女,每天从食物中吸收铁 $0.7\sim2.0$ mg,经血多者应额外补充铁。向患者推荐含铁较多的食物如猪肝、豆角、蛋黄、胡萝卜、葡萄干等。按照患者的饮食习惯,制订适合于个人的饮食计划,保证患者获得足够的铁、维生素 C 和蛋白质等营养。

(三)预防感染

监测患者体温、脉搏、子宫体压痛、白细胞计数和分类,保持局部清洁,做好会阴护理,如有感染征象,及时与医师联系并遵医嘱应用抗生素治疗。

(四)遵医嘱使用性激素

(1)按时、按量服用性激素,保持药物在血中的浓度稳定,不得随意停服和漏服,以免因性激素使用不当引起子宫出血。

(2)指导患者在治疗期间严格遵医嘱正确用药,如出现不规则阴道流血,应及时就诊。

(3)药物减量必须按规定在出血停止后才能开始,每 3 天减量 1 次,每次减量不得超过原剂量的 1/3，直至维持量。

(五)心理护理

(1)鼓励患者表达内心感受，耐心倾听患者的诉说，了解患者的疑虑。

(2)向患者解释病情及提供相关信息，帮助患者澄清问题，摆脱焦虑。也可交替使用放松技术，如看电视、听广播、看书等分散患者的注意力。

第三节　妊娠滋养细胞疾病

妊娠滋养细胞疾病(gestational trophoblastic disease,GTD)是一组来源于胎盘绒毛滋养细胞的疾病。根据滋养细胞增生程度、有无绒毛结构、侵蚀能力及其生物学特性不同可分为葡萄胎、侵蚀性葡萄胎和绒毛膜癌。葡萄胎是一种良性滋养层细胞疾病，侵蚀性葡萄胎和绒毛膜癌又统称为妊娠滋养细胞肿瘤。侵蚀性葡萄胎属于低度恶性滋养细胞肿瘤，绒毛膜癌为高度恶性滋养细胞肿瘤，滋养细胞疾病绝大部分继发于妊娠，极少数来源于卵巢或睾丸生殖细胞，称为非妊娠滋养细胞疾病，本节主要讨论妊娠性滋养细胞疾病。

一、良性滋养细胞疾病

葡萄胎是一种滋养细胞的良性病变，主要为组成胎盘的绒毛滋养细胞增生，绒毛间质水肿变性，各个绒毛的乳头变为大小不一的水泡，相互间由细蒂相连成串，形如葡萄状，故称葡萄胎，也称水泡状胎块(hydatidiform mole,HM)。

葡萄胎可分为两类：①完全性葡萄胎表现水泡状组织充满宫腔，形如串串葡萄，没有胎儿及其附属物；②部分性葡萄胎表现为有胚胎，胎盘绒毛部分水泡状变性，并有滋养细胞增生。葡萄胎多数为完全性葡萄胎。

(一)病因

葡萄胎原因不明，它可发生在任何年龄的生育期妇女，年龄＞35 岁及＜20 岁妊娠妇女的发病率显著升高，可能与该年龄段容易发生异常受精有关。部分性葡萄胎与年龄无关，曾患葡萄胎的女性再次患病的可能性是第 1 次患病概率的 40 倍。有过一次或两次葡萄胎妊娠者，再次发生率分别为 1％和 15％～25％。另外，营养因素、感染因素、孕卵异常、细胞遗传异常、社会经济因素等可能与发病有关。流行病学调查资料显示,发生率有明显的地域差异,亚洲和拉丁美洲国家发病率高,东南亚地区发病率比欧美国家高。

(二)病理

葡萄胎病变局限于子宫腔内,病变不侵入肌层,也不发生远处转移。水泡大小直径为数毫米至数厘米不等,水泡壁薄、透亮,内含黏性液体。完全性葡萄胎检查可见水泡状物形如串串葡萄,泡壁薄,水泡间隙充满血液及凝血块。子宫膨大,宫腔充满水泡,无胎儿及其附属物可见。部分性葡萄胎时,可见胚胎或胎儿组织,胎儿多已死产,合并足月儿极少,常伴发育迟缓或多发性畸形。镜下见部分绒毛变为水泡,轮廓不规则,滋养细胞增生程度较轻,间质内可见胎源性血管。

(三)临床表现

1.完全性葡萄胎

由于诊断技术的进展,越来越多的患者在尚未出现症状或仅有少量阴道流血时已作出诊断并得以治疗,所以症状典型的葡萄胎已越来越少见。完全性葡萄胎的典型症状如下。

(1)停经后阴道流血:为最常见的症状,多数患者在停经8～12周后出现不规则阴道流血,时断时续,量多少不定,常可反复发作大量出血导致贫血、感染、休克甚至死亡。有时在血中可发现水泡状物。

(2)子宫异常增大、变软:约1/3患者的子宫大小与停经月份相符,子宫小于停经月份的只占少数,其原因可能与绒毛水泡退行性变停止发展有关。由于滋养细胞增生及水泡状变化,或因宫腔内积血,半数以上患者的子宫体积大于停经月份,质地极软,并伴血清HCG水平异常升高。

(3)妊娠呕吐及妊娠期高血压疾病征象:出现较正常妊娠时间早,持续时间长,严重呕吐未及时纠正可导致水、电解质紊乱。可在妊娠20周前出现高血压、蛋白尿和水肿,症状严重且持续时间长,易发展为子痫前期。

(4)卵巢黄素化囊肿:由于滋养细胞过度增生,产生大量的绒毛膜促性腺激素(HCG)刺激卵巢卵泡内膜细胞,产生过度黄素化反应,形成黄素化囊肿。妇科查体,患者常为双侧性、也可单侧卵巢囊性增大,囊壁薄,表面光滑,一般无症状,偶可发生扭转。黄素化囊肿随HCG水平的下降而消退,在水泡状胎块清除后2～4个月自行消退。

(5)腹痛:阵发性下腹隐痛,由于葡萄胎增长迅速,子宫急速膨大时可引起下腹胀痛,一般不剧烈,可忍受,多发生在阴道流血前,也是葡萄胎流产的表现。如黄素化囊肿急性扭转或破裂时则为急性腹痛。

（6）甲状腺功能亢进征象：约7%患者出现心动过速、皮肤潮热和震颤等甲状腺功能亢进症状，T_3、T_4水平升高，突眼少见。

2.部分性葡萄胎

大多数症状与完全性葡萄胎相同，但程度较轻。子宫大小与停经月份相符或小于停经月份，一般无腹痛，妊娠呕吐也较轻，常无妊娠期高血压疾病征象，一般不伴卵巢黄素化囊肿不易与不全流产或过期流产相鉴别，刮宫后经组织学检查方能确诊。

（四）辅助检查

1.绒毛膜促性腺激素（HCG）测定

患者的血、尿 HCG 处于高值范围且持续不降或超出正常妊娠水平。

2.超声检查

为诊断葡萄胎的重要方法。完全性葡萄胎的典型超声影像学表现为增大的子宫内无妊娠囊或胎心搏动，宫腔内充满不均质密集状或短条状回声，呈"落雪状"，若水泡较大则呈"蜂窝状"。常可测到一侧或双侧卵巢囊肿。部分性葡萄胎宫腔内见水泡状胎块引起的超声图像改变及胎儿或羊膜腔，胎儿常合并畸形。

3.产科检查

腹部检查扪不到胎体，子宫大于停经月份，质软。

4.多普勒胎心测定

只能听到子宫血流杂音，无胎心音。

（五）治疗要点

葡萄胎的治疗原则是确诊后及时清除子宫腔内容物。如黄素化囊肿扭转且卵巢血运发生障碍，应手术切除患侧卵巢。年龄＞40 岁，水泡小，病理报告滋养细胞高度增生或出现可疑的转移灶，伴有不典型增生或无条件随访的患者可采用预防性化疗。

（六）护理措施

1.心理护理

引导患者说出内心感受，评估患者对疾病的心理承受能力、接受清宫术的准备，多与患者沟通，确定其主要的心理问题，解除焦虑。向患者及家属讲解有关葡萄胎的病因、性质、治疗、预后等疾病知识，以取得配合，告诉患者治愈2年后可正常生育。

2.病情观察

观察和评估腹痛及阴道流血情况,保留会阴垫,以评估出血量及流出物的性质。观察阴道排出物有无水泡状组织并送病理检查,监测生命体征,发现阴道大量流血或清宫术中大出血时立即通知医师。

3.术前准备及术中护理

术前做好输血、输液准备,备好抢救药品及物品,建立静脉输液通路。在刮宫前遵医嘱静脉滴注缩宫素。清宫过程中注意观察面色及生命体征变化。葡萄胎清宫不易一次吸刮干净,一般于 1 周后再次刮宫。选取靠近宫壁的葡萄状组织送病理检查。对合并妊娠期高血压疾病者做好相应的护理

4.健康教育

刮宫术后禁止性生活 1 个月,保持外阴清洁,以防感染。告知患者进高蛋白、高维生素、易消化饮食,适当运动,注意休息,提高机体的免疫功能;让患者和家属了解监测 HCG 的意义。对于年龄＞40 岁、刮宫后 HCG 值不进行性下降、黄素化囊肿直径＞6 cm、子宫较相应的妊娠月份明显大、子宫短时间内迅速增大、滋养细胞高度增生或伴有不典型增生、出现可疑转移灶、无条件随访者可采用预防性化疗。

5.随访指导

葡萄胎的恶变率 10％～25％,应重视刮宫术后的定期随访。

(1)随访时间:葡萄胎清空后定量测定 HCG 每周 1 次,直至连续 3 次阴性,然后每月检查 1 次持续 6 个月。此后可每 6 个月 1 次,共随访 2 年。

(2)随访内容:除必须做 HCG 测定外应注意月经是否规律,有无不规则阴道流血,有无咳嗽、咯血及其他转移灶症状,做妇科检查,定期或必要时做 B 超及 X 线胸片或 CT 检查。

6.避孕

葡萄胎患者随访期间必须严格避孕 1 年。首选避孕套,也可选择口服避孕药,避免选用宫内节育器,以免穿孔或混淆子宫出血的原因。

二、妊娠滋养细胞肿瘤

妊娠滋养细胞肿瘤(gestational trophoblastic tumor,GTT)是滋养细胞的恶性病变,包括侵蚀性葡萄胎、绒毛膜癌和胎盘部位滋养细胞肿瘤。

妊娠滋养细胞肿瘤 60％继发于葡萄胎,30％继发于流产,10％继发于足月妊娠或异位妊娠。继发于葡萄胎排空半年以内的妊娠滋养细胞肿瘤的组织学诊

断多数为侵蚀性葡萄胎,而1年以上者多数为绒癌,半年至1年者,绒癌和侵蚀性葡萄胎均有可能,但一般来说时间间隔越长,绒癌的可能性越大。继发于流产、足月妊娠、异位妊娠者组织学诊断则应为绒癌。

侵蚀性葡萄胎是指葡萄胎组织侵入子宫肌层引起组织破坏或转移至子宫以外,恶性程度不高,一般仅造成局部侵犯,仅4%患者发生远处转移。预后较好。

绒毛膜癌是一种高度恶性肿瘤,主要经血行转移至全身,破坏组织或器官,引起出血坏死。最常见的转移部位是肺,其次是阴道和脑。患者多为育龄妇女,也有少数发生于绝经后。在化疗药问世以前,病死率高达90%以上。随着诊断技术和化学治疗的进展,患者的预后已得到极大改善

(一)病理

侵蚀性葡萄胎大体检查可见子宫肌壁内有大小不等、深浅不一的水泡状组织。当侵蚀病灶接近子宫浆膜层时,子宫表面可见紫蓝色结节,侵蚀较深时可穿透子宫浆膜层或阔韧带。显微镜下可见侵入子宫肌层的水泡状组织的形态和葡萄胎相似,可见绒毛结构和滋养细胞增生和分化不良,绒毛结构也可退化,仅见绒毛阴影。绝大多数绒癌原发于子宫体,也有少数原发于输卵管、宫颈阔韧带等部位。肿瘤常位于子宫肌层内,可突入宫腔或穿破浆膜。单个或多个,无固定形态,与周围组织分界清,质地软而脆,剖视可见癌组织呈暗红色,常伴出血、坏死。镜下表现为滋养细胞不形成绒毛或水泡状结构,极度不规则增生,周围大片出血、坏死。肿瘤中不含间质和自身血管,瘤细胞靠侵蚀母体血管而获得营养物质。

(二)临床表现

1.无转移滋养细胞肿瘤

(1)不规则阴道流血:葡萄胎清除后、流产或足月产后出现不规则阴道流血,量多少不定,也可表现为一段时间的正常月经后再停经,然后出现阴道流血。长期流血者可继发贫血。

(2)子宫复旧不全或不均匀增大:常在葡萄胎排出后4~6周子宫未恢复到正常大小,质地偏软,也可因肌层病灶部位、大小而表现为子宫不均匀性增大。

(3)卵巢黄素化囊肿:在葡萄胎排空、流产或足月产后,两侧或一侧卵巢黄素化囊肿可持续存在。

(4)腹痛:一般无腹痛,若肿瘤组织穿破子宫时,可引起急性腹痛和腹腔内出血症状。黄素化囊肿发生扭转或破裂时也可出现急性腹痛。

（5）假孕症状：生殖道质地变软，外阴色素加深、阴道、宫颈黏膜着色。乳房增大，乳头、乳晕着色，甚至有初乳样分泌。

2.转移性滋养细胞肿瘤

大多为绒癌，症状和体征视转移部位而异。转移发生早而广泛，主要经血行播散，最常见的也较早见的转移部位是肺（80%），其次是阴道（30%）、盆腔（20%）、肝（10%）、脑（10%）。脑转移较少见，但致死率高。局部出血为各转移部位共同特点。

（1）肺转移：主要症状为咳嗽、血痰或反复咯血、胸痛及呼吸困难。当转移灶较小时可无症状，常急性发作，少数情况出现肺动脉高压和急性肺功能衰竭。

（2）阴道、宫颈转移：转移灶常位于阴道前壁及穹隆，局部表现蓝色结节，破溃后可大出血。

（3）肝转移：表现为上腹部或肝区疼痛，多伴肺转移，预后不良。病灶穿破肝包膜时出现腹腔内出血可导致死亡。

（4）脑转移：为主要死亡原因，致死率极高。常继发于肺转移之后，按病情进展可分为3期。①瘤栓期：表现为暂时性失语、失明、突然跌倒等。②脑瘤期：瘤组织增生侵入脑组织形成脑瘤，表现为头痛、喷射性呕吐、偏瘫、抽搐直至昏迷。③脑疝期：瘤组织增大及周围组织出血、水肿，表现为颅内压升高，脑疝形成压迫生命中枢而死亡。

（三）辅助检查

1.血和尿的绒毛膜促性腺激素（HCG）测定

患者多于葡萄胎排空后9周以上，或流产、足月产、异位妊娠4周以上，血、尿HCG测定持续高水平或一度下降又上升，排除妊娠物残留或再次妊娠，结合临床表现可诊断为滋养细胞肿瘤。

2.胸部X线摄片

胸部X线摄片是诊断肺转移主要检查方法。患者如有咳嗽、咯血等症状应给予胸部X线摄片，典型表现为棉球状或团块状阴影。转移灶以右侧肺及中下部较多见。

3.超声检查

子宫正常大或不同程度增大，肌层内可见高回声团，边界清但无包膜；或肌层内有回声不均区域或团块，边界不清且无包膜；也可表现为整个子宫呈弥漫性高回声，内部伴不规则低回声或无回声。彩色多普勒超声主要显示丰富的血流信号和低阻力型血流频谱。

4.妇科检查

子宫增大,质软,发生阴道宫颈转移时局部可见紫蓝色结节。

5.CT和磁共振检查

磁共振主要用于脑和盆腔病灶诊断。CT对发现肺部转移小病灶及脑、肝等部位的转移灶具有较高诊断价值。

6.组织学诊断

凡在送检的子宫肌层或子宫外转移灶的组织切片仅见到成片的滋养细胞浸润及坏死出血,未见绒毛结构,诊断为绒毛膜癌。若见到绒毛或退化的绒毛阴影,则诊断为侵蚀性葡萄胎。若原发灶和转移灶诊断不一致,只要在任一组织切片中见有绒毛结构即可诊断为侵蚀性葡萄胎。

(四)治疗要点

妊娠滋养细胞肿瘤患者的治疗原则是以化疗为主,手术和放射治疗(以下简称放疗)为辅。年轻未生育者保留生育能力尽可能不切除子宫,需手术治疗者一般主张先化疗再手术,病情控制后再手术。对肝、脑有转移的重症患者,加用放疗。

(五)护理措施

1.心理护理

对住院患者做好环境、病友及医护人员的介绍,减轻患者的陌生感。主动与患者交谈,鼓励患者宣泄痛苦,耐心讲解疾病有关治疗进展和预后。向患者提供有关化学药物治疗及其护理的信息,以减少恐惧及无助感。详细解释患者所担心的各种疑虑,减轻患者的心理压力,鼓励其接受现实。列举治疗成功的病例,帮助患者和家属树立战胜疾病的信心。

2.病情观察

严密观察腹痛及阴道流血情况,记录出血量,出血多时密切观察患者的生命体征,剧烈腹痛并伴有腹腔内出血征象者,立即通知医师并及时做好手术准备。配合医师做好抢救工作。认真观察转移灶症状,发现异常,立即通知医师并配合处理。

3.做好治疗配合

接受化疗者按化疗护理。手术治疗者按妇科手术前后护理常规实施护理。

4.减轻不适

对疼痛、化疗不良反应等问题积极采取措施,减轻症状,尽可能满足患者的合理要求。

5.有转移灶者按相应的症状护理

(1)阴道转移患者的护理:①密切观察阴道有无破溃出血,禁做不必要的检查和窥阴器检查,尽量卧床休息。②准备好各种抢救器械和物品,配血备用。③若发生溃破大出血时,立即通知医师并配合抢救。用长纱条填塞阴道压迫止血。严密观察阴道出血情况及生命体征,填塞的纱条必须于 24～48 小时内取出,若出血未止可再用无菌纱条重新填塞。取出时必须做好输液、输血及抢救的准备工作。按医嘱应用抗生素预防感染。

(2)肺转移患者的护理:①卧床休息,减轻患者消耗,有呼吸困难者给予半卧位并吸氧。②按医嘱给予镇静药及化疗药。③大量咯血时有窒息、休克甚至死亡的危险,如发现应立即让患者取头低侧卧位,轻击背部,排出积血,保持呼吸道通畅。配合医师进行止血、抗休克治疗。

(3)脑转移的护理:①观察患者生命体征、神志,有无颅内压升高的症状,记录出入液量,观察有无电解质紊乱的症状。②按医嘱给予静脉补液、吸氧、化疗等,严格控制补液总量和补液速度,以防颅内压升高。③让患者尽量卧床休息,起床时应有人陪伴,采取必要的护理措施预防跌倒、咬伤、吸入性肺炎、角膜炎、压疮等发生。④做好血、尿 HCG 测定,CT,腰穿等项目的检查配合。⑤昏迷、偏瘫者按相应的护理常规实施护理。

6.健康教育

指导患者进食高蛋白、高维生素、易消化的食物,鼓励患者进食,以增强机体的抵抗力。注意休息,不过分劳累,阴道转移者应卧床休息,以免引起溃破大出血。适当活动。保持外阴清洁,以防感染。出院后严密随访,第 1 次在出院后 3 个月,然后每 6 个月 1 次至 3 年,此后每年 1 次直至 5 年,以后可每 2 年 1 次。随访内容同葡萄胎。随访期间严格避孕,一般于化疗停止≥12 个月才能妊娠。

第四节 自然流产

一、疾病概要

妊娠不足 28 周、胎儿体重不足 1 000 g 而终止者,称为流产。发生于妊娠

12周以前者称为早期流产,发生在妊娠 12 周后至不足 28 周者称为晚期流产。流产又分为自然流产和人工流产,胚胎着床后 31%发生自然流产,其中 80%为早期流产。在早期流产中的 2/3 为隐性流产,即发生在月经期前的流失。

流产的病理过程表现:在妊娠 8 周以前的早期流产胚胎多数先死亡,随后发生底蜕膜出血,胚胎的绒毛与底蜕膜分离,已分离的胚胎组织如同异物,引起子宫收缩而被排出,此时胎盘绒毛发育尚不成熟,与子宫蜕膜联系尚不牢固,因此妊娠产物多数可以完整地从子宫壁分离而排出,出血不多。妊娠 8~12 周时,胎盘绒毛发育茂盛,与底蜕膜联系较牢固,此时发生流产,妊娠产物往往不易完整分离排出,部分组织残留宫腔内影响子宫收缩,因此出血较多。妊娠 12 周后的晚期流产,胎盘已完全形成,此时流产与分娩过程相似,先有腹痛,然后排出胎儿、胎盘,宫缩好,阴道流血不多。

流产主要临床表现为停经后阴道流血和腹痛。根据自然流产发展的不同阶段分为以下 4 种临床类型:先兆流产、难免流产、不全流产和完全流产。此外流产还有 3 种特殊类型:稽留流产、习惯性流产和流产合并感染。

自然流产的治疗原则:先兆流产者保胎治疗;难免流产、不全流产者一旦确诊尽快清除宫腔内容物;完全流产者不需要特殊处理;稽留流产者处理前检查凝血功能情况,备血,做好子宫准备的前提下尽早清除宫内产物;习惯性流产者查找病因后针对病因治疗,保胎至既往流产月份以上;流产合并感染者抗生素控制感染的同时,尽快清除宫腔内容物。

二、护理评估

(一)健康史

导致自然流产的原因如下。

1.染色体异常

染色体异常是早期流产最常见的原因。染色体异常的胚胎多数发生流产,极少数继续发育成胎儿,但出生后也会发生某些功能异常或合并畸形。除遗传因素外,感染、药物等因素也可引起染色体异常。

2.母体因素

(1)全身性疾病:妊娠期高热可引起子宫收缩而发生流产;妊娠期感染细菌或病毒可通过胎盘进入胎儿血液循环,导致胎儿死产而发生流产;严重贫血或心力衰竭可致胎儿缺氧引起流产。

(2)生殖器官异常:子宫发育不良、子宫畸形、子宫肌瘤等可影响胎儿的生长发育而导致流产。子宫颈重度裂伤、宫颈内口松弛易因胎膜早破而引起晚期流产。

（3）内分泌异常：黄体功能不足、甲状腺功能减退、严重糖尿病等均可导致流产。

（4）其他：妊娠期行腹部手术、劳动过度、性交等躯体刺激，过度焦虑、恐惧、忧伤等精神创伤，或有吸烟、酗酒、吸毒等不良习惯，或有免疫功能异常等也可引起流产。

3.环境因素

过多接触有害的化学物质（如镉、铅、有机汞等），以及物理因素（如放射性物质、噪声及高温等）可对胚胎或胎儿造成损害，引起流产。

护士应详细询问孕妇在妊娠期间有无全身性疾病、生殖器官疾病、内分泌功能失调及有无接触有害物质等，以识别发生流产的诱因。

（二）身体状况

自然流产主要表现为停经、阴道流血和腹痛。不同类型流产，其阴道流血、腹痛表现及体征也不相同

1.先兆流产

指出现流产征兆，经保胎治疗有希望继续妊娠者。表现为停经后先出现少量阴道流血，最比月经量少，常为暗红色或血性白带，有时伴有轻微下腹痛。妇科检查：子宫大小与停经周数相符，宫颈口未开，胎膜未破，妊娠物未排出。

2.难免流产

指流产已不可避免。表现为阴道流血量增多，阵发性腹痛加重，或出现阴道流液（胎膜破裂）。妇科检查：子宫大小与停经周数相符或略小（胎膜破裂者），宫颈口已扩张，但组织尚未排出；有时见胚胎或胎囊堵于宫口。

3.不全流产

由难免流产发展而来，妊娠产物已部分排出体外，尚有部分残留于宫腔内。下腹痛减轻。因可能影响子宫收缩，致阴道出血持续不止，严重时可引起出血性休克。妇科检查：子宫小于停经周数，宫颈口已扩张，有血液自宫颈口内流出，有时可见胎盘组织堵塞于宫颈口或部分妊娠产物已排出于阴道内，而部分仍留在宫腔内。

4.完全流产

妊娠产物已完全排出。阴道出血逐渐停止，腹痛随之消失。妇科检查：子宫接近正常大小或略大，宫颈口关闭。

5.稽留流产

指胚胎或胎儿已死亡但滞留宫腔内未能及时自然排出者。表现为早孕反应消失,有先兆流产症状或无任何症状,子宫不再增大反而缩小。若已到中期妊娠,孕妇腹部不见增大,胎动消失。妇科检查:宫颈口未开,子宫较停经周数小。

6.习惯性流产

指自然流产连续发生 3 次或以上者,也称为复发性流产。每次流产多发生于同一妊娠月份,其临床经过与一般流产相同。

7.流产合并感染

流产过程中,若阴道流血时间过长、有组织残留于宫腔内,有可能引起宫腔内感染,严重时感染可扩展到盆腔、腹腔乃至全身,称为流产合并感染。

(三)辅助检查

1.实验室检查

测尿 HCG 对诊断有价值;放射免疫法连续测定血 β-hCG 有助于预后判断。测量血中孕酮水平也能协助判断先兆流产的预后。

2.B 超

超声显像可显示有无胎囊、胎动、胎心搏动等,从而可诊断并鉴别流产及其类型。

3.血液检查

血常规监测贫血程度及有无感染,出凝血时间、血小板、纤维蛋白原定量等监测凝血功能。

评估时注意判断流产为哪种类型,出血量多者是否出现休克征象,有无感染征象发生,胎儿能否保住。

(四)心理-社会资料

患者面对阴道流血往往会不知所措,甚至将其过度严重化,担心胎儿的健康,可能会表现为伤心、焦虑、恐惧等,

三、护理诊断/合作性问题

(一)有组织灌注量不足的危险

与阴道大出血有关。

(二)有感染的危险

与阴道流血时间过长、宫腔内有残留组织等因素有关。

(三)焦虑

与担心胎儿健康等因素有关。

四、护理目标

(1)出血得到及时控制,生命体征平稳。

(2)出院时,护理对象无感染征象。

(3)能叙述流产的相关知识,焦虑有所缓解。

五、护理措施

(一)一般护理

建议合理饮食,加强营养,增强抵抗力,防止发生贫血。先兆流产告知绝对卧床休息,进行日常生活护理。

(二)心理护理

患者由于失去胎儿,往往会出现伤心、悲哀等情绪反应。护士应给予同情和理解,帮助患者及家属接受现实,顺利渡过悲伤期。此外,应与患者及家属共同探讨此次流产的原因,并向他们解释流产的相关知识,帮助他们为再次妊娠做好准备。

(三)病情观察

观察生命体征、阴道流血及腹痛情况,如果阴道流血增多,腹痛加重表明流产不可避免。监测患者体温、血常规,观察阴道分泌物的性质、颜色、气味,如有体温升高、白细胞计数异常或分泌物有臭味,提示感染可能,应及时报告医师。

(四)治疗配合

1.先兆流产

卧床休息,避免一切刺激,黄体功能不足者可肌内注射黄体酮注射液 10~20 mg,每天或隔天 1 次,口服维生素 E 治疗。经治疗 1~2 周,应进行复查,如 B 超提示胚胎存活,孕囊增大可继续妊娠;若临床症状加重,B 超发现胚胎发育不良,血 β-hCG 持续不升或下降,表明流产不可避免,应终止妊娠。

2.难免流产

尽早清除宫腔内容物以减少出血和避免感染发生。早期流产应及时行刮宫术,对刮出物应仔细检查,遵医嘱送病理检查。晚期流产时,子宫较大,出血较多,可用缩宫素静脉滴注,促进子宫收缩。胎儿及胎盘排出后检查是否完整,必要时刮宫。

3.不全流产

经确诊,应尽快行刮宫术或钳刮术,清除宫腔内残留组织。阴道大量出血伴休克者,应同时输血、输液、抗休克、抗感染。

4.稽留流产

因死亡的胚胎或胎盘组织机化,与子宫壁紧密粘连,可致刮宫困难。时间过长可能发生凝血功能障碍,造成严重出血。处理前应查血常规、出血和凝血时间、血小板计数、血纤维蛋白原、凝血酶原时间、凝血块收缩试验及血浆鱼精蛋白副凝试验(3P试验)等,并做好输血准备。若凝血功能正常,先口服炔雌醇 1 mg,每天 2 次,连用 5 小时,提高子宫肌对缩宫素的敏感性。子宫<12 孕周者,可行刮宫术,术中肌内注射缩宫素,手术应特别小心,避免子宫穿孔,一次不能刮净者,于 5～7 天后再次刮宫。子宫>12 孕周者,应静脉滴注缩宫素引产或使用米非司酮加用米索前列醇引产,促使胎儿、胎盘排出。若出现凝血功能障碍,应尽早使用肝素、纤维蛋白原及输新鲜血、新鲜冰冻血浆等纠正凝血功能,待凝血功能好转后,再行刮宫。

5.习惯性流产

妊娠后进行保胎治疗,保胎至既往妊娠流产月份以上;下次计划妊娠前到优生优育门诊进行咨询,进行相关检查和治疗,确保妊娠成功。

6.流产合并感染

若阴道流血不多,先选用广谱抗生素治疗 2～3 天,待感染控制后再行刮宫。若阴道流血量多,静脉滴注抗生素及输血的同时,先用卵圆钳将宫腔内残留大块组织夹出,使出血减少。术后应继续使用广谱抗生素,待感染控制后再行彻底刮宫。

(五)特殊护理

1.先兆流产患者保胎的护理

先兆流产保胎患者需卧床休息至阴道流血停止后 3～7 天,禁止性生活、禁灌肠等,减少各种刺激。护士应为其提供生活护理。随时评估孕妇的病情变化,是否有腹痛加重、阴道流血量增多等。观察孕妇的情绪反应,加强心理护理,稳定孕妇情绪,增强保胎信心。向孕妇及家属讲明药物治疗与休息对保胎的必要性,以取得孕妇及家属的理解和配合。

2.出血过多患者的护理

大出血伴休克时,取中凹卧位,吸氧,保暖,监测生命体征,建立静脉通道,交叉配血,输血输液补充血容量,记录 24 小时液体出入量,做好清宫术术前准备及术中护理配合。

3.预防感染

护士应监测患者的体温,阴道流血及分泌物的性质、颜色、气味等,严格执行无菌操作规程。加强会阴部护理,勤换会阴垫,每天擦洗 2 次,保持会阴部清洁。发现感染征象后应及时报告医师,并按医嘱进行抗感染处理。

六、护理评价

(1)患者出血得到控制,生命体征正常。

(2)患者住院期间无感染征象。

(3)患者焦虑缓解。

七、健康教育

(1)加强营养,预防贫血,增强机体抵抗力。

(2)流产后注意个人卫生,禁止性生活、盆浴和游泳 1 个月,预防感染;

(3)加强知识宣教,指导再次妊娠。早期妊娠应注意避免性生活及重体力劳动,防止流产发生。有习惯性流产史的孕妇再次妊娠对应卧床休息,加强营养,禁止性生活,保胎时间应超过以往流产的妊娠月份。子宫颈内口松弛者应在妊娠前行宫颈内口修补术,或于孕 12~18 周行子宫颈内口环扎术,待分娩发动前拆除缝线。

第五节　异位妊娠

一、疾病概要

正常妊娠时,受精卵着床于子宫体腔内膜。若受精卵在子宫体腔外着床发育,称为异位妊娠,习称宫外孕。异位妊娠包括输卵管妊娠、卵巢妊娠、腹腔妊娠、宫颈妊娠及阔韧带妊娠等。在异位妊娠中,以输卵管妊娠最为常见,占异位妊娠的 95% 左右。本节主要阐述输卵管妊娠。

输卵管妊娠因其发生部位不同可分为间质部、峡部、壶腹部和伞部妊娠。以壶腹部妊娠多见,其次为峡部、伞部,间质部妊娠少见。输卵管妊娠时,由于输卵管管腔狭窄,管壁薄,蜕膜形成差,受精卵植入后,不能适应孕卵的生长发育,因此当输卵管妊娠发展到一定程度,可出现以下结局。

(一)输卵管妊娠流产

输卵管妊娠流产多见于输卵管壶腹部妊娠,发病多在妊娠 8～12 周。由于输卵管妊娠时管壁形成的蜕膜不完整,发育中的囊胚常向管腔内突出生长,最终突破包膜而出血,导致囊胚与管壁分离。若整个囊胚剥离落入管腔并经输卵管逆蠕动排入腹腔,则形成输卵管完全流产,出血一般不多;若囊胚剥离不完整,有一部分组织仍残留于管腔,则形成输卵管不完全流产,血管开放,因输卵管管壁肌层收缩力差,可持续反复出血,量较多。

(二)输卵管妊娠破裂

输卵管妊娠破裂多见于输卵管峡部妊娠,发病多在妊娠 6 周左右。囊胚的绒毛侵蚀输卵管管壁的肌层及浆膜层,甚至穿破浆膜层,形成输卵管妊娠破裂。

(三)陈旧性异位妊娠

有时发生输卵管妊娠流产或破裂后未及时治疗,或内出血已逐渐停止,病情稳定,时间过久,胚胎死亡或被吸收。但长期反复内出血形成的盆腔血肿可机化变硬,并与周围组织粘连,临床上称为"陈旧性宫外孕"。

(四)继发性腹腔妊娠

发生输卵管妊娠流产或破裂后,被排入腹腔的胚胎大部分死亡,不再生长发育。但偶尔也有存活者,若存活胚胎的绒毛组织重新种植而获得营养,可继续生长发育形成继发性腹腔妊娠。

输卵管妊娠是妇科常见的急腹症,主要表现是停经、腹痛及阴道流血,严重时可出现晕厥与休克,如不及时诊断、处理,可危及生命。

输卵管妊娠处理原则:以手术治疗为主,非手术治疗为辅。手术治疗适用于异位妊娠流产或破裂之后。腹腔镜是近年治疗异位妊娠的主要方法。若出血多伴休克的患者,在防治休克的同时进行剖腹探查术迅速止血。非手术治疗适用于异位妊娠流产或破裂之前,出血量少、症状轻的患者。治疗机制是抑制滋养细胞增生、破坏绒毛,使胚胎组织坏死、脱落、吸收。常用药物有甲氨蝶呤、米非司酮及中药。

二、护理评估

(一)健康史

造成输卵管妊娠的因素有以下几点。

1.输卵管炎症

包括输卵管黏膜炎和输卵管周围炎,是引起输卵管妊娠的主要原因。慢性炎症可使输卵管管腔黏膜粘连,管腔变狭窄;可引起纤毛缺损;输卵管与周围组织粘连,使输卵管扭曲,输卵管壁平滑肌蠕动减弱等均可妨碍受精卵在输卵管腔内的运行,使受精卵运行过久而着床。

2.输卵管发育不良或功能异常

输卵管发育不良如输卵管过长、肌层发育差、黏膜纤毛缺乏等;输卵管功能异常如输卵管蠕动、纤毛摆动及上皮细胞的分泌功能异常,均影响受精卵的正常运行。

3.输卵管手术后或周围肿瘤压迫

输卵管手术如输卵管吻合术、输卵管成形术后可因瘢痕造成管腔狭窄,输卵管周围肿瘤如子宫肌瘤、卵巢肿瘤压迫也可造成管腔狭窄。

4.其他

受精卵游走、子宫内膜异位症、辅助生殖技术及放置宫内节育器等都可增加受精卵着床于输卵管的可能性。

护士应仔细询问月经史,以准确推断停经时间。注意不要将不规则阴道流血误认为末次月经,或由于月经仅过期几天,不认为是停经。此外,对盆腔炎、不孕症、放置宫内节育器、绝育术、输卵管复通术等与发病相关的高危因素应予以高度重视。

(二)身体状况

1.症状

(1)停经:多数患者停经6~8周以后出现不规则阴道流血,但有部分患者因月经仅过期几天而不认为是停经,或误将异位妊娠时出现的不规则阴道流血误认为月经。

(2)腹痛:输卵管妊娠患者就诊的主要症状。输卵管妊娠未发生流产或破裂前,常表现为一侧下腹隐痛或酸胀感,输卵管妊娠流产或破裂时,患者突感一侧下腹部撕裂样疼痛或胀痛,常伴有恶心、呕吐。当血液积聚于子宫直肠陷凹处,可出现肛门坠胀感,若血液局限于下腹,主要表现为下腹部疼痛,出血继续增多可引起全腹疼痛。

(3)阴道流血:常有不规则阴道流血,呈暗红或深褐色,量少呈点滴状,一般不超过月经量。因胚胎死亡后致血 β-hCG 下降,卵巢黄体分泌的雌、孕激素不足,使子宫蜕膜剥脱出血。少数患者阴道流血量较多似月经,阴道流血可伴有蜕膜管型或蜕膜碎片排出,是子宫蜕膜剥离所致。

(4)晕厥与休克:由于腹腔内急性出血及剧烈腹痛,轻者出现晕厥,严重者出现失血性休克。

2.体征

(1)一般情况:与内出血多少成正比。大量出血者,可出现面色苍白、脉搏细数、血压下降等休克体征。

(2)腹部检查:输卵管妊娠流产或破裂者,下腹部有压痛、反跳痛和腹肌紧张,尤以反跳痛显著;出血多时(内出血≥1 000 mL),叩诊有移动性浊音。

(3)盆腔检查:输卵管妊娠流产或破裂者,阴道后穹隆饱满、触痛,宫颈抬举痛或摇摆痛,子宫稍大而软,腹腔内出血多时检查子宫呈漂浮感。子宫的一侧或后方可触及边界不清、压痛明显的包块。

3.辅助检查

(1)阴道后穹隆穿刺:是一种简单可靠的诊断方法。用长针头自阴道后穹隆刺入子宫直肠陷凹,抽出暗红色不凝血为阳性;如抽出血液较红,放置10分钟内凝固,表示误入血管。无内出血、内出血量少、血肿位置较高或子宫直肠陷凹有粘连时,可能抽不出血液,因而穿刺阴性不能排除输卵管妊娠存在。

(2)妊娠试验:放射免疫法测血 β-hCG,此方法灵敏度高,对异位妊娠诊断及疗效观察极为重要。

(3)超声检查:阴道 B 超检查较腹部 B 超检查准确性高。

(4)腹腔镜检查:适用于输卵管妊娠尚未流产或破裂的早期患者和诊断有困难的患者,可见一侧输卵管肿大,表面紫蓝色,腹腔内无出血或有少量出血。腹腔内大量出血或伴有休克者,禁做腹腔镜检查。

评估时重点判断患者疼痛的部位和性质,是否伴有内出血表现如恶心、呕吐和肛门坠胀等;是否引起生命体征改变,导致失血性休克;是否伴有感染的发生。

(三)心理-社会资料

因大出血和剧烈疼痛,患者及家属出现恐惧、焦虑;因妊娠失败可表现为自责、悲伤、忧郁,并担心未来的受孕能力,可出现自尊紊乱。

三、护理诊断/合作性问题

(一)组织灌注量不足

与腹腔内大量出血致休克有关。

(二)恐惧

与担心生命安危有关。

(三)自尊紊乱

与本次妊娠失败,担心今后的受孕能力有关。

四、护理目标

(1)患者出血得到及时控制,休克得到及时纠正。

(2)患者恐惧及悲哀感缓解,配合治疗。

(3)患者能以正常心态接受此次妊娠失败的现实。

五、护理措施

(一)一般护理

调节饮食,加强营养,提高抵抗力,保持大便通畅,防止便秘。卧床休息避免增加腹压的动作。注意外阴清洁,防止感染。

(二)心理护理

鼓励患者说出心理感受,同时向患者介绍治疗方法的必要性及可行性,并告知疾病的预后,消除患者的恐惧及悲哀心理,使其积极配合治疗和护理。允许家属陪伴,提供心理支持。

(三)病情观察

严密监测生命体征,每 10~15 分钟测血压、脉搏及呼吸 1 次,并记录。观察阴道流血量、色及性状,注意腹痛变化、部位、性质及伴随症状。

(四)治疗配合

配合医师做好辅助检查以明确诊断。需要手术治疗的患者要做好术前准备,开放静脉通道,抗休克处理。非手术治疗患者遵医嘱用甲氨蝶呤等杀胚药,直至 HCG 降至 5 IU/L,一般需要治疗 3~4 周,注意观察药物的疗效和不良反应。非手术治疗患者如出现急性腹痛或肛门坠胀等,应立即报告医师,改行手术治疗。

(五)特殊护理

1.大量内出血患者的护理

(1)抗休克护理:患者取休克卧位,保暖,吸氧,开放静脉通道,交叉配血,及时输血、输液,迅速补充血容量,维持生命安全。严密监测生命体征,每 10～15 分钟测量 1 次血压、脉搏、呼吸并记录,有条件的进行心电监护。记录 24 小时液体出入量,防止急性肾衰竭。

(2)手术护理:做好急诊开腹手术前各项护理准备,如备皮、留置导尿管、做药物过敏试验,护送患者入手术室,做好术中护理配合。

(3)预防感染护理:术中严格无菌操作,术后应用抗生素,保持外阴清洁,每天会阴擦洗 2 次。注意观察体温及腹部伤口情况,及时发现感染征象。

2.非手术治疗患者的护理

(1)饮食与休息:指导患者摄取足够的营养,尤其是富含铁及蛋白质的食物,如动物肝脏、鱼肉、豆类、绿叶蔬菜及黑木耳等,纠正贫血,增强患者的抵抗力。患者应绝对卧床休息,避免腹压增大,减少异位妊娠破裂的机会。在患者卧床期间,需提供相应的生活护理。保守治疗需 3～4 周,至 β-hCG 降为正常才能出院,因此要有耐心。

(2)严密观察病情:保守治疗的患者中有少部分可能会不成功,导致输卵管破裂或流产出血,因此要密切观察患者的生命体征、腹痛及阴道出血情况。应告诉患者病情发展的一些指征,如腹痛加剧、肛门坠胀感明显等,以便及时发现和处理。

(3)加强化疗的护理:化疗一般采用全身用药,也可采用局部用药。常用药物是甲氨蝶呤。其治疗机制为抑制滋养细胞增生、破坏绒毛,使胚胎组织坏死、脱落、吸收,不良反应表现为消化道反应、骨髓抑制及白细胞计数下降等,可对症护理。

六、护理评价

(1)患者出血得到及时控制,休克症状缓解。

(2)患者恐惧缓解。

(3)患者接受妊娠失败的现实,为下次妊娠做计划。

七、健康教育

(1)做好个人卫生保健工作,防止发生盆腔感染。发生盆腔炎后,应及时彻底治疗。

（2）术后加强营养，注意休息，保持良好的卫生习惯，禁止性生活1个月。采取有效的避孕措施，制定康复计划。

（3）输卵管妊娠中约有10%的再发率和50%～60%的不孕率，患者下次妊娠前应检查输卵管是否恢复畅通，妊娠后应排除异位妊娠，若发现异常应及时处理。

第六节　妊娠期高血压疾病

一、疾病概要

妊娠期高血压疾病是妊娠期特有的疾病，包括妊娠期高血压、子痫前期、子痫、慢性高血压并发子痫前期及妊娠合并慢性高血压。其中妊娠期高血压、子痫前期和子痫以往统称为妊娠高血压综合征。我国发病率为9.4%～10.4%。本病命名强调生育期妇女发生高血压、蛋白尿与妊娠之间的因果关系。多数病例在妊娠期出现一过性高血压、蛋白尿，分娩后随即消失。该病严重影响母儿健康，是孕产妇及围生儿发病及死亡的主要原因之一。

妊娠期高血压疾病的基本病理生理变化是全身小血管痉挛。由于小血管痉挛，造成管腔狭窄，周围阻力增大，血管内皮细胞损伤，通透性增加，体液和蛋白质渗漏，从而出现血压升高、蛋白尿、水肿和血液浓缩等。全身各组织器官因缺血、缺氧而受到不同程度损害，严重时可导致抽搐、昏迷、脑水肿、脑出血，心、肾衰竭、肺水肿，肝细胞坏死及被膜下出血，胎盘早期剥离，凝血功能障碍甚至弥散性血管内凝血等。

妊娠期高血压疾病的典型表现为妊娠20周后出现高血压、水肿和蛋白质，严重者出现抽搐或昏迷，心、肾衰竭，威胁母儿生命。

妊娠期高血压疾病的治疗原则：休息、镇静、解痉，有指征地降压、利尿、密切监护母胎情况，适时终止妊娠。

二、护理评价

（一）健康史

妊娠期高血压疾病发病原因可能与以下因素有关：①初产妇；②孕妇年龄过

小(年龄≤20岁)或高龄孕妇(年龄35≥岁);③精神过度紧张或受刺激致使中枢神经系统功能紊乱者;④寒冷季节或气温变化过大;⑤有慢性高血压、慢性肾小球肾炎、糖尿病等病史者;⑥营养不良,如贫血、低蛋白血症者;⑦体形矮胖者,即体质指数[体重(kg)/身高(m)^2]>24者;⑧子宫张力过高(如羊水过多、双胎妊娠、糖尿病巨大儿等)者;⑨家族中有高血压史。

护士应详细询问患者孕前及妊娠20周前有无高血压、蛋白尿和/或水肿及抽搐等征象;既往病史中有无原发性高血压、慢性肾小球肾炎及糖尿病等;有无家族史;此次妊娠经过,出现异常现象的时间及治疗经过。特别应注意有无头痛、视力改变、上腹不适等症状。

(二)身体状况

1.临床表现

子痫多发生于妊娠晚期或临产前,称为产前子痫;少数发生于分娩过程中,称为产时子痫;约25%发生在产后48小时内,称为产后子痫。子痫典型发作过程:先表现为眼球固定,瞳孔散大,头扭向一侧,牙关紧闭,继而口角及面部肌肉颤动,数秒后全身及四肢肌肉强直(背侧强于腹侧),双手紧握,双臂伸直,发生强烈的抽动。抽搐时呼吸暂停,面色青紫。持续1~1.5分钟,抽搐强度减弱,全身肌肉松弛,随即深长吸气而恢复呼吸。抽搐期间患者神志丧失。病情转轻时,抽搐次数减少,抽搐后很快苏醒,但有时抽搐频繁且持续时间较长,患者可陷入深昏迷状态。抽搐过程中易发生唇舌咬伤、摔伤甚至骨折等多种创伤,昏迷时呕吐物可造成窒息或吸入性肺炎。

患者发生重度子痫前期或子痫时易导致并发症发生,常见有胎盘早剥、脑出血、心力衰竭、急性肾衰竭、DIC、胎儿窘迫、胎儿生长受限、死胎等。

2.体征

(1)高血压:高血压是指持续血压升高至收缩压≥18.7 kPa(140 mmHg)和/或舒张压≥12.0 kPa(90 mmHg)。舒张压不随患者情绪变化而剧烈变化,是妊娠期高血压诊断和评估预后的一个重要指标,若间隔4小时或4小时以上的2次测量舒张压≥12.0 kPa(90 mmHg),可诊断为高血压。

(2)尿蛋白:尿蛋白是指24小时内尿液中蛋白含量≥300 mg或相隔6小时的2次随机尿液蛋白浓度为30 mg/L(定性＋)。蛋白尿在24小时内有明显波动,应留取24小时尿做定量检测。留取尿液时避免阴道分泌物或羊水污染尿液。

(3)水肿:特点是自踝部逐渐向上延伸的凹陷性水肿,经休息后不缓解。水肿局限于膝以下为"＋"，延及大腿为"＋＋"，延及外阴及腹壁为"＋＋＋"，全身水肿或伴有腹水为"＋＋＋＋"。因水肿致体重异常增加是多数患者的首发症状。

3.辅助检查

(1)尿常规检查:尿蛋白定性、定量检查,尿比重检查。根据24小时尿蛋白定量确定病情严重程度。

(2)血液检查:测定血红蛋白、血细胞比容、血浆黏度、全血黏度以了解血液浓缩程度。重症患者应测定血小板计数、凝血时间,必要时测定凝血酶原时间、纤维蛋白原和鱼精蛋白副凝试验(3P试验)等,以了解有无凝血功能异常。测定血电解质及二氧化碳结合力,以及时了解有无电解质紊乱及酸中毒,

(3)肝、肾功能测定:血清丙氨酸氨基转移酶、血清天门冬氨酸氨基转移酶、血尿素氮、肌酐等测定。

(4)眼底检查:眼底视网膜小动脉变化是反映妊娠期高血压疾病严重程度的一项重要参考指标。眼底检查可见眼底小动脉痉挛,动静脉管径比例可由正常的2∶3变为1∶2,甚至1∶4,出现视网膜水肿、渗出、出血,甚至视网膜剥离。

(5)其他检查:如心电图、超声心动图、胎盘功能、胎儿成熟度检查等,视病情而定。

评估时注意分析患者的高血压和蛋白尿情况,特别应注意评估有无头痛、视力改变、上腹不适等自觉症状,这些是判断疾病严重程度的重要指标。同时要注意评估胎儿宫内的状况及患者有无并发症的发生。

(三)心理-社会资料

妊娠期高血压疾病症状不明显时,患者及家属往往表现出淡漠、不重视。当病情加重时,患者因担心自己及胎儿的健康,日常表现出紧张和焦虑情绪。

三、护理诊断/合作性问题

(一)体液过多

与水钠潴留及营养不良性低蛋白血症有关。

(二)有母儿受伤的危险

与发生抽搐、昏迷及胎盘供血不足有关。

(三)潜在并发症

胎盘早剥、心力衰竭、急性肾衰竭、DIC、脑出血等。

四、护理目标

(1)水肿减轻或消失.

(2)患者病情得到控制,母儿受伤的危险性降低。

(3)患者病情缓解,未发生并发症,或并发症及时发现并处理。

五、护理措施

(一)一般护理

指导患者增加富含蛋白质、维生素、铁、钙及锌的食物,每天补充钙剂 2 g。不限盐和液体摄入,但对于全身水肿者应适当限盐。保证充足的睡眠,取左侧卧位,每天休息不少于 10 小时。左侧卧位可减轻子宫对下腔静脉的压迫,使同心血量增加,改善子宫胎盘的血供。

(二)心理护理

鼓励患者说出心理感受,并对其表示理解。向患者说明本病是可逆的,在产后多能恢复正常。向患者解释治疗方法及护理措施,增强信心,使其积极配合治疗和护理。

(三)病情观察

观察生命体征,尤其是血压的变化;观察有无头晕、视物模糊、上腹不适等自觉症状的出现;观察患者有无腹痛或阴道流血,并注意腹壁的紧张度;水肿患者注意预防和观察压疮的发生;记录 24 小时液体出入量,进行尿蛋白检查等;重症患者注意预防和观察并发症的发生;子痫前期患者产后 3～6 天高血压、蛋白尿等症状仍可出现甚至加剧,要加强监测。

(四)治疗配合

1.妊娠期高血压

患者可以住院也可以在家治疗。注意休息,多左侧卧位。对于精神紧张或睡眠欠佳者可以使用镇静剂,如地西泮 2.5～5.0 mg,每天 3 次。间断吸氧,改善机体供氧。加强饮食营养,保证充足的蛋白质、糖类和钙的摄入。密切监护母儿状况,每天测体重、血压,了解有无头痛、视物不清、上腹不适的症状,听胎心音,自数胎动了解胎儿宫内状况。如有异常应及时到医院就诊。

2.子痫前期

应住院治疗,防止子痫及并发症发生。治疗原则是休息、镇静、解痉,有指征地降压、利尿,密切监测母胎状态、适时终止妊娠。

遵医嘱按时给予药物治疗时,应明确药物的作用、用法,注意观察药物的疗效,并能识别药物不良反应,避免毒性作用的发生。

(1)解痉药物:首选硫酸镁。硫酸镁有预防子痫和控制子痫发作的作用,适用于先兆子痫和子痫。

作用机制:①镁离子能抑制运动神经末梢释放乙酰胆碱,阻断神经肌肉接头间的信息传导,使骨骼肌松弛。②镁离子刺激血管内皮细胞合成前列环素,抑制内皮素合成,降低机体对血管紧张素Ⅱ的反应,从而缓解血管痉挛状态。③镁离子通过阻断谷氨酸通道阻止钙离子内流,解除血管痉挛、减少血管内皮损伤。④镁离子可提高孕妇和胎儿血红蛋白的亲和力,改善氧代谢。

用药方法:可采用肌内注射或静脉给药。①静脉给药:首次负荷剂量25%硫酸镁 20 mL 加于 10%葡萄糖液 20 mL 中,缓慢静脉注入,15～20 分钟推完,或者加于 5%葡萄糖 100 mL 快速静脉滴注。然后将 25%硫酸镁 60 mL 加于 5%葡萄糖液 500 mL 静脉滴注,滴速 1～2 g/h。②肌内用药:用法为 25%硫酸镁 20 mL 加 2%利多卡因 2 mL,臀肌深部注射,夜间给药时应用,睡前停用,肌内注射易出现局部肌肉疼痛,不易被患者接受。

硫酸镁毒性反应:正常孕妇血清镁离子浓度为 0.75～1 mmol/L,治疗有效血清镁离子浓度 1.8～3.0 mmol/L,若高于 3.5 mmol/L 即可发生中毒症状。中毒首先表现为膝反射消失,继而全身肌张力减退及呼吸抑制,严重时心搏骤停。

用药注意事项。用药前及用药过程中应监测:①膝反射是否减弱或消失;②呼吸不少于 16 次/分;③尿量每 24 小时不少于 400 mL 或每小时不少于 17 mL;④备有硫酸镁解毒剂 10%葡萄糖酸钙,出现毒性作用时立即停用硫酸镁,静脉注射 10%葡萄糖酸钙 10 mL,5～10 分钟推完,必要时可以每小时重复 1 次,直至呼吸、排尿和神经抑制恢复正常。

(2)镇静药物:可用于硫酸镁有禁忌或疗效不明显者,常用地西泮和冬眠合剂,分娩期应慎用,以免药物引起胎儿呼吸抑制。用药过程中注意卧床,监测血压,以免发生意外。

(3)降压药物:用于血压过高,特别是舒张压≥14.7 kPa(110 mmHg)或平均动脉压≥18.7 kPa(140 mmHg)者,预防胎盘早剥及脑出血的发生。选用的药物以不影响心搏出量、肾血流量及子宫胎盘灌注量为宜。常用药物有肼屈嗪、拉贝洛尔、硝苯地平等。注意监测血压情况,为了保证子宫胎盘血液灌注,血压不能低于 17.3/10.7 kPa(130/80 mmHg)。

(4)扩容药物:用于血液浓缩的患者。采用扩容治疗应严格掌握其适应证和禁忌证,并应严密观察患者的脉搏、呼吸、血压及尿量,防止肺水肿和心力衰竭的发生。常用的扩容剂有人血白蛋白、全血、平衡液和低分子右旋糖苷。

(5)利尿药物:用于全身性水肿、急性心力衰竭、肺水肿、脑水肿或血容量过多且伴有潜在性脑水肿者。常用药物有呋塞米、甘露醇。用药过程中应严密监测患者的水和电解质平衡情况及药物的毒副作用。

(6)适时终止妊娠指征包括:①重度子痫前期患者经积极治疗 24～48 小时无明显好转者;②重度子痫前期患者孕龄＞37 周;③重度子痫前期患者孕龄＜34 周,胎盘功能减退,胎儿成熟度检查胎儿已成熟者;④重度子痫前期患者孕龄＜34 周,胎盘功能减退,胎儿成熟度检查胎儿未成熟者,可用地塞米松促进胎肺成熟后终止妊娠;⑤子痫控制后 2 小时可考虑终止妊娠;⑥妊娠期高血压、轻度子痫前期的孕妇可期待至足月终止妊娠。终止妊娠的方式,根据具体情况选择剖宫产或阴道分娩。①引产:适用于病情控制后,宫颈条件成熟者。密切观察产程进展和疾病变化,若发现异常及时告知医师。尽量缩短第二产程,第三产程注意预防产后出血,禁用麦角新碱类药物。②剖宫产:适用于宫颈条件不成熟,不能在短期内经阴道分娩者;引产失败者;胎盘功能明显减退,或胎儿已有窘迫征象者。

(五)特殊护理

子痫患者的急救护理如下。

1.协助医师控制抽搐患者

一旦发生抽搐,应尽快控制。硫酸镁为首选药物,必要时可加用强有力的镇静药物,同时使用 20％甘露醇 250 mL 快速静脉滴注,降低颅内压。

2.专人护理

防止受伤在病床边加床挡,防止抽搐、昏迷时坠地摔伤。子痫发生后,首先应保持呼吸道通畅,并立即给氧,用开口器或于上、下磨牙间放置一缠好纱布的压舌板,必要时用舌钳固定舌以防咬伤唇舌或导致舌后坠的发生。患者仰卧头偏一侧,以防呕吐物吸入呼吸道或舌头阻塞呼吸道。必要时,用吸引器吸出喉部黏液或呕吐物,以免窒息。患者昏迷或未完全清醒时,禁止给予饮食和口服药,以防误入呼吸道而致吸入性肺炎。

3.减少刺激

以免诱发抽搐,患者应安置于单人暗室,保持绝对安静,避免声、光刺激。一切治疗活动和护理操作尽量轻柔且相对集中,避免刺激患者。

4.严密监护

密切注意血压、脉搏、呼吸、体温及尿量,记录出入量。详细观察记录病情、检查结果及治疗经过,为医师制定治疗方案提供依据,及时进行必要的血、尿化验和特殊检查,及早发现脑出血、肺水肿、急性肾衰竭等并发症。

5.为终止妊娠做好准备

子痫发作后部分会自然临产,应严密观察及时发现产兆,并做好母儿抢救准备。根据医嘱做好终止妊娠的准备。

六、护理评价

(1)患者水肿减轻或消失。

(2)患者病情得到控制,血压恢复正常,母儿无受伤。

(3)无并发症发生。

七、健康教育

(1)孕期指导合理饮食与休息:进食富含蛋白质、维生素、铁、钙、镁、硒、锌等微量元素的食物及新鲜蔬果,减少动物脂肪及过量食盐的摄入。每天补钙 $1\sim2$ g能有效降低妊娠期高血压疾病的发生。保持足够的休息和愉快心情,保证每天睡眠 10 小时,坚持左侧卧位。

(2)加强产褥期卫生保健,预防慢性高血压,告知患者高血压有持续可能,放出院后一定要定期复查血压,产后 12 周仍为高血压者,说明患者已发生慢性高血压,应长期用降压药控制血压。

(3)避孕 $1\sim2$ 年,再次怀孕时应早期到高危门诊就诊检查,接受产前检查和孕期保健指导。

第七节 前置胎盘

一、疾病概要

正常胎盘附着于子宫体部后壁、前壁或侧壁。妊娠 28 周后若胎盘附着于子宫下段,甚至胎盘下缘达到或覆盖宫颈内口处,其位置低于胎儿先露部时,称为前置胎盘。前置胎盘是妊娠晚期出血的主要原因之一,是妊娠期的严重并发症,若处理不当可危及母儿生命。前置胎盘的发病率,国内报道为 0.24%~1.57%。

妊娠晚期子宫峡部逐渐拉长形成子宫下段,但附着于子宫下段及宫颈内口的胎盘不能相应伸展,与其附着处错位而发生剥离,致血管破裂而出血。阴道流血时间的早晚、反复发作的次数、流血量的多少与前置胎盘的类型有关。按胎盘边缘与子宫颈内口的关系,前置胎盘可分为完全性前置胎盘、部分性前置胎盘、边缘性前置胎盘。

(一)完全性前置胎盘

子宫颈内口全部为胎盘组织所覆盖,又称中央性前置胎盘。

(二)部分性前置胎盘

子宫颈内口部分为胎盘组织所覆盖,出血情况介于完全性前置胎盘和边缘性前置胎盘之间。

(三)边缘性前置胎盘

胎盘附着于子宫下段,边缘不超越子宫颈内口。

前置胎盘的典型症状是妊娠晚期或临产时,突发性无诱因、无痛性、反复阴道流血。患者可因大量阴道出血导致出血性休克和胎儿死亡。

前置胎盘的处理原则是止血、抑制宫缩、纠正贫血和预防感染。根据患者的一般情况、孕期、胎儿成熟度、出血量及产道条件等综合分析,制订具体方案,是期待疗法还是终止妊娠。

二、护理评估

(一)健康史

病因目前尚不明确,可能与以下原因有关。

1.子宫内膜病变

当子宫内膜有过损伤或瘢痕(如产褥感染、多产、剖宫产或多次刮宫、子宫内膜炎),可引起子宫内膜病变,使子宫蜕膜血管生长不良、营养不足,胎盘为摄取足够的营养而扩大面积,伸展到子宫下段,形成前置胎盘。

2.胎盘面积过大或胎盘形状异常

多胎妊娠或巨大儿形成过大面积的胎盘,伸展至子宫下段或遮盖子宫颈内口;或有副胎盘延伸至子宫下段。

3.受精卵发育迟缓

当受精卵到达宫腔时,因其尚未达到植入条件而继续下移植入子宫下段,在该处生长发育而形成前置胎盘。

4.宫腔形态异常

子宫畸形或子宫肌瘤等使宫腔的形态改变致胎盘附着在子宫下段。

5.其他

有报道吸烟、吸毒者可引起胎盘的血流减少,缺氧使胎盘代偿性增大,从而增加前置胎盘的危险。

评估时除个人健康史外,在孕产史中尤其注意识别有无剖宫产术、人工流产术及子宫内膜炎等前置胎盘的易发因素。此外,妊娠过程中特别是妊娠28周后,是否出现无痛性、无诱因、反复阴道流血症状,并详细记录具体经过及医疗处理情况。

(二)身体状况

1.症状

妊娠晚期或临产时,突发性无诱因、无痛性阴道流血是前置胎盘的典型症状。出血的时间及量因前置胎盘不同类型而不同。中央性前置胎盘发生初次出血的时间早,约在妊娠28周左右,反复出血的次数频繁,量较多,有时一次大量阴道流血即可使患者陷入休克状态。边缘性前置胎盘初次出血发生较晚,多于妊娠37~40周或临产后,量也较少。部分性前置胎盘介于两者之间,反复多次或大量阴道流血,可致患者出现贫血,贫血程度与阴道流血量成正比,出血严重者可发生出血性休克。前置胎盘患者常见的并发症有胎儿窘迫、早产、产时或产后出血、植入性胎盘和产褥感染。

2.体征

腹部检查子宫大小与停经月份一致,胎方位清楚,胎先露高浮,约1/3患者出现胎位异常,其中以臀先露较为多见。胎心音可以正常,也可因患者失血过多致胎心音异常或消失。前置胎盘位于子宫下段前壁时,可于耻骨联合上方听到胎盘血管杂音。临产时检查,宫缩为阵发性,间歇期子宫肌可以完全放松。

3.辅助检查

(1)超声检查:B超可清楚看到子宫壁、胎头、宫颈和胎盘的位置,胎盘定位准确率达95%以上,可反复检查,是目前最安全、有效的首选方法。但是在妊娠中期B超检查提示前置胎盘者,一般不诊断为前置胎盘,而称为胎盘前置状态,因为妊娠中期胎盘面积占宫腔面积的1/2,到妊娠晚期减少到1/3~1/4,所以胎盘位置有可能改变为正常。

(2)产后检查胎盘及胎膜:胎盘的前置部分可见陈旧血块附着,呈黑紫色或暗红色;若胎膜破口处距胎盘边缘<7 cm,则为前置胎盘。

评估时注意判断患者是哪种类型的前置胎盘,阴道流血量有多少,是否会导致失血性休克,胎儿有无宫内窘迫情况,是否有感染征象发生,有无子宫收缩等产兆发生。

(三)心理-社会资料

患者及其家属可因突然阴道流血而感到恐惧或焦虑,既担心患者的健康,更担心胎儿的安危,可表现为恐慌、紧张、手足无措等。

三、护理诊断/合作性问题

(1)潜在并发症出血性休克、早产。

(2)有感染的危险与胎盘剥离面靠近子宫颈口,细菌易经阴道上行感染有关。

(3)有受伤的危险(胎儿)与产妇大出血缺氧导致胎儿窘迫或早产儿发育不成熟有关。

四、护理目标

(1)患者出血能得到控制,生命体征稳定,未发生早产。

(2)患者未发生感染。

(3)胎儿平安。

五、护理措施

(一)一般护理

期待疗法期间多食高蛋白及含铁丰富的食物,如动物肝脏、绿叶蔬菜及豆类等,纠正贫血,增强机体抵抗力,促进胎儿发育。住院观察,绝对卧床休息,尤以左侧卧位为佳,并定时间断吸氧,每天3次,每次1小时,以提高胎儿血氧供应。此外,还需避免各种刺激,以减少出血机会。医护人员进行腹部检查时动作要轻柔,禁做阴道检查及肛门检查。

(二)心理护理

鼓励患者及家属说出心中的焦虑、恐惧和担心的感受,认真解释期待疗法的目的,增加患者的信心和安全感,使其积极配合治疗和护理。

(三)病情观察

严密观察并记录患者生命体征,阴道流血的量、色、气味及一般状况,监测胎儿宫内状态,观察有无规律宫缩等产兆发生,发现异常及时报告医师并配合处理。

(四)治疗配合

配合医师做好辅助检查以明确诊断。需要剖宫产手术治疗的患者要做好术前准备,开放静脉通道,抗休克处理。可以经阴道分娩者可予试产,人工破膜后,胎头下降可压迫胎盘前置部位而止血,并可促进子宫收缩加快产程。若破膜后胎先露部下降不理想,仍有出血或分娩进展不顺利,应立即改行剖宫产术。

(五)特殊护理

1.期待疗法

护理期待疗法适用于胎龄<34 周、胎儿体重<2 000 g、胎儿存活、阴道流血量不多、母儿一般情况良好者。期待疗法时主要给予止血、抑制宫缩、促进胎肺成熟、预防感染处理。护理时应注意:

(1)观察病情:监测生命体征,密切观察阴道流血量,定时听取胎心音,必要时进行胎儿电子监护,发现异常及时通知医师。

(2)预防早产:指导患者取左侧卧位或前置胎盘的同侧卧位,绝对卧床休息,血止后方可轻微活动,禁止性生活;每天间断吸氧,每次 20 分钟,提高胎儿血氧供应;保持平和心态,必要时给予地西泮等镇静剂。应用宫缩抑制剂,常用药物有硫酸镁、利托君、沙丁胺醇等。

(3)提高胎儿存活率:估计孕妇近日需终止妊娠者,若胎龄<34 周,应促进胎儿肺成熟。地塞米松每次 6 mg,每天 2 次,肌内注射,连用 2 小时,有利于减少产后新生儿呼吸窘迫综合征的发生。情况紧急时,可羊膜腔内注入地塞米松 10 mg。妊娠 35 周以后,子宫生理性收缩频率增加,前置胎盘出血率随之上升,因此期待治疗至 36 周,各项指标均说明胎儿已成熟者,可适时终止妊娠。

2.终止妊娠

患者的护理终止妊娠指征:孕妇反复发生多量出血甚至休克者,不论胎儿成熟与否,为了母亲安全应终止妊娠;胎龄<36 周,出现胎儿窘迫者;出血量多危及胎儿生命;胎龄≥36 周;胎儿成熟度检测提示胎肺已成熟;胎儿已死亡或出现难以存活的畸形者。剖宫产是处理前置胎盘主要的手段,术前应积极纠正贫血、预防感染、备血、做好处理产后出血及抢救新生儿的准备。阴道分娩仅适用于边缘性前置胎盘,估计短时间内能结束分娩的经产妇。

(1)抗休克护理:患者取休克卧位,保暖,吸氧,开放静脉通道,交叉配血,及时输血、输液,迅速补充血容量,维持生命安全。严密监测生命体征,每10～15分钟测量1次血压、脉搏、呼吸并记录,有条件的进行心电监护。记录24小时液体出入量,防止急性肾衰竭。

(2)预防感染护理:术中严格无菌操作,术后保持外阴清洁,每天2次会阴擦洗,每次大小便后及时清洗会阴。术后应用抗生素,注意观察体温及腹部伤口情况。复查血象,及时发现感染征象。

(3)手术护理:做好急诊剖宫产手术前各项护理准备。备血,备皮,留置导尿管,做药物过敏试验,护送患者入手术室,做好术中护理配合。

六、护理评价

(1)患者出血得到控制,生命体征稳定。

(2)患者无并发症发生。

(3)体温正常,无感染征象发生。

七、健康教育

(1)计划受孕的妇女应戒烟、戒毒,避免被动吸烟。搞好计划生育,避免多产、多次刮宫或引产,预防感染,减少子宫内膜损伤和子宫内膜炎的发生。

(2)强调适时、必要的产前检查,对妊娠期出血,无论量多少均应就医,做到及时诊断、正确处理。

(3)产褥期禁止盐浴、性交,保持身体清洁舒适,防止感染。做好计划生育的指导工作,产后42天复诊。

第八节 胎盘早剥

一、疾病概要

妊娠20周后或分娩期,正常位置的胎盘在胎儿娩出前,部分或全部从子宫壁剥离,称为胎盘早剥。胎盘早剥是妊娠晚期的一种严重并发症,往往起病急、进展快,若处理不及时,可危及母儿生命。胎盘早剥的发病率国内报道为0.46%～2.1%。

胎盘早剥的主要病理变化是各种原因导致底蜕膜出血,形成胎盘后血肿,引起胎盘自附着处剥离。按病理生理变化特点,分为显性剥离(外出血)、隐性剥离(内出血)和混合性出血3种类型。

严重的胎盘早剥可能发生凝血功能障碍,因为剥离处的胎盘绒毛和蜕膜可释放大量的组织凝血活酶,进入母体血液循环,激活凝血系统而发生弥散性血管内凝血(DIC)。内出血严重时,血液向子宫肌层内浸润,引起肌纤维分离、断裂、变性,此时子宫表面呈紫蓝色瘀斑,尤其在胎盘附着处更明显,这种情况称为子宫胎盘卒中。子宫肌层由于血液浸润,收缩力减弱,可导致产后出血。尤其合并DIC时,更容易出现难以纠正的产后出血和急性肾衰竭。

胎盘早剥主要表现为妊娠晚期持续性腹痛,伴或不伴阴道流血,病情的严重程度与剥离面的大小及剥离的类型有关。

胎盘早剥的处理原则是纠正休克、及时终止妊娠、防治并发症。终止妊娠的方法根据胎次、早剥的严重程度、胎儿宫内状况及宫口开大等情况而定。

二、护理评估

(一)健康史

病因目前尚不十分清楚,其发病可能与以下因素有关。

1.血管病变

如妊娠期高血压疾病、慢性高血压、慢性肾脏疾病等可致底蜕膜螺旋小动脉痉挛或硬化,引起远端毛细血管缺血坏死以致破裂出血,血液流至底蜕膜层形成血肿,导致胎盘自子宫壁剥离。

2.机械性因素

如腹部受撞击、挤压,摔伤或行外倒转术纠正胎位时动作粗暴等,可造成血管破裂而发生胎盘早剥。此外,脐带过短或因脐带绕颈、绕体等相对较短时,分娩过程中胎儿下降牵拉脐带也能造成胎盘早剥。

3.子宫静脉压突然升高

妊娠晚期或临产后,患者长时间仰卧位,增大的妊娠子宫压迫下腔静脉可使子宫静脉淤血,静脉压升高,导致蜕膜静脉床淤血或破裂,造成胎盘早剥。

4.子宫内压力突然下降

羊水过多,破膜时,羊水流出过快;双胎分娩第一个胎儿娩出过快,均可使子宫收缩致宫腔缩小,而发生胎盘错位,引起剥离。

5.其他

吸烟、吸毒、营养不良、子宫肌瘤(尤其是胎盘附着部位肌瘤)等与胎盘早剥有关。

注意询问有无胎盘早剥的高危因素,如慢性高血压、慢性肾脏疾病、外伤等病史。并注意了解孕产史及本次妊娠过程中有无阴道流血、腹痛、急性失血或休克等情况出现。

(二)身体状况

胎盘早剥的临床特点是妊娠晚期突然发生的腹部持续性疼痛伴或不伴阴道流血。腹痛程度与胎盘后积血多少呈正相关。

根据病情严重程度,Sher 将胎盘早剥分为 3 度。

Ⅰ度:多见于分娩期,胎盘剥离面小,患者常无腹痛或轻微腹痛,贫血体征不明显。腹部检查见子宫软,大小与妊娠周数相符,胎位清楚,胎心率正常。产后检查见胎盘母体面有凝血块或压迹。

Ⅱ度:胎盘剥离面为胎盘面积的 1/3 左右。主要症状是突然发生持续性腹痛、腰酸或腰背痛,疼痛程度与胎盘后积血量成正比。无阴道流血或流血量不多,贫血程度与阴道流血量不相符。腹部检查见子宫大于妊娠周数,子宫底随胎盘后血肿增大而升高。胎盘附着处压痛明显(胎盘位于子宫后壁则不明显),宫缩有间歇,胎位可扪及,胎儿存活。

Ⅲ度:胎盘剥离面超过胎盘面积的 1/2,临床表现较Ⅱ度重,患者可出现恶心、呕吐、面色苍白、四肢湿冷、脉搏细数、血压下降等休克症状,休克程度大多与阴道流血量不成正比。腹部检查子宫硬如板状,宫缩间歇期不能松弛,胎位扪不清,胎心消失。如患者无凝血功能障碍属Ⅲa,有凝血功能障碍属Ⅲb。

胎盘早剥可发生严重的并发症,主要为 DIC、出血性休克、产后出血、急性肾衰竭、羊水栓塞、胎儿窘迫、早产和死胎。

(三)辅助检查

1.B 超检查

正常位置的胎盘 B 超图像应紧贴子宫体部后壁、前壁或侧壁,若胎盘与子宫壁之间有血肿,可在胎盘后方出现液性低回声区,暗区常不止一个,并见胎盘增厚。

2.实验室检查

主要了解患者贫血程度及凝血功能。并发 DIC 时进行筛选试验(血小板计数、凝血酶原时间、纤维蛋白原测定),结果可疑者可做纤溶确诊试验(凝血酶时间、优球蛋白溶解时间、血浆鱼精蛋白副凝试验)。情况紧急时可抽取肘静脉血

2 mL 于一干燥试管中,轻叩管壁,7 分钟后无凝血块形成或形成易碎的软凝血块,表明凝血功能障碍。

评估时注意分析患者属于哪种类型的胎盘早剥,病情严重程度属于哪度,是否出现出血性休克表现,有无胎儿窘迫,有无肾衰竭、凝血功能障碍等并发症。

(四)心理-社会资料

因反复大量出血,患者感到自身和胎儿的生命受到威胁,并由于可能切除子宫而表现出紧张、害怕甚至恐惧。

三、护理诊断/合作性问题

(一)组织灌注量不足

与大量出血有关。

(二)潜在并发症

弥散性血管内凝血、急性肾衰竭、产后出血。

(三)恐惧

与担心自身及胎儿生命安全有关。

四、护理目标

(1)患者出血能得到控制,生命体征稳定。

(2)无凝血功能障碍、产后出血和急性肾衰竭等并发症发生。

(3)恐惧及悲哀情绪减轻,积极配合治疗和护理。

五、护理措施

(一)一般护理

指导患者进食高蛋白、高热量、高维生素、富含铁剂的食物,嘱患者绝对卧床休息,取左侧卧位,做好床边护理。

(二)心理护理

解除恐惧心理,鼓励患者说出心里的感受,解释病情及救护措施,使患者增强信心,积极配合治疗及护理。提供心理支持,患者因病情严重失去胎儿或因子宫切除而悲伤时,允许家人陪伴,要将患者安排在没有新生儿的病房,以免触景生情。

(三)病情观察

严密监测患者的血压、脉搏、呼吸、心率、尿量并记录。观察阴道出血量、颜色、性状、有无凝血块、出血量与失血程度是否相符。注意子宫的高度与妊娠月份是否相符,判断宫缩强度。检查胎方位是否清楚,胎心率是否正常,有无胎儿窘迫的表现。

(四)治疗配合

1.经阴道分娩

轻型患者一般情况良好,宫口已扩张,估计短时间内能结束分娩,可考虑经阴道分娩。可行人工破膜。必要时静脉滴注缩宫素促进产程进展。产程中应密切观察心率、血压、宫底高度、阴道流血量及胎儿宫内状况,一旦发现病情加重或出现胎儿窘迫征象,应行剖宫产结束分娩。

2.剖宫产

剖宫产适用于重型胎盘早剥特别是初产妇,不能在短时间内结束分娩者;出现胎儿窘迫征象,需抢救胎儿者;产妇病情恶化,胎儿已死,但不能立即分娩者;破膜后产程无进展者。刮宫产取出胎儿与胎盘后,立即注射宫缩素并按摩子宫。发现有子宫胎盘卒中,配以按摩子宫和热盐水纱垫湿热敷子宫,多数子宫收缩转好。若宫缩无法恢复,发生难以控制的大出血,可在输血的同时行子宫次全切除术。

3.防治并发症

观察患者有无出血倾向,检查凝血功能,判断有无凝血功能障碍。观察尿量,肾功能检查有无肾衰竭,发现异常及时通知医师。观察子宫收缩情况,及时发现子宫胎盘卒中,应用宫缩素增强宫缩,必要时行子宫切除术。

六、护理评价

(1)患者出血得到控制,生命体征稳定。

(2)患者未发生并发症。

(3)患者恐惧及悲哀情绪减轻。

七、健康教育

(1)鼓励孕妇在妊娠晚期适量活动,避免长时间仰卧;避免腹部外伤等,防止胎盘早剥。

(2)产后注意纠正贫血,预防感染。根据产妇情况指导是否给予母乳喂养。对死产者,指导产妇采取退乳措施,产后 42 天到产科门诊复查。

第十二章

儿 科 护 理

第一节 小儿腹泻病

一、易感因素

小儿腹泻病是由多病原、多因素引起的以大便次数增多和大便性状改变为特征的消化道综合征。是儿科常见病之一。多见 6 个月至 2 岁的婴幼儿，一年四季均可发病，但夏秋季发病率高。婴幼儿易患腹泻病与易感因素有关。

(一)婴幼儿消化系统发育不完善

胃酸及消化酶分泌少，消化酶活性低，不能适应食物量及质的较大变化，容易消化道功能紊乱。

(二)小儿生长发育快

对营养物质的需求相对多，且婴儿食物以液体为主，水的入量大，消化道负担重。

(三)胃肠道防御功能较差

(1)婴儿胃酸偏低，对进入胃内的细菌杀灭能力较弱。

(2)婴儿血清免疫球蛋白(尤其是 IgM,IgA)和胃肠道 SIgA 均较低。

(四)肠道正常菌群失调

新生儿出生后未建立正常肠道菌群，改变饮食使肠道内环境改变；或滥用广谱抗生素致肠道正常菌群失调，引起肠道感染。

(五)人工喂养

不能从母乳中获得抗感染成分(乳铁蛋白、巨噬细胞、粒细胞、溶菌酶等)；牛乳加热过程中使某些抗感染成分被破坏;人工喂养的食物和食具极易被污染,故人工喂养儿肠道感染概率明显高于母乳喂养儿。

二、病因与发病机制

(一)病因

分感染因素与非感染因素两类,以感染性因素为主。

(二)发病机制

导致腹泻的机制:肠腔内存在大量不能吸收的具有渗透活性的物质(渗透性腹泻)、肠腔内电解质分泌过多(分泌性腹泻)、炎症致液体大量渗出(渗出性腹泻)和肠道功能异常(肠道功能异常性腹泻)。实际上,腹泻常是多种机制共同作用的结果。

1.感染性腹泻

(1)病毒性肠炎:病毒使小肠绒毛细胞受损,导致小肠黏膜回收水、电解质减少,肠液大量积聚致腹泻;肠黏膜细胞分泌的双糖酶不足或活性下降,积聚在肠腔内的糖类被细菌分解后引起肠液渗透压升高;双糖分解不全造成微绒毛上皮转运钠功能障碍,大量水和电解质丧失,腹泻进一步加重。

(2)细菌性肠炎:又分为肠毒素性肠炎和侵袭性肠炎。肠毒素性肠炎(如产肠毒素型大肠埃希菌、霍乱弧菌):主要通过抑制小肠绒毛上皮细胞吸收 Na^+,Cl^- 和水,使小肠液分泌增多,超过结肠吸收能力而导致腹泻。侵袭性肠炎(如侵袭性大肠埃希菌、空肠弯曲菌、耶尔森菌、沙门菌属、金黄色葡萄球菌等):主要引起肠黏膜充血、水肿、炎细胞浸润、溃疡和渗出等,从而排出含有白细胞和红细胞的痢疾样大便;因结肠炎症使不能充分吸收来自小肠的液体等,使之发生水泻。

2.非感染性腹泻

当摄入食物的量过多或食物质的改变,食物不能被充分消化吸收而堆积于小肠上部,使局部酸度减低,肠道下部细菌上移和繁殖,使食物腐败和发酵,造成肠蠕动亢进,引起腹泻、脱水、电解质紊乱。毒素的吸收会产生中毒症状。

三、临床表现

根据病程,将病程在 2 周以内的称急性腹泻,2 周至 2 个月称迁延性腹泻,2 个月以上称慢性腹泻。根据病情将腹泻分为轻型(无脱水及中毒症状)、中型(轻、中度脱水或有轻度中毒症状)及重型(重度脱水或有明显中毒症状)腹泻。

(一)腹泻病共同的临床表现

1.胃肠道症状

(1)轻型腹泻:多由肠道外感染、饮食、气候因素引起,以胃肠道症状为主。患儿有食欲缺乏,偶有呕吐,大便每天数次或 10 余次,呈黄色或黄绿色,稀薄或带水,有酸味,可有奶瓣或少量黏液。

(2)中、重型腹泻:多由肠道内感染引起。患儿常有呕吐,严重者吐咖啡渣样液体,每天大便 10 余次至数十次,每次量较多,呈蛋花汤或水样,可有少量黏液。侵袭性肠炎引起者大便呈脓血样。

2.全身中毒症状

轻型腹泻患儿偶有低热;中、重型腹泻患儿有发热、精神萎靡或烦躁不安、意识蒙眬甚至昏迷等。

3.水、电解质及酸碱平衡紊乱

(1)脱水:主要表现眼窝及前囟凹陷、黏膜及皮肤干燥、皮肤弹性差、眼泪及尿量减少、口渴、烦躁、嗜睡甚至昏迷、休克等。临床上将脱水分为轻、中、重三度。由于腹泻患儿丢失的水和电解质比例不同,可造成等渗性、低渗性、高渗性脱水。等渗性脱水最常见,为一般脱水表现;低渗性脱水以周围循环衰竭为突出表现,如眼窝、前囟凹陷、皮肤黏膜干燥、皮肤弹性差、尿少,甚至血压下降、嗜睡、昏迷等,而口渴不明显、尿比重低;高渗性脱水较少见,以口渴、高热、烦躁、惊厥、肌张力增高为突出表现。

(2)代谢性酸中毒:腹泻丢失大量碱性物质;进食少和肠吸收不良,摄入热量不足导致脂肪分解增加,酮体生成增多;血容量减少,血液浓缩,循环缓慢,组织缺氧,乳酸堆积;肾血流不足,尿量减少,酸性代谢产物在体内堆积。故中、重度脱水都有不同程度的酸中毒,表现为口唇樱桃红色或发绀、呼吸深大、呼出气体有烂苹果味等,精神萎靡或烦躁不安、嗜睡甚至昏迷。

(3)低钾血症:呕吐、腹泻时大量丢失钾,进食少导致钾摄入不足,肾的保钾功能比保钠差。故腹泻病时多有不同程度的低钾,尤其多见腹泻时间长和营养不良的患儿。但在脱水未纠正前,由于血液浓缩,酸中毒时钾由细胞内向细胞外转移;尿少排钾也减少等原因,体内钾总量虽少,但血钾可维持正常。随着脱水的纠正、血钾被稀释、酸中毒被纠正和输入的葡萄糖合成糖原等,钾由细胞外向细胞内转移;利尿后钾排出增加;大便继续失钾等因素,使血钾下降,随即出现缺钾症状。主要表现有神经、肌肉兴奋性降低,精神萎靡,腱反射减弱或消失,腹胀,肠鸣音减弱甚至肠麻痹,心音低钝,心律失常等。心电图示 T 波改变、ST 段下降,T 波低平,出现 U 波。

(4)低钙和低镁血症:腹泻患儿进食少,吸收不良,大便丢失钙、镁等原因,致体内钙、镁减少,腹泻较久、活动性佝偻病和营养不良患儿中更常见。但在脱水和酸中毒时,因血液浓缩和离子钙增加,可不出现低钙表现,待脱水和酸中毒纠正后,离子钙减少,出现手足搐搦和惊厥等低钙血症表现。极少数患儿经补钙后症状仍不好转,应考虑为低镁血症,表现手足震颤,抽搐,伴腹痛。大便镜检有大量红细胞,一般无白细胞。

(二)抗生素诱发的肠炎

多继发使用大量抗生素后,免疫功能低下、长期用糖皮质激素者、营养不良者更易发病。病程和症状与耐药菌株的不同及菌群失调的程度有关。婴幼儿病情较重。①金黄色葡萄球菌肠炎:多继发使用大量抗生素后,表现发热、呕吐、腹泻,典型大便呈暗绿色,量多混有黏液,伴中毒症状、脱水和电解质紊乱,甚至休克。大便镜检有大量脓细胞和革兰氏阳性球菌,培养有葡萄球菌生长,凝固酶阳性。停用抗生素后自然缓解。②假膜性肠炎:由难辨梭状芽孢杆菌引起,表现腹泻,大便呈黄绿色水样,有假膜排出,少数带血,易出现脱水、电解质紊乱和酸中毒,伴发热、腹胀和全身中毒症状。炎症指标升高,大便厌氧菌培养可阳性。③真菌性肠炎:多为白色念珠菌所致,常继发其他感染或菌群失调,常伴鹅口疮。大便次数增多,黄色稀便,泡沫多带黏液,有时见豆腐渣样(菌落)细块;大便镜检有真菌孢子体和菌丝。

(三)生理性腹泻

多见 6 个月以内的婴儿,外观虚胖,常见湿疹。生后不久即腹泻,除大便次数增多外,小儿精神、食欲好,体重增长正常,不影响生长发育。添加辅食后,大便逐渐转为正常。

四、实验室检查

(一)血常规

白细胞总数及中性粒细胞增多提示细菌感染;降低提示病毒感染;过敏性肠炎或寄生虫引起的肠炎,嗜酸性粒细胞增多。

(二)粪便检查

大便镜检有大量脂肪球,无或偶见白细胞者多为侵袭性肠炎以外的病因引起;反之,大便镜检有较多白细胞者多为各种侵袭性细菌引起,大便培养可检出致病菌。可疑病毒性肠炎者可做病毒学检查。

(三)血生化检查

血钠测定有助于判断脱水性质;血钾、血钙浓度测定有助于判断有无低钾、低钙血症;血气分析帮助诊断有无酸碱失调及程度。

五、护理措施

(一)基础护理

1.调整饮食

强调继续饮食,以满足生理需要,补充疾病消耗,以缩短康复时间。但严重呕吐者可暂禁食4~6小时(不禁水),待好转后继续喂食,由少到多、由稀到稠。母乳喂养的婴儿继续哺乳,暂停辅食;人工喂养者可喂以等量米汤或稀释的牛奶或其他代乳品,由米汤、粥、面条等过渡到正常饮食。病毒性肠炎者多有双糖酶(主要是乳糖酶)缺乏,可暂停乳类喂养,改为豆类、淀粉代乳品或发酵奶,或去乳糖配方奶粉以减轻腹泻。腹泻停止后继续给予富含热量和营养价值高的饮食,并每天加餐1次,共2周。

2.加强日常护理

(1)保持室内清洁、舒适、温湿度适宜。

(2)对感染性腹泻患儿应做好消毒隔离,与其他小儿分室收治;食具、衣物、尿布应专用;医护人员及母亲喂奶前及换尿布后要洗手,并做好床边隔离;对粪便和被污染的衣被进行消毒处理,防止交互感染。

(3)准确记录24小时液体出入量。

(二)疾病护理

1.纠正水、电解质紊乱及酸碱失衡。

(1)口服补液(ORS):适用于轻、中度脱水而无严重呕吐者。轻度脱水50~80 mL/kg,中度脱水80~100 mL/kg,于8~12小时将累积损失量补足。脱水纠正后,可将ORS用等量水稀释按病情需要随意口服。脱水纠正后,可将余量用等量水稀释按病情需要随意口服。服用ORS液时应注意:口服传统ORS液时让患儿照常饮水,防止高钠血症的发生;患儿如眼睑出现水肿,应停止服用ORS液,改用白开水;新生儿或心、肾功能不全,休克及明显呕吐腹胀者不宜应用ORS液。

(2)静脉补液:适用于中度以上脱水、吐泻严重或腹胀的患儿。分为第1天补液和第 2 天及以后补液。

第 1 天补液：输液总量包括三部分，即补充累积损失量、生理需要量和继续丢失量。一般轻度脱水为 90～120 mL/kg，中度脱水 120～150 mL/kg，重度脱水为 150～180 mL/kg。溶液种类：根据脱水性质选择不同张力的混合液，一般等渗性脱水用 1/2 张含钠液，低渗性脱水用 2/3 张含钠液，高渗性脱水用 1/3 张含钠液。若判断脱水性质有困难，先按等渗性脱水处理。

输液速度：对重度脱水有周围循环衰竭者，应先扩容，给予 2∶1 液等张含钠液，20 mL/kg，30～60 分钟输入。累积损失量（扣除扩容液量）在 8～12 小时补完，滴速每小时 8～10 mL/kg；继续丢失和生理需要量在 12～16 小时补完，约每小时 5 mL/kg，纠正酸中毒、低钾血症、低钙血症、低镁血症。

第 2 天及以后补液：主要补充继续丢失量和生理需要量，可改为口服补液，输液量根据吐泻和进食情况估算。若口服量不足或口服困难者仍需静脉补液。继续补钾，供给能量。静脉补液期间应注意：速度过快易发生心力衰竭及肺水肿，速度过慢则脱水不能及时纠正。补液中应观察患儿前囟、皮肤弹性、眼窝凹陷情况及尿量，若补液合理，3～4 小时应排尿，表明血容量恢复。若 24 小时患儿皮肤弹性及眼窝凹陷恢复，说明脱水已纠正。若尿量多而脱水未纠正，表明液体中葡萄糖液比例过高；若输液后出现眼睑水肿，说明电解质溶液比例过高。及时观察静脉输液是否通畅，局部有无渗液、红肿。准确记录第 1 次排尿时间，24 小时出入量，根据患儿基本情况，调整液体入量及速度。

2.加强臀部护理

选用清洁、柔软的布类尿布，避免使用塑料布或橡皮布包裹，及时更换；每次便后用温水清洗臀部，擦干，涂 5％鞣酸软膏或 40％氧化锌油，保持会阴部及肛周皮肤干燥；如局部有溃疡时，可按臀红的程度增加暴露部位或用灯泡照射、理疗等促使创面干燥愈合。

3.对症处理

（1）眼部护理：重度脱水患儿泪液减少，结膜、角膜干燥，且眼睑不能闭合，角膜暴露容易受伤引起感染。可用生理盐水浸润角膜，点眼药膏，眼罩覆盖。

（2）发热的护理：体温过高者给予物理或药物降温，及时擦干汗液和更衣，多饮水，做好口腔及皮肤护理。

（3）腹痛的护理：腹痛时可按摩患儿腹部做好腹部保暖，转移注意力，严重者可遵医嘱应用解痉药物。

（4）腹泻的护理：避免使用止泻药，如洛哌丁胺，因有抑制胃肠动力的作用，增加细菌繁殖和毒素的吸收,对感染性腹泻有时是很危险的。

4.观察病情

(1)观察生命体征:应观察体温、脉搏、呼吸、血压、末梢循环、尿量等,并监测体重。

(2)观察排便情况:观察记录大便次数、量,颜色、性状、气味,有无黏液。按医嘱及时送检粪标本。

(3)观察脱水情况,注意有无低钾血症、低钙血症、代谢性酸中毒的表现,遵医嘱及时采血做电解质和血气分析。

(三)健康指导

(1)向家长介绍腹泻病的病因、潜在并发症、转归和相关治疗措施;指导臀部护理、出入量监测和脱水表现的观察;宣教饮食、用药和输注中的护理要点,如服用微生态制剂时,指导家长不要与抗生素同服,应间隔至少2小时以上。

(2)指导家长对不住院患儿的家庭护理,介绍预防脱水的方法,指导口服补液盐的配制、喂养方法和注意事项。

(3)指导家长患儿出院后注意饮食卫生、合理喂养、预防气候变化时患儿受凉或过热;避免长期滥用抗生素,以免造成肠道菌群失调而引起肠炎迁延不愈。

(4)如在流行地区和季节,可根据家长的意愿进行轮状病毒肠炎疫苗的接种。

第二节 先天性心脏病

一、概述

先天性心脏病是胎儿时期心脏血管发育异常而导致的畸形,是小儿最常见的心脏病。发病率为活产婴儿的7‰~8‰。年龄越小,发病率越高。心脏在胚胎发育阶段,受到某些因素影响,导致心脏某个部位的发育停顿或异常,均可造成先天性心脏血管畸形。

致病因素可分为两类,遗传因素和环境因素。遗传因素,单基突变在先天性心脏血管畸形中,可伴有心脏外畸形,占1%~2%。临床可见Marfan和Noonan染色体畸变,占4%~5%,多伴有心脏外其他畸形。临床可见唐氏综合征、13-15

三体综合征。多基因突变,多数为心血管畸形不伴有其他畸形。先天性代谢紊乱,体内某种酶的缺乏,如糖原贮积病等。环境因素很多,重要的原因有宫内感染(风疹、流行性感冒、流行性腮腺炎和柯萨奇病毒感染等)、孕母缺乏叶酸、与大剂量放射线接触、药物影响(抗癌药、甲苯磺丁脲等)、患有代谢性疾病(糖尿病、高钙血症>或能造成宫内缺氧的慢性疾病。所以,先天性心脏病可能是胎儿周围的环境和遗传因素相互作用的结果。

根据左、右心腔或大血管间有无分流和临床有无青紫,可分为3类。

(一)左向右分流型

在左、右心之间或与肺动脉之间具有异常通路,正常情况下,体循环的压力高于肺循环的压力,左心压力高于右心压力,血液从左向右侧分流,故平时不出现青紫。当剧烈哭闹或任何原因使肺动脉或右心室压力增高并超过左心室时,血液自右向左分流,可出现暂时性青紫。常见房间隔缺损、室间隔缺损或动脉导管未闭。

(二)右向左分流型

多见复杂性先天性心脏病,因右心系统发育异常,静脉血流入右心后不能全部流入肺循环,达到氧合作用,有一部分或大部分自右心或肺动脉流入左心或主动脉,直接进入体循环,出现持续性青紫。根据肺血流量的多少,将右向左分流分为肺缺血性(法洛四联症、三尖瓣闭锁)和肺充血性(完全性大动脉转位、总动脉干等)。

(三)无分流型

心脏左、右两侧或动、静脉之间无异常通路或分流。通常无青紫,只有在心力衰竭时才发生。梗阻型常见疾病如肺动脉口狭窄和主动脉缩窄等,反流型二尖瓣关闭不全、肺动脉瓣关闭不全等,其他类型的心脏病少见,如主动脉弓畸形、右位心等。

二、常见先天性心脏病

(一)动脉导管未闭

动脉导管未闭(PDA)是指出生后动脉导管持续开放,血流从主动脉经导管分流至肺动脉,进入左心,并产生病理生理改变。动脉导管未闭占先天性心脏病发病总数的 9%～12%。女比男多,男女之比 1:3。

1.临床表现

临床症状的轻重,取决于导管管径粗细和分流量的大小。动脉导管较细,症状较轻或无症状。导管粗大者,分流量大,表现为气急、咳嗽、乏力、多汗、生长发育落后等。偶见扩大的肺动脉压迫喉返神经而引起声音嘶哑。严重肺动脉高压时,产生差异性发绀,下肢青紫明显,杵状趾。查体可见,胸骨左缘第1～2肋间有响亮的连续性机器样杂音,占据整个收缩期和舒张期,伴震颤,传导广泛。分流量大时心尖部可闻高流量舒张期杂音,P_2增强或亢进。周围血管征阳性:血压脉压增大≥5.3 kPa(40 mmHg);可见甲床毛细血管搏动;触到水冲脉;可闻及股动脉抢击音等。常见并发症为充血性心力衰竭,感染性心内膜炎,严重肺动脉高压晚期艾森曼格综合征。

2.实验室检查

(1)X线检查:分流量小者可正常;分流量大时左心房、左心室增大;肺动脉高压时,右心室也明显增大。

(2)心电图:导管细者,心电图无改变,分流量大左心房、左心室大;双心室增大;肺动脉高压者,以有心室肥厚为主。

(3)超声心动图:对诊断极有帮助,二维超声心动图可以直接探查到未闭合的动脉导管,常选用胸骨旁肺动脉长轴观或胸骨上主动脉长轴观。脉冲多普勒在动脉导管开口处可探测到典型的收缩期与舒张期连续性湍流谱。彩色多普勒血流显像可直接见到分流的方向和大小。

3.治疗要点

(1)药物治疗:吲哚美辛(消炎痛)、强心、利尿、抗感染。

(2)导管介入堵闭术。①适应证:不合并必须外科手术的其他心脏畸形。年龄通常≥6个月,体重≥4 kg,动脉导管最窄直径≥2.5 mm。可根据大小及形状选用不同的封堵器。②禁忌证:依赖PDA生存的心脏畸形,严重肺动脉高压导致右向左分流,重症感染性疾病等。

(3)外科手术结扎:手术适宜任何年龄,1岁以下婴儿反复发生呼吸道感染、心力衰竭等,合并其他心脏畸形者应手术治疗。

4.预后

动脉导管的介入治疗或手术治疗效果良好,手术死亡率<1%。

(二)房间隔缺损

房间隔缺损(ASD)占小儿先心病10%左右。男女比例为1:3～1:2。按缺损部位可分为原发孔,占所有房间隔缺损15%,缺损位于心内膜垫与房间隔交接处;常累及房室瓣等结构,引起二尖瓣前瓣裂、三尖瓣隔瓣裂也称部分型心内膜垫缺损;静脉窦型房间隔缺损,占所有房间隔缺损5%,分上腔型和下腔型。

上腔型房间隔缺损,缺损位于上腔静脉入口处,右上肺静脉常经此处异位引流右心房;下腔型房间隔缺损,缺损位于下腔静脉开口处,常伴有肺静脉畸形引流入右心房。冠状静脉窦型房间隔缺损,占所有房间隔缺损的2%,缺损位于冠状静脉窦上端与左心房间,造成左心房血流经冠状静脉窦缺口分流右心房。

1.临床表现

房间隔缺损的临床表现随缺损的大小而不同。缺损小者,仅在体检时发现胸骨左缘第2~3肋间有收缩期杂音,婴儿和儿童期多无症状。缺损大者,由于体循环血量减少,表现为气促、乏力和影响生长发育,当哭闹、患肺炎或心力衰竭时,右心房压力可超过左心房,出现暂时性青紫。查体可见生长发育落后、消瘦,心前区较饱满,心尖冲动弥散,心浊音界扩大,胸骨左缘第2~3肋间可闻见3~4级收缩期喷射性杂音,肺动脉瓣区第二音增强或亢进,并呈固定分裂。

2.实验室检查

(1)X线检查:心脏外形呈现轻-中度扩大,以有心房、右心室增大为主,肺动脉段突出,肺门血管影增粗,可见肺部"舞蹈"征,肺野充血,主动脉搏影缩小。

(2)心电图:电轴右偏+90~+180。不完全性右束支传导阻滞,部分患儿尚有右心房和右心室肥大。

(3)超声心动图:M型超声心电图可显示右心房和右心室内径增大和室间隔矛盾运动。二维超声心动图可见房间隔回声中断,并可显示缺损的位置和大小。多普勒彩色血流显像可观察到分流的位置、方向且能估测分流的大小。

3.治疗要点

(1)内科治疗:强心、利尿、抗感染、扩张血管及对症治疗。

(2)导管介入堵闭术。适应证:年龄≥3岁,直径≥4 mm,不合并必须外科手术的其他心脏畸形。禁忌证:静脉窦型房间隔缺损,活动性感染性心内膜炎;出血性疾病;重度肺动脉高压导致右向左分流,左心房发育差等。

(3)外科治疗:原发孔型及静脉窦型房间隔缺损,一般外科手术治疗。

4.预后

自然关闭:小型房间隔缺损(直径<3 mm甚至<3~8 mm),1岁前有可能自然关闭。儿童时期大多数可保持正常生活,常因杂音不典型而延误诊断。缺损较大时,分流量较大,分流量占体循环血量的30%以上,不经治疗活至成年时,有可能出现肺动脉高压,一旦出现艾森曼格综合征即为手术和介入治疗禁忌证。

(三)室间隔缺损

室间隔缺损(VSD)是最常见的先天性心脏病,占先天性心脏病的 25%～40%,单独存在约占 25%,也可与其他心脏畸形同时存在。按缺损的部位、缺损边缘组织性质,最多见为膜周部缺损,占 60%～70%。位于主动脉下,由膜部与之接触的 3 个区域(流入道、流出道或小梁肌部)延伸而成。肌部缺损,占 20%～30%,又分为窦部肌肉缺损(肌部流入道)、漏斗部肌肉缺损(嵴上型或干下型)及肌部小梁部缺损。其临床表现与缺损的大小有关。

1.临床表现

见表 12-1。

表 12-1 室间隔缺损临床表现

缺损程度	缺损直径	临床表现	杂音程度
小型缺损	≤0.5 cm	生长发育基本正常	胸骨左级第 3～4 助间响亮粗糙的全收缩期杂音,肺动脉第二心音稍增强
中型缺损	0.5～1.0 cm	生长发自缓慢,可见乏力、气短、多汗	左缘第 3～4 助间可闻 3～4 级粗糙的全收缩期杂音,肺动脉第二心音增强
大型缺损	>1.0 cm	生长发育迟缓,喂养困难,可见呼吸急促,常出现心力衰竭	左缘第 3～4 助间可闻 3～5/6 级全收缩期反流性杂音,伴有收缩期震颤,肺动脉高压者肺动脉第二心音亢进

2.实验室检查

(1)X 线检查:小到中型缺损者心影大致正常或轻度左心房、左心室增大。大型缺损者,肺纹理明显增粗增多,左心室、右心室均增大。重度肺动脉高压时,右心室大为主,肺动脉段明显凸出,肺门血管呈"残根状"。

(2)心电图:小型室缺心电图正常。分流量大者左心房大、左心室肥厚或双心室肥厚,重度肺动脉高压时以右心室肥厚为主。流入部隔瓣下缺损者心电图改变常有类似心内膜垫缺损,电轴左偏,aVF 导联主波向下及Ⅰ度房室传导阻滞。

(3)超声心动图:二维超声心动图及彩色多普勒血流显像示,室间隔连续性中断可判定室间隔缺损的部位和缺损的直径大小;心室水平由左向右分流束(晚期肺动脉高压可出现右向左分流);可探测跨隔压差,并计算出分流量和肺动脉压力。

3.治疗要点

(1)内科治疗:强心、利尿、抗感染、扩张血管及对症治疗。用抗生素控制感染,强心苷、利尿药改善心脏功能。对合并肺动脉高压者,应用血管扩张药,合理应用抗生素,控制肺部感染,争取手术时机。

(2)导管介入性堵闭术。适应证:膜部缺损,年龄≥3岁,室缺距主动脉瓣≥3 mm;肌部室缺≥5 mm或术后残余分流。禁忌证:活动性感染性心内膜炎,心内有赘生物、血栓,重度肺动脉高压伴双向分流者。

(3)外科治疗:小型室间隔缺损不需手术治疗,一般不影响寿命。中到大型可手术治疗。

4.预后

30%～60%膜部室间隔缺损和肌部室间隔缺损可自行关闭,多在5岁以前,小型缺损关闭率高。中、重型缺损者,婴儿期可反复出现呼吸道感染,形成重度肺动脉高压,逆向分流形成艾森曼格综合征而危及生命。

(四)法洛四联症

法洛四联症是一种常见的青紫型先天性心脏病。占先心病的12%～14%。本病4种病理改变为肺动脉狭窄、室间隔缺损、主动脉骑跨和右心室肥厚。其中以肺动脉狭窄为主要畸形。

1.临床表现

(1)青紫:主要临床表现为青紫,其程度和出现早晚与肺动脉狭窄程度有关。多于生后3～6个月逐渐出现青紫。见于毛细血管丰富的部位,如唇、指(趾)、甲床、球结膜等处。因患儿长期处于缺氧状态中,可使指、趾端毛细血管扩张增生,局部软组织和骨组织也出现增生性肥大,出现杵状指。因血液中血氧含量降低,活动耐力差,稍一活动,即可出现气急、青紫加重。

(2)蹲踞症状:法洛四联症活动后常见的症状。患儿活动后,常主动蹲踞片刻,蹲踞时下肢屈曲,体循环阻力增大,右向左分流减少。蹲踞时下腔静脉回心血量减少,体循环血氧饱和度增加,使缺氧症状暂时得到缓解。

(3)缺氧发作:婴儿期常有缺氧发作史,其机制可能为机动刺激右心室流出道的心肌使之发生痉挛和收缩,有心室流出道阻塞。临床可见患儿呼吸急促、烦躁不安、发绀加重,重者发生晕厥、抽搐、意识丧失,甚至死亡。发作可持续数分钟或数小时。哭闹、排便、感染、贫血或睡眠苏醒后均可诱发。

(4)查体:可见患儿发育落后,口唇、面部、外耳郭亦有青紫,舌色发暗,杵状指(趾)。心前区略隆起,胸骨左缘第2～4肋间有2～3级收缩期喷射性杂音,杂音响度与狭窄程度成反比;肺动脉第二心音减弱。

(5)常见并发症:脑血管意外(栓塞、出血)、脑脓肿、感染性心内膜炎、红细胞增多症或相对性贫血。

2.实验室检查

(1)外周血象：血红蛋白、红细胞计数、血细胞比容均升高。

(2)动脉血氧分压：降低，动脉血氧饱和度低于正常。

(3)X线检查：心影呈靴形心，肺血减少；25％病例合并右位主动脉弓；约5％病例合并永存左上腔静脉畸形。

(4)心电图：典型法洛四联症电轴右偏，右心室肥厚，右心房肥大。

(5)超声心动：二维超声心动图左心室长轴切面可见主动脉内径增宽，骑跨在室间隔上，室间隔中断，可判断主动脉骑跨程度；大动脉短轴切面可见右心室流出道及肺动脉狭窄。右心室、右心房、内径增大，左心室内径缩小。彩色多普勒显示收缩期以蓝色为主的血流束从右心室通过室间隔部位进入左心室及主动脉内。

3.治疗要点

(1)缺氧发作：①立即予以膝胸体位；②吸氧、镇静；③吗啡 0.1～0.2 mg/kg，皮下或肌内注射；④β受体阻滞药普萘洛尔每次 0.05～0.1 mg/kg 加入 10％葡萄糖注射液稀释后缓慢静脉注射，必要时 15 分钟后再重复 1 次；⑤纠正代谢性酸中毒，给予碳酸氢钠 1 mmol/kg，缓慢静脉注入，10～15 分钟可重复应用。

(2)每天摄入足够水分：出现腹泻、发热时，及时补充液体。对缺氧发作频繁者，应长期口服普萘洛尔预防发作，剂量为 2～6 mg/(kg·d)。分 3～4 次口服。

4.预后

本病未经治疗者，平均存活年龄 15 岁。施行根治术治疗预后较好。术后长期随访，远期生存率 80％左右。患儿心功能达Ⅰ～Ⅱ级，能从事正常活动。

三、先天性心脏病患儿的护理

(一)护理措施

1.休息

休息是恢复心脏动能的重要条件。因休息可使组织耗氧量减少，心率减慢，心脏负荷变小，心收缩力增强，射血增多，临床表现有所缓解。

(1)学龄前患儿：在接受治疗和护理中，依从性较差，易出现烦躁，剧烈哭闹，导致病情加重。可遵医嘱给镇静药、避免哭闹、减轻心脏负荷，避免病情恶化。

(2)学龄儿童：能部分服从治疗和护理计划，自我控制能力差，活动量相对较大，不理解休息有利于疾病恢复的原理，护理人员须对患儿耐心讲解疾病知识，使其认识到休息重要性,自觉地遵守作息时间。

(3)青少年患儿:对疾病有部分了解,思想负担重,护理人员须做认真细致思想工作,使患儿树立战胜疾病的信心,积极配合医疗、护理。

(4)对心功能不全的重症患儿,如出现呼吸困难、心率加快、烦躁不安、肝大、水肿等症状,须立即报告医师,遵医嘱给镇静药,须绝对卧床休息,密切观察尿量、严格记录出入量。

2.病室环境要求

(1)室内温度适宜,20～22 ℃,湿度55%～60%,空气新鲜,环境安静。

(2)根据患儿病情程度,室内备有抢救设备,如急救车、吸痰器、吸氧设备、心电监护仪等。

3.体位要求

(1)无心力衰竭时,可采用舒适的任何体位,使身心处于放松环境中,利于疾病恢复。

(2)发生心力衰竭时.可采用半坐位或坐位,使回心血量减少,减轻心脏负荷,减少心肌耗氧量,防止心力衰竭加重。

4.注意观察病情

防止并发症发生:观察患儿情绪、精神、面色、呼吸、脉率、脉律、血压等。患儿突然烦躁,哭闹、呼吸加快,拒奶,听诊或数脉发现心律不齐、期前收缩、心率加快,立即报告医师,遵医嘱对症处理,详细记录病情变化。

5.预防并发症

(1)注意观察、防止法洛四联症患儿因活动、哭闹、便秘引起缺氧发作,一旦发生应将小儿置于膝胸卧位,给予吸氧,并与医师配合给予吗啡及普萘洛尔抢救治疗。

(2)法洛四联症患儿血液黏稠度高,发热、出汗、吐泻时,体液量减少,加重血液浓缩易形成血栓,因此要注意供给充足液体,必要时可静脉输液。

(3)观察有无心率增快、呼吸困难、端坐呼吸、吐泡沫样痰、水肿、肝大等心力衰竭的表现,如出现上述表现,立即置患儿于半卧位,给予吸氧,及时与医师取得联系并按心力衰竭护理。

6.饮食护理

心功能不全的患儿需准确记录出入量,饮食应是高蛋白、高维生素、清淡易消化的食物,对喂养困难的小儿要耐心喂养,以少量多餐为宜。注意控制水及钠盐摄入,学龄儿入量按60～70 mL/(kg·d),婴幼儿按70～80 mL/(kg·d),盐量0.5～1.0 g/d。每天保证热量摄入。

7.对症护理

(1)呼吸困难的护理:呼吸频率增快,青紫明显或出现三凹征时,让患儿卧床休息,抬高床头,呈半坐位或坐位,低流量氧气吸入,烦躁者遵医嘱给镇静药。

(2)水肿的护理:①给无盐或少盐、易消化饮食;②尿少者,遵医嘱给利尿药;③每周测量体重2次,严重水肿者,每天测体重1次;④定时翻身,预防压疮的发生;如皮肤有破损应及时处理。

(3)咳嗽的护理:抬高床头,备好吸痰器、痰瓶,必要时协助患儿排痰;详细记录痰量、性质、应送痰培养检查,咳嗽剧烈的应遵医嘱给止咳药物;严重肺水肿,痰稠不易咳出,超声雾化稀释痰液,协助痰液排出,保持呼吸道通畅;病情发生变化,立即配合医师抢救。

(4)注意大便通畅,防止便秘:多食含纤维素丰富的食物。患儿3天无大便,应立即报告医师处理,遵医嘱给缓泻药,防止发生意外。

8.药物治疗护理

(1)服用洋地黄药物前数脉搏1分钟,儿童<60次/分或>100次/分,婴儿<80次/分或>160次/分应停药。并通知医师。

(2)口服洋地黄药物时,剂量一定要准确。如为地高辛水剂药物,可用1 mL,针管抽取后,直接口服。应避免与其他药物同时服用,如服用维生素C药物时,应间隔30分钟以上,以免影响洋地黄药物的疗效。

(3)应用利尿药物时,应熟悉利尿药物的药理作用,注意水、电解质的平衡,防止低钾引起药物的毒性作用。

(4)用药后,应观察药物的作用,如心音有力、脉搏减慢、脉搏搏动增强、呼吸平稳,口唇、指甲发绀好转等。

(5)观察中毒反应,应注意观察以下几项指标的变化:①胃肠道反应:食欲缺乏、恶心、呕吐、腹泻;②神经反应:头晕、嗜睡、黄视、复视;③心血管反应:房室传导阻滞、房性及室性期前收缩、室性心动过速、心室颤动、心律失常。

9.预防感染

注意天气变化,及时加减衣服,避免受凉引起呼吸系统感染。

10.健康教育

指导家长掌握先天性心脏病患儿的日常护理,建立合理的生活习惯,合理用药,预防感染和其他并发症。

第三节 病毒性心肌炎

心肌炎是指因感染或其他原因引起的局灶性或弥漫性的心肌间质炎性渗出的心肌纤维的变性或坏死，导致不同程度的心功能障碍和周身症状性的疾病，是小儿时期较常见的心脏病之一。能引起心肌炎的病原有很多种，主要是病毒，现已知病毒有 20 余种，常见的有柯萨奇病毒、脊髓灰质炎病毒、流感病毒、EB 病毒、腺病毒等，大多数无症状，但极少数重症者可暴发而致命。

一、病因与发病机制

本病的发病机制尚不完全清楚。随着分子病毒学、分子免疫学的发展，揭示病毒性心肌炎的发病机制涉及病毒对感染的心肌细胞直接损害和病毒触发人体自身免疫反应而引起心肌损害。

二、临床表现

病毒性心肌炎患儿出现心脏症状前 2～3 周有上呼吸道感染或其他病毒疾病史。根据临床症状和客观检查指标其分期如下。

(一)急性期

病程在 6 个月以内，病毒性心肌炎分为轻型、中型、重型 3 型。

(二)迁延期

急性期过后，临床症状反复出现，客观指标迁延不愈，病程多在半年以上。

(三)慢性期

进行性心脏增大，反复心力衰竭或心律失常发生，病情时轻时重，病程长达 1 年以上。

三、治疗要点

(一)休息

一般应休息至症状消除后 3～4 周，心脏扩大者，休息应不少于 6 个月。在恢复期应限制活动至少 3 个月。

(二)保护心肌药物

1.大量维生素 C 治疗

维生素 C 是一种较强的抗氧化剂,有清除自由基的作用,从而保护心肌、改善心肌功能。开始时需大剂量维生素 C,加入葡萄糖液静脉滴注,疗程为 3～4 周。

2.1,6-二磷酸果糖(FDP)

可改善心肌细胞代谢,增加心肌能量,并可抑制中性粒细胞自由基生成,疗程 1～3 周。

3.泛癸利酮(辅酶 Q_{10})

对受病毒感染的心肌有保护作用,持续应用 2～3 个月。

4.芪冬颐心口服液

主要成分有黄芪、麦冬、金银花、龟甲等。它对柯萨奇病毒有明显的抑制作用,能增强心肌收缩力和改善心肌供血。

四、护理措施

(1)卧床休息至热退后 3～4 周,病情基本稳定后,逐渐增加活动量,但休息不少于 6 个月。有心脏扩大的患儿,卧床休息半年至 1 年以上。

(2)给以高热量、高蛋白、高维生素、清淡易消化营养丰富的饮食,少量多餐,多食新鲜蔬菜及水果(含维生素 C),但不要暴饮暴食,以免胃肠道负担过重,机体抵抗力下降,易外感风寒,引发疾病。

(3)遵医嘱给予营养心肌药物,向患儿及家长讲明药物治疗的重要性,嘱患儿按时服药,坚持服药。不能因自觉症状好转,认为疾病痊愈,而放松治疗,使疾病复发。

(4)保持大小便通畅,防止便秘发生。

(5)保持情绪稳定,避免情绪紧张及激动,调动机体的免疫系统,发挥自身的抗病能力,使疾病得以恢复。

(6)保护性隔离,应积极预防各种感染,避免去人多的公共场所,防止各种感染的发生。

(7)出院后 1 个月、3 个月、6 个月、1 年到医院检查。

第四节 小 儿 癫 痫

癫痫是一种由于脑功能异常所导致的慢性疾病,临床表现为反复发作的惊厥。惊厥发作是由于脑神经元异常过度同步放电所产生的突发性、一过性行为改变,包括意识、运动、感觉、情感及认知等方面的短暂异常。其类型很多,病因也包括先天及后天获得的各种不同因素。癫痫综合征是一组以临床表现经常集合在一起为表现特点的癫痫。

我国人群的癫痫患病率为 3.3‰～5.8‰,半数以上在 10 岁以内起病。

一、护理评估

(一)病史

根据不同年龄询问病史。

(二)临床分类

国际抗癫痫协会于 1981 年制订的"惊厥发作分类"主要基于临床发作形式及脑电图(简称 EEG)的改变,不涉及解剖学及病因。1985 年制订的"癫痫及癫痫综合征分类",该除基于临床发作类型及 EEG 改变外,还涉及病因及解剖部位。

(三)临床表现

1.病因不同的癫痫

(1)原发性癫痫及癫痫综合征:占全部癫痫的 40% 以上。这类癫痫多有家族遗传倾向,发作形式较单纯,一般不影响智力,对于抗癫痫药物的反应较好。脑电图背景波正常,呈特定部位局限性或双侧对称同步的痫样波发放。有时在同一家系或同一患儿可同时存在几种发作形式不同的原发性全身性癫痫。

(2)继发性癫痫:在临床上多可发现原发性疾病或导致脑损伤的各种因素。这类癫痫可有多种发作形式,除可有局限性脑电图异常外,脑电图背景波多异常,波幅异常高或压抑,并杂有大量痫样放电。患儿智力发育多受累,抗痫药物疗效有时不好而需手术治疗。

2.不同临床发作类型的癫痫

(1)部分或局限发作性癫痫:发作开始呈部分性,意识可不丧失,但也可泛化成全身性发作。脑电图可见从局部脑区开始的异常痫样放电。

单纯性部分性发作:发作开始时意识多不丧失,最初的发作表现可反映癫痫起源的脑区。小儿时期以部分运动性发作多见,有局限性某部躯体的抽动、转侧性发作、杰克逊发作(发作自一侧口角开始,依次波及手、臂、肩)等。抽动后可发生一过性(24小时内)瘫痪,称 Todd 麻痹。部分感觉性或自主神经性发作在小儿时期较少见,前者表现为躯体感觉异常或有特殊感觉征候,后者可有阵发性呕吐、腹痛等。

复杂部分性发作:即精神运动性发作,与简单部分发作不同,发作时有意识障碍如突然凝视。颞叶癫痫即以这种形式发作,意识障碍前可有先兆,诸如恐怖或各种幻觉等,表明癫痫起源于脑的边缘系统。同时可伴有反复刻板的自动症,如咀嚼、吞咽、情感冲动、奔跑或自言自语等行为。额叶起源者的发作形式相同,但次数较频,每次持续的时间短,发作中常有特殊姿态和不自主的发声等。脑电图在发作时可有双侧颞、额区痫样放电。

部分性发作泛化成全身性发作:由简单及复杂部分性发作泛化而成。

(2)全身性发作:由两侧大脑半球神经元广泛同步的异常放电所致,发作开始即意识丧失。

强直-阵挛发作:又称大发作,是小儿癫痫中最常见的发作类型。发作时意识突然丧失,可突然跌倒或尖叫,肌肉呈强直性收缩,屏气发绀,咬舌及尿失禁也时有发生;随即出现节律性肢体阵挛抽动,口吐白沫;逐渐恢复呼吸,抽动减少,肌肉松弛;随后进入深睡,醒后一般状况良好。发作间期脑电图有全导散在痫样放电,发作时脑电图先有快波,继而出现全导广泛高幅棘波,杂有慢波发放。原发性大发作癫痫具有遗传性,大多数在睡眠觉醒后短期内发作,有时可伴有失神等发作。继发性大发作癫痫则多为继发于各种脑病变所致的部分性癫痫的泛化。

失神发作:小儿失神癫痫有遗传倾向,多在5～7岁起病,发作频繁,但智力发育正常(频繁发作可影响学习成绩)。典型失神发作时可突然中止正在进行的活动而凝视,一般在半分钟以内意识即恢复,可继续原来的活动,患儿对发作不能回忆。

肌阵挛发作:发作呈全身或某部肌肉突然短暂的1次或多次收缩,意识可不丧失,EEG有多棘慢波、棘或尖慢波。①少年肌阵挛癫痫,多于12～15岁起病,主要表现为早晨将醒时双肩和上臂有不规则的单次或多次肌阵挛,极少数有跌倒,意识无改变,不影响智力。睡眠不足及疲劳可使之加重,起病数年后常同时伴有大发作癫痫。EEG有全导快速而不规则的棘慢波及多棘慢波(以4～6次/秒为多)。②婴儿良性肌阵挛癫痫,多于1～3岁起病,呈肌阵挛及失张力发作,也可伴大发作。EEG在发作间期有2～3次/秒或4～6次/秒棘慢波和多棘慢波,对光刺激敏感。发病前发育正常,病后智力及神经系统检查均正常。③婴儿痉挛症又称West综合征,大多在3～8个月起病,发作呈特异的突然头与躯干前屈,似点头状,连续几次至几十次的肌阵挛发作;少数可突然呈头与躯干背屈,发作时可有尖叫或微笑,双臂前举,呈多次拥抱状。90%以上的病例智力发育显著迟滞。

其他发作类型:①失张力发作。在发作时肌张力突然减低,以致姿势突然改变,或跪下或跌倒,伴有短暂意识丧失。强直性发作在发作时因肌肉收缩而呈肢体固定于强迫扭曲体位,有时可呈轻度角弓反张状,可有屏气及发绀。②Lennox-Gastaut综合征。起病多在2～5岁,具有肌阵挛、强直性、失张力性及非典型失神等多种发作形式,也可有大发作,发作频繁,并常因跌倒而受伤。

3.几种特殊的癫痫综合征

(1)高热惊厥:6个月至5岁间发病,有显著的遗传倾向,惊厥发作前后小儿的情况良好。发作前均有发热,38.5～40℃或更高,多在发热初期温度上升时发作。发作类型以全身大发作为主,可分为2型:①简单型发作为全身性,持续不超过10分钟,1天内仅发作1次,发作前后神经系统无异常;②复杂型发作形式可呈部分性,持续15分钟以上,1天内发作多次,发作前有神经系统异常。

2%～7%可转变为癫痫,其危险因素:①原有神经系统异常;②有癫痫家族史;③首次发作为复杂型高热惊厥。凡具有2项以上危险因素者转为癫痫的百分率增高。

(2)小儿良性癫痫伴中央中颞部棘波:约占小儿癫痫的1/4,有明显的遗传倾向,大多在5～10岁起病。癫痫发作与睡眠的关系密切,呈部分简单运动性发作,常泛化成全身大发作。不影响智力发育,脑电图背景正常,有特异性高幅中央、中颞回棘波,在慢波睡眠期发放显著加多。预后良好,多于20岁前停止发作。

(3)获得性癫痫失语综合征:1.5～13岁(4～6岁多)起病,病前发育正常,可在短时期内发生听觉失认至失语。失语发生前、后或同时有惊厥发作(1/4病例无发作),发作形式及频率不定。EEG背景正常,有单或双侧多灶棘波或棘慢波发放,慢波睡眠期可显著增多。小儿有多动行为,智力多不受累。5岁以内起病者的语言发育多受累。抗痫药物只对惊厥有效。

(4)小儿慢性进行性持续部分性癫痫：表现为躯体某组肌肉或某部分持续性抽动，并可产生同侧肌阵挛，多由大脑运动皮质病变所致。包括已知病因（如肿瘤、血管异常等）及病因不明者，后者可能是由慢性病毒脑炎所导致，又称 Rasmussen 综合征。多数病例为非进行性，但可因原发病灶的发展而呈进行性，如线粒体脑病等。部分病例可行手术治疗。

4.癫痫持续状态

癫痫持续状态即癫痫连续发作 30 分钟以上，或反复发作持续 30 分钟以上、发作间意识不恢复者。持续状态以癫痫大发作最多，有持续性强直或阵挛性抽动。复杂部分性癫痫可有非抽动性持续状态，如持续自动症、感情行为异常等，处于意识蒙眬状态。Lennox-Gastaut 综合征的持续状态表现为持续性非典型失神和眼肌阵挛，智力显著下降。此外，脑电图还可在慢波睡眠期发现电持续状态。癫痫持续状态发生在原有癫痫的患儿或由于突然停药、药物中毒或其他诱发因素（如高热等）所致。在原无癫痫的患儿则多因各种因素导致脑部病变所致，高热惊厥也可发生持续状态。各种原发性全身性癫痫发生持续状态的概率较低。

癫痫持续状态是儿科的急症，需及时处理，尽快控制发作，去除病因，维持生命功能。

(四)辅助检查

(1)全身一般的生理检查及神经系统检查。

(2)三大常规和代谢病的筛查。

(3)血液生化。如糖、钙、电解质及肝、肾功能等。

(4)脑电图是最有效的诊断检查方式。

(5)神经影像学 CT 及 MRI 可明确肯定颅内钙化、畸形、占位病变、血管异常及脑发育异常等。

(6)疑似颅内感染者应做脑脊液检查。

二、护理问题

(一)窒息

本病可能有窒息的危险，与喉痉挛、呼吸道分泌物增多有关。

(二)受伤

本病可能有受伤的危险，与突然意识丧失、抽搐有关。

(三)知识缺乏

患儿家长缺乏本病的相关知识。

(四)自卑

自卑与对癫痫缺乏正确认识有关。

(五)其他问题

脑水肿、酸中毒、呼吸及循环衰竭。

三、护理措施

(一)安全保护措施

采取各种安全保护措施以避免患儿受伤。

(1)专人守护,松开颈部紧身的衣服,移开周围可能造成身体伤害的物品。

(2)使用床拦,并在床拦上加装保护性软垫,防止坠床及碰伤。

(3)在约束患儿时要使用柔软的腕带,避免使用过紧的约束带,以免妨碍患儿发作时的肢体动作。

(4)不可过分约束患儿,以防骨折或其他伤害。可用双手轻轻抓住患儿的双手或头部,以减轻抽搐的加剧及对地板或床板的碰撞。

(5)在牙关未紧闭时,可用纱布包裹的压舌板或适当厚度的布类放在患儿上、下齿列之间,以防舌咬伤。但牙关紧闭时不要强力撬开,以免损伤牙齿。

(6)保持安静,避免各种刺激,应尽量集中进行治疗及护理操作,动作宜轻柔敏捷。

(7)加强皮肤护理,保持衣、被、床单清洁、干燥、平整,以防皮肤感染及压疮的发生。

(二)保持呼吸道通畅

保持呼吸道通畅,防止窒息发生。

(1)患儿应取侧卧位,立即松解患儿颈部衣扣,清除口鼻咽分泌物,保持呼吸道通畅,防止分泌物吸入引起窒息。

(2)备急救药物、气管插管和吸痰用物于床旁。

(3)抽搐时用舌钳夹住舌头,避免舌后坠堵塞呼吸道。

(4)避免诱发抽搐、喉痉挛的各种因素。

(5)根据医嘱迅速使用止惊药,必要时给予氧气吸入。

(6)喂奶、服药后轻拍背部,头偏向一侧,以防止呕吐窒息。

（三）讲解此病知识

1.保护措施

向家长讲解疾病过程及发生癫痫先兆症状的表现,告诉患儿及家属在家中及学校的保护措施。

（1）患儿睡觉时,可安排在父母卧室的隔壁,但不一定要和父母睡在一起。

（2）患儿的床要有床拦,或在床旁的地面上放置床垫,将床旁的家具移开,以免患儿在睡梦中发作时跌下撞伤。

（3）避免在床上放置枕头或太多的玩具（尤其是硬玩具）。

（4）患儿洗澡时最好有人监督,浴室门不可关紧或上锁,洗澡方式采取淋浴较好,若用盆浴则水不可太深,浴室的地上或浴缸旁可考虑用棉垫保护。

（5）未控制发作的患儿需限制有危险的活动,如登山、游泳、骑车等。

（6）嘱患儿在有先兆症状后马上就地卧倒,平时活动时最好不要单独行动。

（7）鼓励患儿随身携带辨认疾病的卡片,上面写明患儿的疾病及紧急就医的联络人,以保证发作时能得到妥善处理。

2.避免诱发因素

安排正常合理的学习及生活规律,避免以下几种可能诱发癫痫发作的因素。

（1）保证充分的休息、睡眠,避免过度疲劳,睡眠不足。

（2）避免去声、光过强的刺激性娱乐场所。

（3）保持良好的饮食习惯,避免过饱,忌辛辣、刺激性食物。

（4）避免饮水过多,不要饮用浓茶、咖啡等具兴奋性的饮料。

（5）保持精神愉快,避免情绪激动。

（6）注意保暖,预防上呼吸道感染。

3.用药

指导患儿及家属用药的注意事项。

（1）以单种药物治疗为主,避免同时合用多种药,以减少药物之间相互作用而导致的中毒或影响疗效。

（2）坚持服药至末次发作后 2～4 年（包括 1 年的逐步减药过程）,服药过程中避免自行减量、加量、突然停药等,以免诱发癫痫发作甚至产生持续状态。

（3）癫痫患儿在治疗中若产生疗效不好或有中毒表现时,应在医师指导下监测血药浓度并进行药物调整。

（4）注意药物的不良反应。长期服用抗癫痫药者须定期检查血象及肝、肾功能,并注意观察有无皮疹及共济失调等。

(四)协助患儿及家庭适应疾病

(1)对患儿及其父母提供时间和机会表达对疾病发作的感觉。

(2)作为癫痫患儿的父母,他们常首先产生心理上的不适应,如恐惧、焦虑、紧张、失望、愤怒等,家长的情绪将影响孩子的合理治疗与健康。因此,医护人员应与家长有良好的沟通,帮助他们对孩子及其疾患有更好的理解,帮助他们建立信心与希望,帮助他们调整自己的心理状态,以便能合理地对待孩子并在治疗方面能更好地合作。

(3)癫痫患儿容易出现心理障碍,严重的心理障碍不利于儿童的正常发育与成长。并且情绪的波动可促使癫痫发作,而妥善的心理治疗能减少发作。因此,对待癫痫患儿应根据心理治疗的原则与方法帮助他们消除自卑感,建立自尊与自信,培养克服困难与自立的精神,并且帮助他们建立良好的人际关系。

(4)住院期间要尽早让家属有学习和参与的准备,这样在患儿出院时家属才有信心自己照顾患儿。如果患儿较大,也应尽可能地指导他自我保护及照顾的方法。

(5)帮助患儿建立一个正常、活泼的生活方式,尽可能地以平常心来对待患儿,鼓励患儿从事一般孩子的正常活动,唯一不同的是需注意某些保护措施。

(6)消除歧视或嫌弃患儿的错误态度,家长及周围的人都应对患儿给予关心、同情、帮助和鼓励,不要使患儿产生自卑心理或孤独性格,使之不感到思想有压力或产生情绪激动。对于有智力低下或行为障碍的患儿,要进行特殊的安排和教育。

第五节 脑性瘫痪

脑性瘫痪简称脑瘫,是指发育早期阶段(出生前到生后 1 个月期间)因各种原因引起的永久性非进行性的脑损伤所致的,以中枢性运动障碍及姿势异常等为主的疾病。常伴智力低下,癫痫发作,语言、视、听障碍,口面功能和情绪、行为异常等症状。其发病率国外报道为 1.5‰～5‰,我国为 1.5‰～1.8‰。

一、护理评估

(一)病史

(1)出生前孕母有无先兆流产、低血糖、妊娠败血症、外伤、感染或脐带、胎盘发育异常,胎儿有无宫内窘迫、先天畸形、早产、极低出生体重和过期产等。

(2)出生时有无产伤、窒息、急产、难产等。

(3)生后有无颅内出血、严重感染、贫血、出血、缺氧、低血糖、惊厥和高胆红素血症等。

(二)临床表现

评估新生儿有无易惊、过分安静、进食困难等脑损伤表现,抬头、翻身、坐等运动发育是否落后,姿势、肌张力和反射有无异常。

1.基本表现

脑瘫以出生后非进行性运动发育异常为特征,一般有以下4种表现。

(1)运动发育落后和瘫痪肢体主动运动减少:患儿不能完成相同年龄正常小儿应有的运动发育进程,包括竖颈、坐、站立、独走等粗大运动及手指的精细运动。如3个月取俯卧位不能抬头、竖稳或偏斜;由俯卧位胸腹部被托起时,不能抬头(正常3个月)、挺胸(正常4~6个月)、伸展下肢(正常8个月)。

(2)肌张力异常:痉挛型表现为肌张力异常增高,肌张力低下型表现为瘫痪肢体松软,手足徐动型表现为变异性肌张力不全。

(3)姿势异常:可出现多种肢体异常姿势,并因此影响其正常运动功能的发挥。如生后6周取俯卧位时两腿仍屈曲,臀抬高;生后4个月被拉起时头后垂,手常握拳,平卧双腿不易被分开;6个月扶站时腿不能持重或挺直、交叉,双足下垂,足尖着地。

(4)反射异常:多种原始反射消失延迟,如4个月后握持反射、6个月后颈紧张性反射仍阳性等均属异常。痉挛性脑瘫患儿腱反射活跃,可引出踝阵挛和巴宾斯基征阳性。

2.不同临床类型的表现

(1)痉挛型:占全部病例的60%~70%。主要因锥体束受累,表现为上肢屈肌张力增高,肘、腕关节屈曲,手指屈曲呈紧握拳状,拇指内收,紧握于掌心中。下肢大腿内收肌张力增高,髋关节内旋,大腿外转困难,踝关节跖屈。站立时足尖着地,行走时呈跖足、剪刀腿样步态。根据受累部位不同,可分为双侧瘫、四肢瘫、偏瘫、截瘫、单瘫。

(2)手足徐动型:约占脑瘫的 20%,主要病变在锥体外系统,表现为难以用意志控制的不自主运动。当进行有意识运动时,不自主、不协调及无效的运动增多,紧张时加重,安静时减少,入睡后消失。由于颜面肌、舌肌、吞咽肌受累,常伴有喂养困难,经常作张嘴伸舌状,且语言障碍明显。

(3)强直型:与锥体外系受损有关。全身肌张力显著增高,身体异常僵硬,运动减少。常伴有严重智力低下。

(4)共济失调型:表现为小脑性共济失调,步态不稳,走路时两足间距加宽,四肢动作不协调,上肢常有意向性震颤,肌张力低下。

(5)震颤型:多为锥体外系相关的静止性震颤。

(6)肌张力低下型:可能因锥体系和锥体外系同时受累,表现为肌张力低下,四肢呈软瘫状,自主运动很少,但可引出腱反射。仰卧位时四肢呈外展外旋位,状似仰翻的青蛙。俯卧位时,头不能抬起。

(7)混合型:以上几种类型同时存在一个患儿身上,称混合型。其中,痉挛型与手足徐动型常同时存在。

3.伴随症状和疾病

作为脑损伤引起的共同表现,一半以上脑瘫患儿合并智力低下、癫痫、听力和语言发育障碍,其他如视力障碍、过度激动、小头畸形等。

(三)社会和心理评估

评估家长对本病的了解程度,康复训练及护理知识的掌握程度,有无焦虑或恐惧。

(四)辅助检查

1.脑电图检查

脑瘫患儿约 80%脑电图异常,偏瘫型的脑电图异常率更高(脑电图异常不一定都有癫痫发作)。

2.脑干听觉诱发电位测定

手足徐动型脑瘫儿异常率高。有些患儿主要丧失高音频而保留部分中音频反应。

3.影像学检查

头颅 CT、ECT、MRI 等检查发现脑组织的结构异常。

4.实验室检查

甲状腺功能、免疫功能、弓形虫、巨细胞病毒、风疹病毒、疱疹病毒等,尿氨基酸筛查试验及血(或头发)微量元素检查。

二、护理问题

(一)躯体移动障碍

躯体移动障碍与脑损伤有关。

(二)营养失调

低于机体营养的需要量与脑瘫累及舌肌、咽肌等致喂养困难有关。

(三)知识缺乏

家长缺乏专业的康复知识。

(四)自卑

自卑与不能像同龄人一样生活、上学有关。

(五)焦虑

家长的焦虑与患儿疾病恢复慢,需要持续康复,且预后不佳有关。

(六)其他问题

本病可能发生感染。

三、护理措施

(一)日常生活护理

日常生活活动是人们维持生活的最根本活动,如进食、更衣、洗漱、如厕等。脑瘫患儿往往存在多方面的能力缺陷,需对其进行日常生活护理及训练。更衣时应注意患儿的体位,通常坐着脱衣较为方便。为患儿选择穿脱方便的衣服,更衣时一般病重侧肢体先穿、后脱。要注意培养患儿独立更衣的能力,根据患儿年龄进行卫生梳洗训练,养成定时大小便的习惯。随着年龄的增长,教会患儿排便前能向大人示意,学会使用手纸、穿脱裤子的动作等。

(二)饮食护理

需供给患儿高热量、高蛋白及富含维生素、易消化的食物。对独立进食困难患儿进行饮食训练。在喂食时,切勿在患儿牙齿紧咬的情况下将汤匙强行抽出,以防损伤牙齿。喂食时应保持患儿头部处于中线位,患儿头后仰进食可致异物吸入。要让患儿学习进食动作,尽早脱离他人喂食的境地。如患儿进食的热量无法保证,可进行鼻饲。

（三）保持气道通畅

仰卧位，头肩下垫一小枕；如予侧卧位，则应有人在旁，以免因肌张力低下支撑不住而成俯卧位，堵住口鼻造成窒息。

（四）功能训练

对瘫痪的肢体应保持功能位，并进行被动或主动运动，促进肌肉、关节活动和改善肌张力，纠正异常姿势，减轻伤残程度。还可配合推拿、按摩、针灸、理疗等，循序渐进。严重肢体畸形者5岁后可考虑手术矫形，术后仍应康复训练。对伴有语言障碍者，应按正常儿童语言发育的规律进行训练，尤其是0～6岁为学习语言的关键期，平时要给患儿丰富的语言刺激，鼓励患儿发声，矫正发音异常，并持之以恒地进行语言训练。对伴有癫痫、智力障碍及视听障碍的患儿，进行相应的治疗和康复训练，以增强患儿对社会生活的适应能力。

（五）心理护理

脑瘫的康复训练是个长期、复杂的过程，患儿父母必须树立信心，在医师指导下，学习功能训练手法，坚持长期治疗，切勿中断。每天训练项目可分成多次进行，将训练项目贯穿在游戏和娱乐中。要培养患儿良好的心理素质，增强患儿克服困难的信心，克服自卑心理，增加社会交往能力。

（六）其他措施

（1）耐心介绍环境，给予关心、爱护，以减轻患儿或家长的不安与焦虑。

（2）脑瘫患儿大脑病损是静止的，所造成的神经功能缺陷并非永远固定不变。如未能在早期进行恰当治疗，异常姿势和运动模式就会被固定下来。同时，运动障碍还会造成肌腱挛缩，骨、关节畸形。相关缺陷未能及时治疗也加重了智力障碍。但婴幼儿脑组织可塑性大，代谢能力强，若康复治疗措施恰当，可获最佳效果。

（3）早期开始治疗是脑瘫康复成功的先决条件，还要坚持长期康复训练，切勿中断。除严重病例外，大部分脑瘫患儿经合理治疗，症状可有不同程度改善，部分患儿可接近正常或恢复正常。

（4）指导、督促家长掌握保护性看护和日常生活护理的有关知识，如抱姿、喂养方法、穿脱衣、洗漱等，指导家长做好肢体功能训练。

第六节 手足口病

手足口病（EV71感染）多发生于学龄前儿童，尤以≤3岁年龄组发病率最高，可引起手、足、口腔等部位的斑丘疹、疱疹。少数患儿可引起脑炎、脑脊髓膜炎、脑干脑炎，导致脑水肿、颅内压增高，个别患儿可致神经源性肺水肿、循环衰竭等，危及患儿生命。早期识别与规范治疗是成功救治的关键。

一、临床流行病学

手足口病（hand-foot-and-mouth disease，HFMD）最早于1957年由新西兰Seddon加以描述；1958年，加拿大Robinson从患者粪便和咽拭中分离出柯萨奇病毒A16；1959年，英国伯明翰出现流行，Alsop从患者疱疹液中分离出柯萨奇病毒A16；1959年，美国加利福尼亚也发生流行。早期发现的手足口病的病原体主要为柯萨奇病毒A16。手足口病与EV71感染有关的报道始自20世纪70年代初，1972年EV71在美国被首次确认，此后EV71感染与柯萨奇病毒A16感染交替出现，成为手足口病的主要病原体。90年代后期，EV71开始肆虐东亚地区，我国自1981年在上海始见本病，1998年EV71感染在我国台湾地区引发大量手足口病和疱疹性咽峡炎，2008年起在国内大面积长时间流行。

二、传播特点

（一）危险因素

1.年龄

手足口病好发年龄多为4岁以下尤其是1岁以下的婴幼儿，重症患儿多在2岁以下，但6个月内婴儿不多见，可能与胎传抗体水平较高有关。4岁以下的婴幼儿患儿为重点观察对象。

2.环境

手足口病流行期间，托儿所与幼儿园为传染的主要场所，为该病重点监控场所。另外，与儿童居住的家庭条件、生活习惯也有一定关系。

3.营养与卫生状况

手足口病为肠道病毒感染性疾病，这些病毒流行常与本地的卫生状况、经济条件及人群对该种病毒的免疫水平密切相关。手足口病暴发流行的地区常是环境潮湿、卫生条件差、本地居民有喝生水习惯等不良生活行为。

4.基础疾病

机体存在营养不良、慢性疾病等状态时更加易感。

(二)传染源

HFMD 具有中等传染性,人是人肠道病毒的唯一自然宿主,不会在人与动物之间相互传播。传染源是患者和隐性感染者。家畜、宠物等不感染,也不传播此病。病毒感染的潜伏期为 3～7 天,患者在发病前数天即有传染性,通常以发病后 1 周内传染性最强。患者在发病 1～2 周自咽部排出病毒,3～5 周从粪便中排出病毒,疱疹液中含大量病毒,破溃时病毒即溢出。带毒者和轻型散发病例是流行间歇和流行期的主要传染源。

(三)传播途径

主要是通过人群间的密切接触进行传播的。患者咽喉分泌物及唾液中的病毒可通过空气飞沫传播。唾液、疱疹液、粪便污染的手、毛巾、手绢、牙杯、玩具、食具、奶具,以及床上用品、内衣等通过日常接触传播,亦可经口传播。接触被病毒污染的水源,也可经口感染,并常造成流行。门诊交叉感染和口腔器械消毒不严也可造成传播。

(四)易感人群

人对引起手足口病的肠道病毒普遍易感,受感后可获得免疫力,各年龄组均可感染发病,但病毒隐性感染与显性感染之比为 100：1,成人大多已通过隐性感染获得相应的抗体,因此,手足口病的患者主要为学龄前儿童,尤以≤3 岁年龄组发病率最高,4 岁以内占发病数的 85%～95%。

(五)流行方式

手足口病分布极广泛,无严格地区性。本病常呈暴发流行后散在发生,该病流行期间,幼儿园和托儿所易发生集体感染。家庭也有此类发病集聚现象。医院门诊的交叉感染和口腔器械消毒不严格,也可造成传播。此病传染性强,传播途径复杂,流行强度大,传播快,在短时间内即可造成大流行。

(六)病原感染的复杂性

肠道病毒型别众多,其感染出现的临床表现也种类众多而繁杂。隶属于小核糖核酸病毒科,包括脊髓灰质炎病毒、柯萨奇病毒和埃可病毒等。通过在人体的消化道组织中侵袭与繁殖后经过血液循环传播,最终导致多种临床病症。至今为止已鉴定的肠道病毒有 67 个型别,其中脊髓灰质炎病毒 3 个、柯萨奇 A 组病毒 23 个、柯萨奇 B 组病毒 6 个、埃可病毒 31 个、肠道病毒 68～71 型。能引起手足口病的病毒很多,柯萨奇 A 组病毒的 16 型、4 型、5 型、7 型、9 型、10 型,柯萨奇 B 组的病毒 2 型、5 型以及 EV71 型均为手足口病较常见的病原体。

三、病理特征

肠道病毒是通过吸附细胞表面的受体而进入敏感细胞。埃可病毒 4 型、肠道 EV71 的感染也可引起中枢神经系统的病变,但柯萨奇 B 组病毒则常常侵犯婴幼儿心肌组织。在 1997－1998 年马来西亚、中国台湾地区以 EV71 为主的手足口病流行中,并发症肺水肿是死亡的主要原因,肺水肿或肺出血在死亡病例中约占 80％。研究表明,高血糖症是肺水肿的重要危险征兆,而脑干脑炎突发震颤继而出现肺水肿则表明预后不良。病理显示,EV71 造成的中枢神经系统损伤位置和状况类似于脊髓灰质炎。高强度脑干、脊髓索受损的主要神经损伤表现在延髓椭圆口、脑桥、中脑、小脑的齿状核,有的还包括脊髓索、丘脑和核。一般认为,间脑、中脑、脑桥、脑脊髓是主要的病理靶区。

四、常见严重并发症

(一)中枢神经系统异常

主要有无菌性脑膜脑炎、脑炎、脑脊髓炎、脑干脑炎等中枢神经系统病症,中枢神经系统症状表现有肌痉挛、呕吐、急性小脑共济失调、急性上升性麻痹、良性颅内高压、高热、惊厥和急性软瘫等。

中枢神经系统神经损伤临床可分为 3 级:Ⅰ级为肌痉挛、共济失调、肌痉挛且共济失调;Ⅱ级为肌痉挛和脑神经板受损;Ⅲ级为脑干受损,表现为短暂肌痉挛后紧跟急性呼吸衰竭、皮肤苍白、外循环衰竭、休克昏迷、眼反射消失、呼吸停止,此类患儿多在入院后 12 小时内死亡。有人根据临床和脑电图的变化,将 HFMD 分为:①以小脑症状为主的局限性脑炎型,表现为共济失调、肌阵挛和震颤;②无菌性脑膜炎型;③弛缓性麻痹型。这 3 种临床类型,以无菌性脑膜炎常见。

(二)EV71 感染相关神经源性肺水肿(NPE)

EV71 感染引起神经源性肺水肿的描述主要来源于亚太地区 EV71 流行的大量病例,最早描述来自 1995 年美国的一个 3 岁女孩患者。其症状为起病第 1～3 天内突然发生心动过速、呼吸困难、发绀和休克,胸片显示双侧对称性非心源性肺水肿。大量尸检和组织病理学研究的证据表明，EV71 引起的肺水肿是神经源性的。EV71 首先破坏脑干组织特定的具调节功能的结构，引起自主神经功能的紊乱，最终导致肺水肿。高血糖、白细胞数升高和急性松弛性瘫痪共同构成了神经源性肺水肿的高危因素，其机制尚不清楚。

NPE 是指在无原发性心、肺和肾疾病的情况下，由颅脑损伤或中枢神经系统其他疾病引起的突发性颅内压增高而导致的肺水肿，也称中枢性肺水肿。NPE 在临床上以急性呼吸困难和进行性低氧血症为特征，类似于急性呼吸窘迫综合征（ARDS），但在早期仅表现为心率增快、血压升高、呼吸急促等非特异性临床表现，胸部 X 线检查也常无异常发现或仅有双肺纹理增粗模糊，使得早期诊断较为困难。待出现皮肤苍白湿冷和濒死感、双肺湿啰音、粉红色泡沫痰、严重低氧血症或胸部 X 线检查双肺大片浸润影时虽易明确诊断，则已晚期，救治成功率很低，病死率高达 90%。

(三)其他

急性呼吸道症状、心肌炎症状等，常有面色苍白、呼吸困难、心率增快、心电图 T 波倒置和 ST 段低平。

五、危重患儿的早期发现与管理

(一)临床特点

患儿潜伏期为 3～5 天，一般无症状，初发病时为轻度发热、食欲减退、消化不良、咽喉疼痛，有时出现流涕、腹泻、呕吐、虚脱无力，1～2 天后口腔疼痛加剧，口腔内舌、齿龈和颊内侧出现小红斑、水疱乃至溃疡，同时手掌或手背、足底或足背及臀部出现或平或凸的红色斑疹和水疱，疹子有不像蚊虫咬、不像药物疹、不像口唇牙龈疱疹和不像水痘的"四不像"表现，皮疹具有不痒、不痛、不结痂、不结瘢的"四不"特征。病程持续 7～10 天。一般急性起病，发热，手掌或脚掌部出现斑丘疹和疱疹，臀部或膝盖也可出现皮疹。皮疹周围有炎性红晕，疱内液体较少；口腔黏膜出现散在的疱疹，疼痛明显。部分患儿可伴有咳嗽、流涕、食欲缺乏、恶心、呕吐和头疼等症状。有手足口病临床表现的患者，同时伴有肌阵挛，或脑炎、急性迟缓性麻痹、心肺衰竭、肺水肿等。手足口病流行地区的婴幼儿虽无手足口病典型表现，但有发热伴肌阵挛，或脑炎、急性迟缓性麻痹、心肺衰竭、肺水肿等。部分手足口病可以出现重症病例和死亡，也可以导致流行和暴发，严重威胁人类尤其是儿童的健康。

(二)早期重症表现

年龄＜3 岁、持续高热不退具有以下特征之一的患儿都有可能在短期内发展为危重病例：①末梢循环不良；②呼吸、心率明显增快；③精神差、呕吐、抽搐、肢体抖动或无力；④外周血白细胞计数明显增高；⑤高血糖；⑥高血压或低血压。

(三)重视早期危重病例的三大重症前兆

持续昏睡、持续呕吐与抽动(全身肢体突发式颤抖而有点类似受到惊吓的动作，于睡觉时发作特别频繁，这种动作于正常儿童时偶尔可见，但若每小时发作数次则为异常)为重症三大前兆。对于肠道病毒感染病患，应该嘱咐家属特别注意观察这 3 种重症前兆，并到医院就诊住院。

(四)密切注意早期危重病例的前驱表现

在发疹 2～4 天后出现嗜睡、意识不清、活动力降低、全身无力或肢体无力应及早就医。出现抽动(类似受到惊吓的突发性全身肌肉收缩动作)、持续呕吐、持续发热(体温超过 39 ℃、发热时间超过 3 天)、头痛、意识变化(烦躁不安、嗜睡)、颈部僵硬、肢体麻痹、呼吸急促、心跳加快或心律失常、高血糖(＞8.3 mmol/L)、白细胞计数过高等表现时说明病情危重，应密切观察病情变化。

(五)认识交感神经系统症状

EV71 感染后，脑干受犯引起进一步休克之前常见交感神经兴奋症状，包括脸色苍白、血压上升、体温正常时心动过速、全身冒冷汗、神情紧张、肢体颤抖、高血糖等。

(六)细致观察神经系统受累的症状与征候

清醒时有无惊吓、烦躁不安，头痛、呕吐，颈部僵硬与疼痛、复视，睡眠状态改变(嗜睡、睡眠中断、无法入睡)，意识状态异常(说话不清、视听幻觉、胡乱说话)，肢体运动异常(肌张力减低或增强、步态不稳、肢体麻痹、运动失调、变换体位会有惊慌失措状抽搐)。

(七)严密监测心肺系统症状与征候

呼吸状况、心跳异常、肤色、唇色、手脚冰冷、冒冷汗等。如果出现下列情形，告病危，宜在 PICU 监护治疗。

1.神经系统症状

除了肌跃型抽搐之外,还可能出现意识障碍(木僵、谵妄、呆滞、昏睡、昏迷)、持续昏睡、持续呕吐、抽搐、肢体麻痹、非自主性眼球动作(眼球往上看、眼球固定偏向一侧、眼球乱转、眼球震颤、斗鸡眼)、神经失调、脑神经功能异常等。

2.心肺系统症状

常见症状包括呼吸急促、心跳过速或过慢、轻微运动导致呼吸急促、脸色苍白、皮肤发绀、手脚冰冷、血压上升或下降、脉搏微弱等。

(八)重症病例的监护内容

动态监测,特别注意血压、血糖、血象的变化。

(1)生命体征:体温、脉搏、呼吸(每次至少1分钟)、血压测量,根据病情变化2～8小时1次。

(2)神经系统:意识状态检查,详细神经学检查(包括第Ⅵ、第Ⅶ、第Ⅸ、第Ⅹ、第Ⅺ、第Ⅻ对脑神经,瞳孔大小与对光反应),小脑征候检查。如果临床上有需要,进行脑部的计算机断层扫描或磁共振影像检查。

(3)感染标志物:血常规、C反应蛋白(CRP)、降钙素原(PCT)、血沉(ESR)、细胞因子与炎症介质(IL-6等)。

(4)血生化:电解质、血糖、肝肾功能检查、心肌酶。

(5)相关检查:动脉血液气体分析、胸片、心电图、心脏超声波检查、脑脊液检查、脑电图。

(6)留标本做病毒学检查。

六、重症病例的处理

(一)自主神经失调治疗

临床上出现出冷汗、四肢冰冷、高血压、高血糖、呼吸急促、心跳过速等症状,严重者发生肺水肿或肺出血。以血压升高为开始,血压降低为结束,持续约数小时至1天。

(1)保持病室安静,予患儿休息,如普通镇静剂效果不好者,考虑给予咪哒唑仑或吗啡。若需要使用这类镇静药品时,须注意血压,如果造成血压降低,应该立即停用。

(2)立即开始严密监测心脏功能:监测血压与动脉血液气体分析、心脏超声波检查。如果心脏超声波显示心脏收缩力正常并有高血压现象,开始血管扩张剂治疗,以将收缩压控制于严重高血压标准以下为目标:使用硝普钠 0.5～

3 $\mu g/(kg \cdot min)$;如果心脏超声波显示心脏收缩力开始下降,或临床看到心搏率逐渐上升、四肢微血管回填时间延长>3秒,则可给予多巴胺 2~20 $\mu g/(kg \cdot min)$或米力农0.25~0.75 $\mu g/(kg \cdot min)$。

(二)NPE

及时迅速降低颅内压;限制过量液体输入及输液速度;及时气管插管,清除气管内分泌物,通畅呼吸道;呼吸末正压呼吸辅助呼吸;选择性应用抑制交感神经过度兴奋的药物及血管扩张剂等,应用磷酸二酯酶抑制剂米力农治疗 EV71 感染肺水肿患儿,发现其通过影响交感神经的调控能力和减少 IL-213 的产生,显著减慢心率,降低白细胞和血小板水平,改善症状。动物实验表明,利多卡因能明显抑制颅脑损伤后交感神经过度兴奋引起的血流动力学急剧变化,并能阻止心血管功能进一步受损和 NPE 的发展,提高血流量而改善脑缺血缺氧状态。

(三)呼吸功能障碍的治疗

保持呼吸道通畅,吸氧,及时气管插管使用正压机械通气。建议患儿呼吸机初调参数:吸入氧浓度 80%~100%,PIP 20~30 cmH_2O,PEEP 4~8 cmH_2O,f 20~40 次/分,潮气量 6~8 mL/kg。以后根据血气随时调整呼吸机参数。

(四)防治颅内高压

出现神经系统表现时,限制入量,60~80 $mL/(kg \cdot d)$,每次给予甘露醇0.5 g/kg,每 4~6 小时 1 次,20~30 分钟静脉注射,根据病情调整给药间隔时间及剂量。

(五)静脉注射免疫球蛋白

免疫球蛋白,第 1 天 1 g/kg,静脉滴注。之后 2 g/kg,共用药 2~3 天。

1.适应证

出现手足口病或疱疹性咽峡炎临床症状,或虽无以上症状,但与其他确定病例有流行病学上相关的肠病毒感染,并且符合下列条件之一:①肌抽动合并无明显诱发因素之心率过速(心跳每分钟超过 150 次);②急性肢体麻痹;③急性脑炎,尤其是供伴随局部特异性脑干神经症状:共济失调、对侧偏瘫、特定脑神经损害或脑干自主神经功能障碍;④肺功能衰竭,如急性肺水肿、肺出血、ARDS;⑤心力衰竭;⑥败血综合征。

2.应用注意事项

静脉注射免疫球蛋白对于肠道病毒感染并发重症患者的治疗效果,目前仍有待确认。不鼓励5岁以上患者使用。只有肌抽动症状者不符合使用条件,只有脑膜炎而无脑炎或类小儿麻痹综合征者及非肠道病毒引起的脑炎患者不符合使用条件。并发多器官衰竭的患者因使用效果不佳,不建议使用。

(六)其他处理

酌情使用肾上腺糖皮质激素:甲泼尼龙每次 1～2 mg/kg,每天 1～2 次。口服或静脉滴注果糖二磷酸钠或静脉注射磷酸肌酸等细胞保护剂。高热时及时降温。镇静止惊使用地西泮、苯巴比妥钠、水合氯醛等。抑制胃酸分泌可静脉应用西咪替丁、奥美拉唑等;监测血糖变化,必要时可皮下或静脉注射胰岛素;有效抗生素防治肺部细菌感染,保护重要脏器功能。

参 考 文 献

[1] 姜雪.基础护理技术操作[M].西安:西北大学出版社,2021.

[2] 关再凤,孙永梅.常见疾病护理技术[M].合肥:中国科学技术大学出版社,2021.

[3] 孟凌春,刘琴.基础护理技术[M].广州:世界图书出版广东有限公司,2020.

[4] 刘玉春,牛晓琳,何兴莉.临床护理技术及管理[M].北京:华龄出版社,2020.

[5] 陈素清.现代实用护理技术[M].青岛:中国海洋大学出版社,2021.

[6] 奖争艳.外科护理技术[M].上海:同济大学出版社,2021.

[7] 魏继文,郑海燕,王容.妇产科护理[M].武汉:华中科技大学出版社,2020.

[8] 陈娟,林珊.妇产科护理[M].北京:高等教育出版社,2020.

[9] 牛会巧.妇产科护理[M].郑州:河南科学技术出版社,2020.

[10] 李淑文,王丽君.妇产科护理[M].北京:人民卫生出版社,2020.

[11] 高淑平.专科护理技术操作规范[M].北京:中国纺织出版社,2021.

[12] 雷颖.基础护理技术与专科护理实践[M].开封:河南大学出版社,2020.

[13] 李素霞.心内科临床护理与护理技术[M].沈阳:辽宁科学技术出版社,2020.

[14] 于红,刘英,徐惠丽,等.临床护理技术与专科实践[M].成都:四川科学技术出版社,2021.

[15] 张薇薇.基础护理技术与各科护理实践[M].开封:河南大学出版社,2021.

[16] 吴雯婷.实用临床护理技术与护理管理[M].北京:中国纺织出版社,2021.

[17] 应燕萍,杨丽.临床实用护理技术操作流程及规范[M].南宁:广西科学技术出版社,2021.

[18] 卢友兰.常见疾病护理技术与临床应用[M].北京:科学技术文献出版

社,2021.

[19] 袁越,宋春梅,李卫,等.临床常见疾病护理技术与应用[M].青岛:中国海洋大学出版社,2021.

[20] 王婷,王美灵,董红岩,等.实用临床护理技术与护理管理[M].北京:科学技术文献出版社,2020.

[21] 初钰华,刘慧松,徐振彦.妇产科护理[M].济南:山东人民出版社,2021.

[22] 杨秀霞.现代妇产科护理技术与应用[M].汕头:汕头大学出版社,2020.

[23] 李海英.内科疾病临床护理[M].北京:科学技术文献出版社,2020.

[24] 于明明.现代护理技术与实践[M].长春:吉林科学技术出版社,2020.

[25] 刘永华,姜琳琳,谈菊萍.基础护理技术[M].武汉:华中科技大学出版社,2020.

[26] 魏利,林圣纳,刘蓓.妇产科临床疾病诊疗与护理[M].北京/西安:世界图书出版公司,2021.

[27] 刘长慧,金百灵.妇产科护理[M].上海:上海科学技术出版社,2020.

[28] 崔英善,王喜慧.妇产科护理[M].上海:同济大学出版社,2020.

[29] 张莉萍.间歇性导尿技术的应用[J].家庭生活指南:下旬刊,2020(6):0132-0132.

[30] 黎红梅.口服药物中毒洗胃技术改进联合共情护理应用评价[J].中国继续医学教育,2020,12(6):175-178.

[31] 周海琴.心理护理对原发性高血压患者心理状态及预后效果的影响[J].基层医学论坛,2021,25(3):374-375.

[32] 张锐,马燕君.自体输血技术在心脏外科手术中的应用[J].中国卫生标准管理,2021,12(3):122-124.

[33] 陈瑞芳,陈华敏.颈外静脉留置针输液技术在急诊急救中的应用[J].基层医学论坛,2021,25(24):3431-3433.